Use R!

Applied Statistical
Genestics with R

実践でわかる！
Rによる統計遺伝学

アンドレア・S・フォルクス 著
Andrea S. Foulkes

西山 毅　監訳

菱田朝陽・中栁昌弘・室谷健太・平川晃弘　訳

丸善出版

Translation from English language edition:

Applied Statistical Genetics with R

by Andrea S. Foulkes

Copyright © 2009

Springer New York

Springer New York is a part of Springer Science+Business Media

All Rights Reserved.

Japanese translation rights arranged with

Springer -Verlag GmbH

through Japan UNI Agency, Inc., Tokyo.

Japanese Copyright © 2016 by Maruzen Publishing Co., Ltd.

本書は Springer -Verlag GmbH の正式翻訳許可を得たものである.

まえがき

　本書の目的は，一般集団を用いた関連研究の解析に関わる統計学の基本概念および統計手法を紹介することであり，統計手法に関する初級レベルの知識を前提とする．第1〜3章では，一般集団を用いた関連研究に関わる遺伝学および疫学上の論点を概説する．扱うトピックスとしては，(1) 研究法の種類や遺伝的関連研究のデータの構成要素およびその特徴，基本的な遺伝学用語（第1章），(2) 交絡や効果修飾などの，一般集団を用いた関連研究に関わる疫学原理（第2章），(3) 関連を推定または検定するための基本的な統計手法（第2章），(4) 一般集団を用いた関連研究における解析上の課題全般（第2章），(5) 連鎖不平衡や Hardy-Weinberg 平衡，ハプロタイプの相などの遺伝学の基本概念（第3章），(6) ジェノタイピング・エラーに関するクオリティコントロール法と分集団構造（第3章）などがある．

　残る各章の構成は以下のとおりである．まず第4章と第5章では，疾患の重症度や罹患状態と関連する遺伝的多型や遺伝子を同定するための手法として，検定の概念および多重比較の調整法（第4章）や観察不能なハプロタイプの相に関する解析法（第5章）などを扱う．第6章と第7章では，特に複合疾患の最適な予測モデルを得るための変数選択法に焦点をあてる．これらはすべて複数の多型を同時に考慮する手法であるが，その中には，遺伝的多型の条件付き関連の同定を目的とするものもあれば，疾患形質に対する遺伝的多型の交互作用の同定を目的とするものもある．具体的には，分類・回帰木（第6章）およびそれを拡張したランダムフォレストや論理回帰，多変量適応型回帰スプライン，ベイズ流の変数選択法（第7章）を扱う．

　統計遺伝学には，医学や公衆衛生学に応用するための様々な手法がある．本書で扱う手法は幅広い分野で用いられるが，家系を用いた研究や集団遺伝学，遺伝子発現研究については直接扱わない．さらに，本書では急拡大する統計遺伝学分野の手法を網羅的に概説することも目的とはしない．それよりはむしろ，より複雑な手法を理解するための土台や枠組みが身につくように，生物統計学の初級レベルの基本概念を提示する．本書では，(1) 非血縁個体からなる一般集団を用いた遺伝的関連研究と，(2) HIV の遺伝子型と薬剤耐性形質との関連研究の2つの応用分野を扱う．説明のため公開データをいくつか用いるが，そのデータは本書のウェ

ブサイトからダウンロードできる (http://people.umass.edu/foulkes/asg.html [編集部註] 2015 年 12 月現在, このサイトは閉じられている. このサイト内の情報については, 丸善出版 HP サポートページを参照のこと). 本書で重点を置くのは, 検定の際に暗黙裡に課される統計モデルに関する仮定を理解することである. そのうえで, 統計手法を用いる目的は, 変数間の**特定**の関係を明らかにすることであるというのが本書の中心テーマである. 例えば, 関連に関する相加モデルが複数の遺伝子型の相加的な関係を調べるのに使われるのと同様に, 分類・回帰木を用いる目的は条件付き関連を調べることにある. つまり, どのタイプの関連を扱うかによって, 関連研究のデータ解析法が決まるわけである.

さらに, 本書では統計遺伝学や分子疫学に関する既存の文献を以下の 2 点について補うことを目指した. まず 1 点目として, 本書ではオープンソースの統計解析ソフトウェア環境 R を用いて様々な解析例を示す. R を使う目的は, 教育ツールとして統計アルゴリズムへの深い理解をもたらすことと, 実用的なツールとして本書で扱う手法を実践することにある. 2 点目として, 本書では連鎖不平衡や Hardy-Weinberg 平衡などの遺伝学概念と, 多重性の調整や高次元データ解析などの統計学の基本概念の両方を幅広く扱う. Thomas (2004) や Ziegler and Koenig (2007) などの優れた教科書では, 一般集団と家系を用いた遺伝学研究の両方の詳細に触れるが, 本書ではよく知られた統計用語を用いて, これらのうち一般集団を用いた遺伝的関連研究だけを扱う. その際には, 生物医学研究や公衆衛生学研究に興味をもつが生物統計学にさほど精通しない読者にも取っ付きやすいレベルで説明する. 理論面に関する詳細については Hastie *et al.* (2001) や Lange (2002) などの教科書や本書に引用した原著論文を参照のこと.

本書で主眼を置くのは, 遺伝子内の遺伝的多型と形質との関連を調べる候補遺伝子研究である. 過去数年にわたる技術進歩により SNP チップが開発され普及した結果, 50〜100 万個の SNP を用いるゲノムワイド関連研究 (GWAS) が爆発的に増えた. 本書で扱う手法は候補遺伝子法にも GWAS にも用いることができるが, 後者では解析の計算負荷を考慮することや, 3.3 節で扱うデータの前処理やデータの品質管理も必要となる. GWAS は近年大いに人気を博しているが, 古典的なリスク因子による交絡や効果修飾を考慮したうえで特定の遺伝子が病気とどのように関連するかを調べる候補遺伝子研究が必要でなくなる訳ではない. GWAS の意義は, 候補遺伝子を選ぶのに役立つ膨大な知識が得られる点にある.

高次元という用語は, この 10 年にわたる統計遺伝学の発展途上においても, 研究領域の違いによっても, 様々な意味で使われてきた. 本書では, アウトカムとの関連に対し交互作用し, 互いに相関する膨大な変数を高次元変数の定義とする. しかし, 時にはこの用語は広義には変数の多寡によらず, 互いの関係が複雑で明確でなく, 通常の最小二乗法を使うのが困難な変数を指す場合もある. 遺伝子間

交互作用および遺伝子–環境交互作用や多重性などに関する高次元データ解析法について，本書では遺伝子型と疾患形質との関連研究の枠組みで取り扱う．この枠組みでは，説明変数は SNP やアミノ酸などのカテゴリ変数となる．また，目的変数としては疾患重症度の連続指標や疾患の有無に関する 2 値の指示変数を主に取り上げるが，多変量アウトカムや生存アウトカムにも少し触れる．また，特に人口統計的・臨床的データにより交絡や効果媒介が生じる状況に重点を置く．

　本書の手法を例示するのに用いた R とそのパッケージは，Comprehensive R Archive Network（CRAN）のウェブサイト（http://cran.r-project.org/）に公開されている．本書で，他のプログラム言語ではなく R を用いた理由はいくつかある．まず第一に，R は公開されているのですべての読者が無料で入手可能であり，読者の将来の立場が何であれ R を使い続けることができる．R はオープンソース言語なので，読者に関数のコードを見てもらうこともできるが，これはプログラムに興味のある読者にとって有意義である．R のもつもう一つの利点は，新しい統計手法を実装した R のパッケージは，ほとんどの場合 CRAN のウェブサイト上に載るので，最新の手法をほぼ即座に読者が使えることである．最後に，作成されたパッケージは誰にでも入手可能であり，その手法を用いるかどうか決めるのは R のコア開発チームではなくユーザーである点も有益である．

　上述のとおり，本書で R を使うことは望ましいことではあるが，R のバージョンとパッケージのどちらも頻繁に更新されることが教育上の欠点となる．つまり，入手可能性と安定性との間には明らかにトレードオフの関係がある．本書の執筆中にも，取り上げたパッケージにいくつか変更が加わったせいで出力結果が変わってしまった．現時点までの変更点は修正したが，そのような出力結果の違いが今後数年でいくつも生じる可能性が高い．したがって，変更点に関する情報については本書のウェブサイトを参照して欲しい．本書に記したスクリプトはすべて R のバージョン 2.7.1 を使って作成し，検証した．本書の例題で用いた R コードのテキストファイルは，本書のウェブサイトで見ることができる．このファイルはダウンロードすることもできるし，source(　) 関数を使って R に直接読み込むこともできる．例えば，例題 1.1 のコードを読み込むには，以下の R スクリプトを用いればよい．

```
> source("http://people.umass.edu/foulkes/asg/examples/1.1.r")
```

この関数に print.eval = T を付け加えれば，その解析結果が出力される．本書に示したプログラムだけでも十分ではあるが，初学者は R の基本について説明した巻末付録から始めてもよい．より包括的な R の入門書としては，Gentleman

（2008）や Spector（2008），Dalgaard（2002）などを参照のこと．

本書を執筆するにあたっては，多くの同僚や生徒，友人，家族から助言やサポートを受けた．特に，学生の M. Eliot や X. Li，Y. Liu やポスドクの B. A. Nonyane 博士，K. Au 博士には，記号表記やプログラムに不一致がないか確認し，有益な議論に多大な時間を費やしてくれたことに感謝したい．マサチューセッツ州立大学アマースト校で 2008 年秋学期の公衆衛生学 690T を受講した学生には，本書を使った初めての講義に我慢強く付き合い，有益な提案をしてくれたことに深く感謝する．本書の執筆を決断させてくれた，長年の友人で同僚でもある R. Balasubramanian 博士からの激励とサポートに礼を述べたい．さらに，応用統計学について様々なことを教えてくれた D. Cheng 博士にも礼を述べたい．M. P. Reilly 博士の忍耐強い協力のおかげで，医学分野での応用統計遺伝学に対する興味や知識を深めることができたことには感謝の念にたえない．A. V. Custer 博士のオープンソース・ソフトウェア業界への貢献には強く感銘を受けた．V. De Gruttola 博士の指導のおかげで研究の方向性を定められただけではなく，情熱と思考力を身につけることができたことに感謝する．また E. George 博士と T. Ten 博士から受けた指導や激励にも深謝する．FAMuSS データと HGDP データを提供してくれた E. Hoffman 博士や H. Gorski らによるデータの公的利用促進への貢献に敬意を表する．Vicro データの入手元である，スタンフォード大学 HIV 薬剤耐性データベースを作成・管理する R. Shafer 博士らの努力にも深く感謝する．また，本書で用いた R パッケージの作成者および R コア開発チームによる優れた指導力にも心より感謝する．本書のすべての図の作成には，R もしくはオープンソースの画像編集ソフトウェア Inkscape（http://inkscape.org/）を用いた．編集者および匿名査読者からは示唆に富むコメントや提案を多数いただいた．本書の執筆には，国立アレルギー感染症研究所の研究奨励金（R01AI056983）による支援を一部受けた．最後に，家族の多大な愛情とサポートに感謝する．

2009 年 5 月

アンドレア・S・フォルクス
Amherst, MA

監訳者まえがき

「大規模シークエンスを可能にした近年の技術進歩により，複合疾患の遺伝要因を解明する絶好の機会が訪れている（1.1.1 項）」．この時期に，本書を上梓することでこの分野の発展に貢献できれば望外の喜びである．究極のビッグデータとも言うべきヒトのゲノム情報の読み取りコストは半導体分野におけるムーアの法則以上のスピードで低減しており，いずれ誰にでも容易に入手可能になると予想される．しかし，本書では約 30 億塩基対からなるシークエンスデータの解析ではなく，ある特定の遺伝子と形質との関連を調べる候補遺伝子研究を扱う．この研究法はシークエンスデータの解析や現在でも主役を張るゲノムワイド関連研究（Genome-wide association study: GWAS）の基盤となるだけではなく，「GWAS から得られた知見を検証するだけではなく，性別や年齢などの古典的なリスク因子と遺伝子との生物学的・臨床的交互作用（1.1.1 項）」を検証するのに必須となる．幅広い遺伝学諸分野の中でも，日本人研究者が比較的多いこの分野に焦点を当てた本書は，これからこの分野の研究を始める初学者から，統計遺伝解析に困っている研究者，遺伝学分野に参入する統計専門家の方々に役立つように思う．

本書の特徴は，（1）一般集団を用いた関連研究に焦点を当て，家系データを扱わないこと，（2）理論的な詳細に立ち入らないこと，（3）統計ソフト R を用いてサンプルデータを解析する例題を豊富に含むことの 3 点である．これにより，本書ではボリュームを大幅に抑えることに成功している．本書では簡略ながらもツボを押さえた説明がなされるため，順を追って読み進み，解析例を追体験することにより文字通りこの分野を体得することができる．なお，一読してわかりにくい点については訳註を加え，訳文も原意を崩さない範囲で平易にし，原著の誤りは訂正した．しかし，特に初学者にはキツい数式が現れることもあるが，そこで立ち止まらずに例題をなぞることを勧める．概略の理解で十分なら，実際に解析することでほとんどの場合ニュアンスをつかめるからである．本書の解析例については，R3.2.2 および原稿執筆時（2015 年 10 月）における各種パッケージの最新版を用いて検証したが，乱数を用いた解析例（リサンプリング法やモンテカルロ法など）では，本書の解析結果が読者の結果と多くの場合一致しないことにご注意いただきたい．

2015 年 11 月

西山　毅

翻訳者一覧 （[ ] 内は翻訳担当章）

監訳者

西山　毅（にしやま・たけし）　愛知医科大学医学部公衆衛生学 特任准教授

訳　者

中枌昌弘（なかとち・まさひろ）　名古屋大学医学部附属病院先端医療・臨床研究
　　　　支援センター 病院助教 ［第3章］

西山　毅（にしやま・たけし）　愛知医科大学医学部公衆衛生学 特任准教授
　　　　［第2章，第4章，まえがき，付録部分］

菱田朝陽（ひしだ・あさひ）　名古屋大学大学院医学系研究科予防医学 講師
　　　　［第1章，第5章］

平川晃弘（ひらかわ・あきひろ）　名古屋大学医学部附属病院先端医療・臨床研究
　　　　支援センター 講師 ［第7章］

室谷健太（むろたに・けんた）　愛知医科大学病院臨床研究支援センター 講師 ［第6
　　　　章］

目　次

第1章　遺伝的関連研究　　　　1

1.1　一般集団を用いた遺伝的関連研究の概要　．．．．．．．．　1
  1.1.1　研究の種類　．．．．．．．．．．．．．　2
  1.1.2　遺伝子型と遺伝子発現との違い　．．．．．．．　4
  1.1.3　一般集団を用いた研究と家系を用いた研究との違い　．．．　5
  1.1.4　関連研究と集団遺伝学研究との違い　．．．．．．　6
1.2　データの構成要素と用語　．．．．．．．．．．．．　6
  1.2.1　遺伝情報　．．．．．．．．．．．．．．　7
  1.2.2　形質　．．．．．．．．．．．．．．　10
  1.2.3　共変量　．．．．．．．．．．．．．．　11
1.3　サンプルデータ　．．．．．．．．．．．．．．　12
  1.3.1　複合疾患の関連研究　．．．．．．．．．　12
  1.3.2　HIV 遺伝子型の関連研究　．．．．．．．．　15
  1.3.3　本書で用いる公開データ　．．．．．．．．　17
問題　．．．．．．．．．．．．．．．．．．．　26

第2章　統計学の基本原理　　　　27

2.1　背景　．．．．．．．．．．．．．．．．．．　27
  2.1.1　表記法と基本的な確率概念　．．．．．．．　27
  2.1.2　重要な疫学概念　．．．．．．．．．．．　30
2.2　関連の指標と検定　．．．．．．．．．．．．．　34
  2.2.1　2 値形質に関する分割表の解析　．．．．．．　35
  2.2.2　量的形質に関する M サンプルの検定　．．．．．　42
  2.2.3　一般化線型モデル　．．．．．．．．．．　46
2.3　解析上の課題　．．．．．．．．．．．．．．．　53

x 目次

2.3.1	多重性と高次元性	54
2.3.2	欠測と観測不能データの検討	57
2.3.3	人種と民族	59
2.3.4	遺伝モデルと関連モデル	60
問題	. . . .	61

第3章　遺伝データの概念とその検定　　63

3.1　連鎖不平衡 63
　　3.1.1　連鎖不平衡の指標：D' と r^2 64
　　3.1.2　連鎖不平衡ブロックと SNP のタグ付け 73
　　3.1.3　連鎖不平衡と集団層別化 75
3.2　Hardy-Weinberg 平衡 77
　　3.2.1　Pearson の χ^2 検定と Fisher の正確確率検定 78
　　3.2.2　Hardy-Weinberg 平衡と分集団構造 82
3.3　クオリティコントロールと前処理 87
　　3.3.1　SNP チップ 87
　　3.3.2　ジェノタイピング・エラー 88
　　3.3.3　分集団構造の同定 90
　　3.3.4　近縁性 94
　　3.3.5　観測不能な分集団構造への対処法 96
　　問題 97

第4章　多重比較法　　99

4.1　過誤の指標 99
　　4.1.1　FWER 99
　　4.1.2　FDR 102
4.2　シングルステップ法とステップダウン法 103
　　4.2.1　Bonferroni 法 104
　　4.2.2　Tukey 法と Scheffe 法 107
　　4.2.3　FDR の制御 112
　　4.2.4　q 値 115
4.3　リサンプリング法 117
　　4.3.1　FSDR 法 118

目 次　xi

	4.3.2	帰無仮説に制約を置かないブートストラップ法	. . . . .	123
4.4	新たな枠組み	. . . .		127
	4.4.1	有効な検定数	. . . .	128
	4.4.2	包括検定	. . . .	130
問題		. . . .		132

第5章　観測不能な相に対処する手法　　135

5.1	ハプロタイプ推定	. . . .	136
	5.1.1 EM アルゴリズム	. . . .	136
	5.1.2 ベイズ流のハプロタイプ再構成	. . . .	143
5.2	ハプロタイプと形質との関連に関する推定と検定	. . . .	146
	5.2.1 2段階法	. . . .	147
	5.2.2 完全尤度法	. . . .	152
問題	. . . .	157
補足説明	. . . .	158
R スクリプトの補足	. . . .	163

第6章　分類・回帰木　　165

6.1	木の構築	. . . .	165
	6.1.1 再帰分割	. . . .	165
	6.1.2 分岐規則	. . . .	166
	6.1.3 入力変数の定義	. . . .	176
6.2	最適木	. . . .	183
	6.2.1 正直な推定値	. . . .	183
	6.2.2 コスト–複雑性剪定	. . . .	184
問題	. . . .	189

第7章　高次元データ解析に関する追加トピックス　　191

7.1	ランダムフォレスト	. . . .	192
	7.1.1 変数重要度	. . . .	192
	7.1.2 欠測データへの対処法	. . . . . .	197
	7.1.3 共変量	. . . .	209

xii　目　次

7.2　論理回帰 210
7.3　多変量適応型回帰スプライン 217
7.4　ベイズ流変数選択法 221
7.5　文献紹介 224
問題 224

巻末付録：R の基本　　　　　　　　　　　　　　　　　　　227

引用文献　　　　　　　　　　　　　　　　　　　　　　　　245

用語集　　　　　　　　　　　　　　　　　　　　　　　　　255

R パッケージ一覧　　　　　　　　　　　　　　　　　　　　265

索引　　　　　　　　　　　　　　　　　　　　　　　　　　269

第1章
遺伝的関連研究

大規模シークエンスを可能にした近年の技術進歩により，複合疾患（complex disease）の遺伝要因を解明する絶好の機会が訪れている．疾患の遺伝要因を解明するため，多くの研究者がいわゆる一般集団を用いた遺伝的関連研究に取り組んでいる．この研究の目的は，一般に非血縁個体の遺伝子配列情報と疾患の重症度や罹患状態との関連を調べることである．ゲノム研究は遺伝子配列情報からその生成タンパク質そして最終的には形質の発現に至る幅広い研究領域にまたがり，対象とする生物も細菌からウイルス，寄生虫，ヒトへと多岐にわたる．本章では，疾患の原因解明および新たな個別化治療の開発につながる一般集団を用いた遺伝的関連研究の中でも，（1）複合疾患の関連研究と（2）ヒト免疫不全ウイルス（human immunodeficiency virus: HIV）に関する研究の2つの事例を扱う．

いずれの事例でも，複数の遺伝的多型と形質との関連を明らかにするのが目的である．さらに，どちらの事例でも臨床的に有意義な結論を得るには，疾患の交絡因子や効果修飾因子として患者レベルの共変量を適切に考慮する必要がある．両事例だけでは遺伝学研究の課題に対処する統計手法を論じるのに十分とはいえないが，その出発点にはなる．本章ではまず幅広いゲノム研究の中でも，一般集団を用いた各種関連研究について述べ，さらにこの種の研究で扱うデータの基本特性と解析上の課題についても説明する．

1.1 一般集団を用いた遺伝的関連研究の概要

一般集団を用いた遺伝的関連研究（**population-based genetic association study**）は，大まかに候補多型研究と候補遺伝子研究，ファインマッピング研究，ゲノムワイド関連研究の4つの研究カテゴリーに分けられる．以下ではこの各種研究について簡単に述べた後，ゲノム研究における一般集団を用いた関連研究の位置づけについて論じる．一般集団および家系を用いた研究デザインの詳細については Thomas（2004）や Balding（2006）を参照のこと．

1.1.1 研究の種類

候補多型研究

多型のもつ機能について事前に仮説が立てられる場合に，その多型の遺伝子型と形質との関連を調べる研究を**候補多型研究（candidate polymorphism study）**という．ここで**多型（polymorphism）**とは、ゲノム上の1座位に複数のアレルが存在することと定義されるが，通常は集団内に変異アレルが1%以上存在する場合を指す．この中で1塩基座位の多型は**一塩基多型（single nucleotide polymorphism: SNP）**と呼ぶ．候補多型研究が通常行われるのは，多型と疾患形質との関連を示す科学的根拠が前もって存在する場合である．この研究の目的は関連の有無を検証することであり，調べる多型が機能的であるというのが主要な仮説となる．すなわち，候補多型研究の目的とは，ある特定のSNP（群）が疾患形質に直接影響するかどうかを判定することである．

候補遺伝子研究

候補遺伝子研究（candidate gene study）では，1つの遺伝子に含まれる複数のSNPについて調べる．どのSNPを選ぶかはそこでの連鎖不平衡ブロックによって決まり，これについては3.1節で詳しく説明する．用いるSNPは必ずしも真の疾患原因変異ではないが，このSNPによって遺伝子内部の遺伝的多様性を捉えられるというのが候補遺伝子研究の仕組みである．つまり，研究に用いるSNPは必ずしも機能的ではないのだ．例として，遺伝子と疾患との関連を調べる場合を考えることにする．遺伝子は**デオキシリボ核酸（deoxyribonucleic acid: DNA）**で構成されるヒトゲノムの一部であり，図1.1ではグレーの長方形で示される．単純なモデルでは遺伝子内の1座位に変異が起きると疾患が生じると仮定するが，一般に真の疾患原因変異の正確な座位はわからない．したがって，真の疾患原因変異の座位に「近い」と思われる複数のSNPを測定する．ただし，この「近い」という用語は物理距離（訳註：塩基数で測る距離）を表す．候補遺伝子研究で適切なSNPを選ぶ手法の詳細については3.1節で扱う．

真の疾患原因座位の近くにあるSNPは，その遺伝子型が疾患原因座位の遺伝子型と関連することが多いため，一般に**マーカー（marker）**と呼ばれる．この現象は，疾患原因座位とマーカー座位間で組換えが起こる確率が低く，進化時間（何世代もの生殖過程）を通じて疾患原因変異がマーカー座位の変異と共に次代に受け継がれることで生じる．こうして，マーカー座位の変異が真の疾患原因座位の変異を反映するようになる．組換えに関する詳細については1.3.1項を参照のこと．

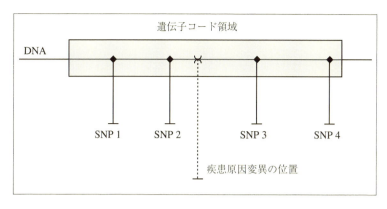

図 1.1 マーカー SNP

ファインマッピング研究

　ファインマッピング研究（fine mapping study）の目的は，候補多型研究や候補遺伝子研究の目的とは異なり，疾患原因変異の位置を高精度に同定することである．つまり，この研究の目的は，疾患を起こす変異がゲノム上のどこに位置するかを正確に特定することである．疾患原因変異の位置がわかれば，その位置を絞り込むためのマーカー座位を用いた研究は不要になる．ファインマッピング研究において**量的形質座位（quantitative trait loci: QTL）**という用語は，量的形質を定める染色体上の位置を指す．近交系マウスを用いた実験によって QTL をマッピングする手法については Lynch and Walsh（1998）の第 15 章を参照のこと．ファインマッピング研究は本書の主題ではないが，本書では一般集団および家系を用いた研究における関連を指して「マッピング」という用語を広く用いる．遺伝子マッピング法の詳細については Siegmund and Yakir（2007）を参照のこと．

ゲノムワイド関連研究

　ゲノム全体を調べる研究はゲノムワイド関連研究（genome-wide association study: GWAS）と呼ばれ，候補遺伝子研究と同じく SNP と形質との関連を同定するのが目的である．しかし GWAS の方が仮説検証性は低く，候補遺伝子研究と比べはるかに多い 50〜100 万個の SNP を用いる．候補遺伝子研究と GWAS の目的は似ているが，GWAS のデータ処理の方が大規模で計算負荷が高いため，3.3 節で触れるように高次元データ解析用に開発されたソフトウェアパッケージが必要となる．SNP チップの出現とその普及により近年 GWAS は人気を博しているが，だからといって候補遺伝子研究が必要なくなるわけではない．候

4　第1章　遺伝的関連研究

補遺伝子研究は GWAS から得られた知見を検証するだけではなく，年齢や性別などの古典的なリスク因子と遺伝子との生物学的・臨床的交互作用を深く調べるのにも役立つ．ここで重要なのは，本書で扱う統計学の基本概念とその手法は候補遺伝子研究と GWAS のどちらにも広く関わるということである．

1.1.2　遺伝子型と遺伝子発現との違い

「関連」研究という用語は，遺伝子配列情報と表現型との関係を調べる研究を指す．一方，マイクロアレイ技術を用いた遺伝子発現研究の目的は，リボ核酸（ribonucleic acid: RNA）やタンパク質などの遺伝子産物と疾患アウトカムとの関連を明らかにすることである．この2種類の研究は遺伝情報の発現プロセスの異なる側面に着目したものであり，互いに補いあうものである．関連研究では遺伝情報（すなわち DNA 配列）が説明変数となり，DNA 配列中の多型によって疾患形質の多様性をどれくらい説明できるかを明らかにする．一方，遺伝子発現研究では，ある特定の遺伝子をコードする DNA 配列がどの程度 RNA に転写され，次いでどの程度タンパク質に翻訳されるかに焦点を置く．前者は遺伝子チップ技術を用いて測定され一般に発現データと呼ぶが，後者は質量分析計を用いて測定される．転写も翻訳も生体内および生体外のたくさんの調節因子の影響を受けており，遺伝子配列の発現と配列それ自体はまったくの別物であることに注意が必要である．

一般集団を用いた関連研究の解析における基本単位は遺伝子型である．1.2 節でも触れるが，遺伝子型は所定の文字列をとるカテゴリ変数である．例えば，ヒトのほとんどの SNP は2アレル型（biallelic）であるが，これは遺伝子内の当該座位に2種類の塩基（A と a など）を取りうることを表す．さらにヒトは2倍体（diploid）なので，各個体はある SNP 座位における2本の相同染色体上にそれぞれ1つ（計2つ）の塩基を持つ．これより，集団内で取りうる遺伝子型は AA と Aa，aa となる．一方，遺伝子発現研究では解析の基本単位は遺伝子産物であり，その測定値は正の実数となる．ただし，研究疑問や予備知識によっては，その後のデータ処理でこの測定値を2値化することもある．

どちらの場合も，解析のために罹患状態や重症度を測定するが，本書ではこれを形質（trait）と呼ぶ．ここで注意すべきは，一般集団を用いた関連研究では一般に遺伝子型を説明変数（explanatory variable），形質を目的変数（objective variable）とすることである．例として，乳がんと遺伝子発現との関連を調べる場合を考えてみる．この場合，遺伝子発現（RNA 産生量の測定値）を目的変数，がんへの罹患状態を説明変数にすることができるが，その逆の解析も考えることができる．しかし，本書で主眼を置く一般集団を用いた関連研究では，常に遺伝子型が形質の原因になるものとする．

遺伝子型と遺伝子発現とではデータ形式やデータの解釈に著しい違いがあるが，本書で扱う統計手法の多くはその両方に用いることができる．例えば，遺伝子型データの場合は遺伝子型 AA と aa の個体群間でコレステロール値が等しいという帰無仮説を検定することができるが，遺伝子発現の場合は心血管疾患のある個体群とない個体群の間で遺伝子発現レベルが等しいという帰無仮説を検定することができる．いずれの場合も，2サンプルの平均値の等しさに関する検定（2サンプル t 検定）や多重検定の調節法などを同様に用いることができる．ただし，遺伝子発現データの統計解析の前処理には特有の課題が存在することにも注意が必要である．遺伝子発現データの統計解析法のテキストとしては，Speed（2003）や Parmigiani, *et al.*（2003），McLachlan, *et al.*（2004），Gentleman, *et al.*（2005），Ewens and Grant（2006）などを参照のこと．

最後に，近年急成長を遂げたエピジェネティクス研究と遺伝的関連研究とを区別する必要がある．**エピジェネティクス（epigenetics）**という用語は，遺伝子の DNA 配列には物理的変化を生じずに遺伝子機能を変化させる遺伝特性を指す．**エピゲノム（epigenome）**とは，文字通り「ゲノムを超えたもの（above-the-genome）」と定義され，**エピジェネティックコード（epigenetic code）**もその同義語である．**エピジェネティックタグ（epigenetic tag）**と呼ばれる DNA メチル化やヒストン修飾などに関する情報がエピゲノムの本態であり，遺伝子発現の調節に大きな役割を果す．エピジェネティックタグは遺伝子発現を抑制ないしは停止することによって，がんのようなありふれた複合疾患を引き起こすこともある．喫煙や食事のような古典的な疫学のリスク因子は個体のエピジェネティックタグの形成に関わるため，本書では疫学のリスク因子のみを取り上げ，エピジェネティクスのデータは直接扱わない．環境曝露と疾患表現型との関連においてエピジェネティクスの果す役割については Jirtle and Skinner（2007）を参照のこと．

1.1.3　一般集団を用いた研究と家系を用いた研究との違い

「一般集団」を用いた研究という用語は，血縁関係のない個体を用いた研究を指し，家系を用いた研究とは区別される．後者は名前の通り，同一家系内の複数個体のデータを扱う．家系を用いた研究と一般集団を用いた研究とでは，統計的に考慮すべき内容が主に以下の2点で異なる．まず第一に，家系が同じ個体は家系が異なる個体より互いに似る．この現象を統計学ではクラスタリングと呼び，家系内相関を意味する．同じ家系内の個体の示す形質が互いに強く相関する理由としては，食事や生物学的特性などの測定不能（潜在的）な要因の存在が考えられる．家系を用いたデータの統計解析を正しく行うには，クラスター内相関を考慮することが不可欠となる．

一般集団を用いた研究では，基本的に個体間に血縁関係がないことを仮定する．

6　第1章　遺伝的関連研究

しかし，血縁関係以外のクラスタリングが存在する可能性もある．例えば，複数の病院から患者を集める場合，同じ病院から集めた患者の方が異なる病院から集めた患者より互いに似る．このようなクラスター内相関が生じるのは，特に病院診療圏の社会経済的地位や標準治療が病院によって著しく異なる場合である．さらに，同一個体の形質を繰り返し測定する場合も独立性の仮定は満たされない．このいずれの場合も，相関データの解析法が必要となる．本書では独立した観測データの解析法に主眼をおくが，クラスターデータの解析法は 4.4.2 項で扱い，近縁性の検定についても 3.3 節で触れる．相関データの解析法の詳細については，Diggle *et al.* (1994) や Vonesh and Chinchilli (1997)，Verbeke and Molenberghs (2000)，Pinheiro and Bates (2000)，McCulloch and Searle (2001)，Fitzmaurice *et al.* (2004)，Demidenko (2004) を参照のこと．

　一般集団を用いた研究と家系を用いた研究の違いの2つ目は，いわゆる**アレルの相 (allelic phase)** についてである．ここでアレルの相とは1本の染色体上に並ぶアレルの配列と定義される．アレルの相は一般集団を用いた研究では通常観察不能だが，家系を用いた研究では決定可能なことが多い（この概念については 1.2 節と第5章で詳述する）．このようなデータ構造の違いがあるため，家系を用いた関連研究と一般集団を用いた関連研究の解析法は異なることが多い．多重性の調整など本書で説明する解析法のいくつかは家系を用いた研究にも使えるが，本書ではハプロタイプの相の推定（第5章）など一般集団を用いた関連研究の解析法に主眼を置く．家系を用いた研究の解析法および統計的考察については，Khoury *et al.* (1993) や Liu (1998)，Lynch and Walsh (1998)，Thomas (2004)，Siegmund and Yakir (2007)，Ziegler and Koenig (2007) を参照のこと．

1.1.4　関連研究と集団遺伝学研究との違い

　最後に，一般集団を用いた関連研究（本書の主題）と集団遺伝学研究との違いに触れる．集団遺伝学とは，一般に時間の経過とともに自然選択や遺伝的浮動などにより集団内の遺伝構成がどのように変化するかを研究する分野である．一方，本書では遺伝的多型と形質との関連に関する推定と検定に主眼を置く．集団遺伝学における統計手法については，Weir (1996) や Gillespie (1998)，Ewens and Grant (2006) などを参照のこと．

1.2　データの構成要素と用語

　一般集団を用いた遺伝的関連研究のデータは一般に，（1）個体の遺伝子型，（2）疾患の重症度や罹患状態に関する形質（表現型ともいう），（3）治療歴や臨床的・人口統計的情報など患者に特異的な**共変量 (covariate)** の3つの要素からなる．多

くの関連研究の第一目的は，このデータ構成要素のうち（1）遺伝子型と（2）形質との関連を明らかにすることである．一方，**ゲノム薬理学**（**pharmacogenomics**）研究の目的は，形質に対する（データ構成要素（3）共変量の）薬剤曝露の効果を遺伝子型がどのように修飾するか分析することである．つまり，この種の研究の焦点は疾患アウトカムに関する治療と遺伝子型との統計的交互作用にある．多くの関連研究の目的からは，（3）共変量は一見関係なさそうに見えるが，遺伝子型と形質との関連に共変量がどのように影響するか慎重に検討することは，生物学的・臨床的に正しい結論を下すのに不可欠である．本節では，一般集団を用いた関連研究で用いられるデータの各構成要素について説明するだけではなく，専門用語もいくつか紹介する．データの構成要素間の相互作用および，交絡や効果媒介，効果修飾，条件付き関連など重要な疫学原理に関する詳細については 2.1.2 項を参照のこと．また，相の不確定性という概念およびこれを扱う統計手法の詳細については第 5 章を参照のこと．

1.2.1 遺伝情報

本書では，**遺伝子型**（**genotype**）という用語は遺伝子配列情報を指し，カテゴリ変数と考える．ヒトは DNA からなる 2 本の相同染色体をもち，それぞれ父親と母親から 1 本ずつ受け継ぐ．2 本の相同染色体は同じ形質をコードするが，互いに異なる遺伝情報をもつ場合がある．ヒトゲノムにおけるもっとも基本的な遺伝子型は，各塩基座位における DNA 塩基のアデニン（A）やグアニン（G），チミン（T），シトシン（C）のペアである．この塩基対は，両親のゲノムからそれぞれ 1 塩基ずつ受け継ぎ形成されたものであり，DNA の 2 重らせん形成の際に生じる 2 本鎖 DNA の対合（ペア形成）と混同してはならない．この 2 種類のペア形成についての詳細については 1.3.1 項を参照のこと．遺伝子型データは，あとで触れるように遺伝的関連研究の種類や用いる生物種，扱う研究疑問に応じて異なるデータ形式をとる．

ヌクレオチド（**nucleotide**）という用語は，糖分子とリン酸の両方と結合した DNA 塩基を指すが，**塩基**（**base**）という用語だけでヌクレオチドを表すことも多い（訳註：DNA はヌクレオチドのポリマーである）．**遺伝子**（**gene**）とは，タンパク質に翻訳されるか転写の調節に関わる DNA 領域のことをいう．候補遺伝子研究では，既知の生物学的機能に基づき，例えば疾患パスウェイの重要な構成要素となるタンパク質を生み出す遺伝子などが選ばれる．一方，GWAS では特定の疾患パスウェイに関する仮説を事前に設けず，ゲノム全体を調べる．

一般集団を用いた関連研究における解析の基本単位は SNP である．SNP とは，変異アレルが一般集団において 1% 以上の頻度を示す 1 塩基座位の多型を指すが，広義にはその多型座位のことも指す．個体間の DNA 配列の違いによって個

8   第 1 章 遺伝的関連研究

体間の疾患形質の違いを捉えることができるというのが関連研究における大前提
となる．集団内で特定の DNA 領域のアレルに様々なものがある場合，その DNA
領域には**遺伝的多様性（genetic variability）**があるという．一方，**保存領域
（conserved region）**には集団内にまったくアレルの多様性がない．ここで，1
塩基座位の簡単な例を考えてみよう．集団内の全個体がこの座位で遺伝子型 AA
をとる場合，この座位は保存されているという．一方，AA と Aa，aa が観察さ
れる場合，この座位は多型であるという．ここで，文字 A と a は塩基（A，C，T，
G）を表す（例えば，A がアデニン（A）で a がチミン（T）など．記号の表記法
の詳細については 2.1.1 項で扱う）．疾患形質の多様性を捉えることができないた
め，DNA の高度保存領域は関連研究にはあまり使われない．高度保存領域を調
べることは，古典的な疫学研究において喫煙者のみを集めて喫煙とがんとの関連
を調べようとするようなものである．説明変数（この場合は喫煙状態）と疾患と
の関連を調べるには，説明変数に複数の水準が必要なのは明らかである．

　多座位の遺伝子型（multilocus genotype）とは，複数の座位からなる遺伝子
型を指すが，単に遺伝子型というだけで多座位の遺伝子型を表すことも多い．こ
こで，**座位（locus）**とは遺伝子や塩基などのゲノム上の位置を指す．したがっ
て，多座位の遺伝子型データとは，各座位の遺伝子型を表すカテゴリ変数を 1 つ
にまとめたものとなる．例えば，ある個体の多座位の遺伝子型が (Aa, Bb) の場
合，1 番目の座位の遺伝子型は Aa で 2 番目の座位の遺伝子型は Bb である．ここ
でも，文字 A，a，B，b はそれぞれ塩基（A や C，T，G）を表す．ここで，ア
レルの順序には特に意味はないので，例えば遺伝子型 Aa と aA は等しいことに注
意が必要である．

　多座位の遺伝子型という用語は，**ハプロタイプ（haplotype）**という概念と混
同してはならない．ハプロタイプとは，1 本の染色体上に並ぶアレルの配列を指
す．ここでも，ある個体の多座位の遺伝子型として (Aa, Bb) を考えると，対応
するハプロタイプのペア（**ディプロタイプ（diplotype）**ともいう）は，$(AB,
ab)$ か (Ab, aB) のいずれかになる．つまり，A と B が同一染色体上に並べば，
もう一方の染色体上には a と b が並び，A と b が同一染色体上に並べば，もう
一方の染色体上には a と B が並ぶことになる．この 2 通りを図 1.2 に示すが，
これについては 2.3.2 項でさらに説明を加える．このようにハプロタイプが 1 通
りに定まらないことは，一般に**アレルの相の不確定性（ambiguity in allelic
phase）**もしくは単に**相の不確定性（phase ambiguity）**と呼ばれる．遺伝子
型には様々な仕組みで欠測が生じるが，多座位の遺伝子型は一般に観測可能であ
る．一方，非血縁個体からなる一般集団を用いた研究ではハプロタイプは一般に
観測不能（unobservable）であり，第 5 章で詳述するように解析には特別な配
慮が必要となる．

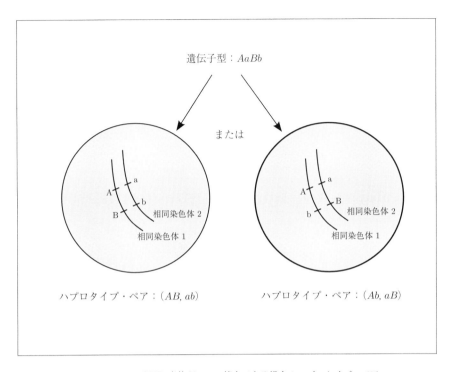

図 1.2 2つの SNP 座位がヘテロ接合である場合のハプロタイプ・ペア

　相の不確定性があるため，一般集団を用いた関連研究は家系を用いた研究とは性格が異なる．もし個体の親の情報が入手できれば，アレルの相の不確定性を解消できる可能性がある．例えば，母親の遺伝子型が (AA, BB) で，父親の遺伝子型が (aa, bb) であれば，母親由来の染色体上に A と B が乗り，父親由来の染色体上に a と b が乗ることは明らかである．一方，一般集団を用いた研究では家系データは一般に入手できないため，このようにハプロタイプを決めることができない．しかし，第5章で説明する手法を使えば，集団におけるハプロタイプ頻度や各個体がもっとも取りうるアレルの配列を推定することが可能になる．

　接合性（**zygosity**）とは，ある座位における2本の相同染色体上のアレルが等しいか否かを表す．ある SNP 座位における2つのアレルが等しければ，その SNP をもつ個体は**ホモ接合**（**homozygous**）であるといい，その座位の2つのアレルが異なれば**ヘテロ接合**（**heterozygous**）であるという．例えば，遺伝子型 AA あるいは aa を持つ個体はホモ接合であり，遺伝子型 Aa を持つ個体はヘテロ接合である．腫瘍学でよく使われる**ヘテロ接合性の消失**（**loss of heterozygosity:**

10 第 1 章 遺伝的関連研究

LOH) という用語は，一方のアレルは正常だがもう片方のアレルが機能しないヘテロ接合の遺伝子型を有する場合に，正常な方のアレルの機能が失われることをいう．

マイナーアレル頻度（minor allele frequency）とは多型座位における頻度の低い方のアレルの頻度を指し，変異アレル頻度（variant allele frequency）とも言う．統計学者は頻度（frequency）という用語を計数（カウント）の意味で使うことが多いが，この用語では割合を指すことに注意が必要である．変異型ホモ接合（homozygous variant または homozygous rare）という用語は，一般にアレルが 2 つともマイナーアレルのホモ接合を指す．ある多型で AA が集団の 75%を占め，Aa が 20%，aa が 5%という簡単な例では，A アレルの頻度は $(75 + 75 + 20)\%/2 = 85\%$ で，a アレルの頻度は $(20 + 5 + 5)\%/2 = 15\%$ となる．この場合，頻度の低い a アレルがマイナーアレルであり，頻度の高い A アレルがメジャーアレル（major allele）である．R を使ったマイナーアレル頻度とメジャーアレル頻度の計算例は 1.3.3 項に示す．

1.2.2 形質

一般集団を用いた遺伝的関連研究の目的は，一般に臨床アウトカム（clinical outcome）などの表現型（phenotype）と遺伝情報との関係を調べることである．本書では，表現型と形質（trait）とを同義に用いる．量的形質（quantitative trait）と 2 値形質（binary trait）という用語は，それぞれ連続値と 2 値をとる形質を指す．表現型という用語は，正式には形質が発現して観察されたものと定義され，関連研究では一般に疾患の重症度などを指す．一方，ウイルスの遺伝学研究では 50%阻害濃度のような in vitro 指標を指すことが多い．ここで 50%阻害濃度とは，ウイルスの複製率を 50%低下させるのに必要な薬剤量と定義される．アウトカムという用語は疾患の有無を指すことが多いが，より一般に統計モデルにおける目的変数の意味で使われることも多い．

総コレステロール値や中性脂肪値のような臨床指標が量的形質の例であり，心筋梗塞のような心血管アウトカムの有無や乳がんの有無が 2 値形質の例である．HIV の研究では，血漿中ウイルス濃度を意味するウイルス量や，疾患重症度を表す CD4 陽性細胞数などが形質となる．本書では，疾患重症度や罹患状態を表す臨床指標なら in vitro のものであれ in vivo のものであれ，形質・表現型・アウトカムのいずれの用語を使っても表せるものとする．遺伝的関連研究に使われるその他の形質には，AIDS 発症までの時間や心血管イベント発生までの時間，死亡までの時間などの生存アウトカムや疾患重症度のような順序アウトカムなどもある．本書では量的形質と 2 値形質に主眼を置くが，それ以外の指標にもここで扱う手法を（必要に応じて少し改変して）用いることができる．

形質の測定は横断的に行われることもあるが，数週から数年にわたり複数回行なわれることもある．経時測定データは**縦断データ**（**longitudinal data**）と呼ばれ，解析上いくつかの利点を有するが，その詳細については Fitzmaurice *et al.* (2004) などを参照のこと．横断データと縦断データのどちらを使うべきかは，一義的には研究疑問によって決まる．例えば，ある薬剤への曝露後のウイルス量の変化に遺伝子型が影響するか調べたい場合は，縦断的にウイルス量を繰り返し測定することが不可欠となる．一方，治療開始時点のウイルス量が遺伝子型と関連するか明らかにしたい場合は，横断データで十分であろう．縦断研究は関連を同定する検出力が高いが，横断研究よりコストがかかるだけではなく欠測やバイアスの影響を受けやすい．本書では横断研究の解析に主眼を置くが，多重検定の調整など本書で扱う一般的なテーマについては縦断研究の解析にも用いることができる．

1.2.3 共変量

一般集団を用いた研究では，遺伝子型と形質に関する情報だけではなく，その他の患者特性に関する情報も集められる．例えば，心血管疾患リスクのある患者の総コレステロール値と遺伝的多型との関連を調べるには，BMI や性別，年齢，喫煙状況などの情報も必要になる．このような情報は，調べる形質（この場合はコレステロール値）との関連が過去に示された環境因子や臨床的・人口統計的因子であることが多い．解析においてこのような変数を考慮するかどうかは，研究疑問や疾患の生物学的パスウェイ，解析の最終目標によって決まる．例えば，もし研究目的が最もよい予測モデルの同定（つまり，サンプルに含まれない新しい個体のコレステロール値を最も正確に予測できるモデルの決定）であれば，過去にアウトカムとの関連が示された変数をモデルに含めるのはよい考えである．もし研究目的がある特定の遺伝子とアウトカムとの関連を明らかにすることであれば，遺伝子型とアウトカムの両方と関連する変数（例えば，自己申告による人種）を解析に含めることも必要になる（この現象は一般に**交絡**（**confounding**）と呼ばれ，第2章で詳述する）．一方，喫煙状況のような変数が疾患の**因果パスウェイ**（**causal pathway**）内に存在する（つまり，調べる遺伝子が個体の喫煙状況に影響を与え，次に喫煙状況がコレステロール値を増やす）場合は，解析に喫煙状況を含めることは適切ではない．本書では，**共変量**（**covariate**）という用語は研究においてとり立てて興味の対象とはならない**説明変数**（**explanatory variable**）または**独立変数**（**independent variable**），**予測変数**（**predictor variable**）を広く指すものとする（訳註：この3つの用語は同義語である）．

12   第 1 章　遺伝的関連研究

1.3　サンプルデータ

本書では，ヒトを対象とした 2 つの研究と HIV を対象とした 1 つの研究の公開データをサンプルデータとして用いる．各データセットは以下のウェブサイトからテキストファイルの形でダウンロードできる．（[編集部註] 現在閲覧不可．現状は丸善出版サポートページ参照.）

`http://people.umass.edu/foulkes/asg.html`

以下では，各データセットの概略について説明し，データを R に読み込むためのコードを例に示す．R のダウンロードや，データの読み込み，データの基本操作に関する説明については巻末付録を参照のこと．これ以外の R の基本については，Gentleman（2008）や Spector（2008），Venables and Smith（2008），Dalgaard（2002）を参照のこと．

本項で扱うヒトと HIV の関連研究という 2 つの事例は，本書で紹介する手法の大枠を示すのに役立つ．この 2 事例は，データ構造も研究目的も互いに似てはいるが，注目すべき違いも少しある．どちらの事例においても，遺伝的多型（つまり，集団内の遺伝成分の多様性）によって形質の多様性が説明できると考えられる．さらに，ヒトでも HIV でも遺伝成分の多様性が生じるのは，遺伝子複製の段階である．しかし，この 2 つの生命体のライフサイクルの速さはまったく異なる．ヒトは約 10〜20 年間隔で生殖（複製）するが，HIV は感染個体内で 1 日に約 10^9〜10^{10} 個の新たなウイルス粒子を産生する．さらに，HIV の複製プロセスは以下に説明するように極めて変異を起こしやすく，突然変異率は複製 1 サイクルあたり約 3×10^{-5} 個/塩基にもなる（詳細は Robertson *et al.* 1995 などを参照のこと）．

この結果，1 宿主の体内にいる HIV には途方もない遺伝的多様性が生じる．つまり，HIV に感染した個体は，基本的にウイルス粒子ごとに遺伝成分が異なるウイルス集団を抱えるわけである．さらに，体内のウイルス粒子数は個体により異なる．ここで注意すべきは，HIV の遺伝的多様性も血漿中のウイルス量も，現在および過去に受けた薬剤曝露の影響を受けるということである．一方，ヒトの相同染色体は性染色体を除いて 2 本あり，各染色体をそれぞれ父親と母親から受け継ぐ．また，ヒトの染色体は生涯を通じてほぼ一定である．比較的まれなことだが，変異原に曝露することにより生存期間中にヒトゲノムに変異が生じるが，そのスピードは明らかに HIV よりヒトの方が遅い．したがって，本書ではヒトゲノムに生じる変異を扱わない．以下に，この 2 事例の詳細を示す．

1.3.1　複合疾患の関連研究

心血管疾患やがんのような複合疾患の基盤メカニズムを解明するには，複数の

遺伝因子と環境因子を考慮する必要がある．1.1.1 項で触れたように，ヒトの遺伝学研究は DNA 配列からタンパク質生成にいたる遺伝子発現プロセスの各種段階に関わるため，様々な研究デザインをとる．本書で主眼を置くのは非血縁個体からなる一般集団を用いた関連研究であり，解析の基本単位となるのは DNA 配列である．ヒトは**有糸分裂（mitosis）**（訳註：ここでは**体細胞分裂**と同義．以下では体細胞分裂の訳を使う）および**減数分裂（meiosis）**と呼ぶプロセスにより両親のゲノムから遺伝情報を受け継ぐ．配偶子を除くすべてのヒトの細胞には 46 本の染色体があり，そのうち 22 対の相同染色体は**常染色体（autosome）**で，残る 2 本は性染色体である．各染色体を構成する DNA2 重らせんは，糖とリン酸からなる 2 本の骨格が塩基のペア形成により連結することで形成され，グアニンはシトシンとペアを組み（G–C），アデニンはチミンとペアを組む（A–T）．このペア形成は，遺伝子型を産み出す相同染色体のペア形成とは異なる．後者のペアの組み方には何の制約もないので，例えば遺伝子型 *GT* や *AC* というペアもあり得る．

体細胞分裂とは，46 本の染色体一式の同一コピーをもつ娘細胞を産み出す細胞分裂プロセスを指す．一方，減数分裂とは，46 本の染色体をもつ生殖細胞が 2 回の細胞分裂を経て，染色体を 23 本しか持たない**配偶子（gamete）**という娘細胞を産み出すプロセスを指す．こうして作られた母親由来と父親由来の配偶子が結合して **接合子（zygote）** を形成する．図 1.3 に減数分裂を図示する．減数分裂に先立ち，2 本の相同染色体はそれぞれ複製され，**姉妹染色分体（sister chromatid）**を形成する．次いで，この母親由来と父親由来の染色分体の間で**組換え（recombination）**が生じる．図では，父親由来（灰色）と母親由来（白色）の染色分体の一部が入れ替わる様子を示す．最後に，配偶子に入る 23 本の染色体は独立に組み合わさる（これを**独立組合せ（independent assortment）**と呼ぶ）ため，配偶子に入る染色体の組み合わせには $2^{23}=8,388,608$ 通りあることに注意が必要である．このプロセスの詳細については，Vander *et al.*（1994）の第 19 章や Alberts *et al.*（1994）などの教科書を参照のこと．

減数分裂により，（1）子は親と同数の染色体ペア（23 対）をもち，（2）子の遺伝成分は親とは異なることが保証されるが，後者は組換えと独立組み合わせによるものである．減数分裂の重要な側面として，染色体の互いに近い部分は世代を通じてともに受け継がれやすいが，遠く離れた部分は組換えが生じるためともに受け継がれにくい．候補遺伝子研究で用いる SNP は既知の**機能的 SNP（functional SNP）**か，いわゆるハプロタイプ・タグ SNP（**haplotype tagging SNP**）である．機能的 SNP は形質に直接影響を与え，疾患原因パスウェイの構成要素となる．一方，ハプロタイプ・タグ SNP は遺伝子内の遺伝的多様性を捉える能力に基づき選ばれる SNP である．ハプロタイプ・タグ SNP は機能的 SNP と関連は

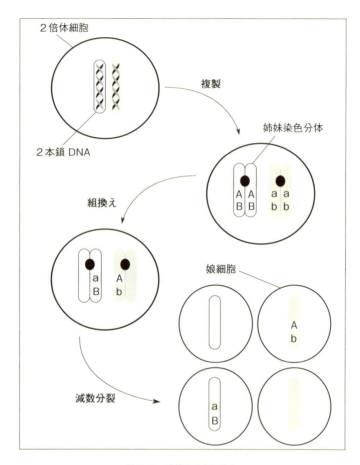

図 1.3 減数分裂と組換え

するが,それ自体は疾患の原因とはならない.ハプロタイプ・タグ SNP で捉えられる遺伝子領域の長さには様々なものがあるが,その長さはいわゆる連鎖不平衡で決まり,その遺伝子領域に組換えが生じる確率と関係する.これについては 3.1 節で詳しく説明する.

ヒトの遺伝データは HIV の遺伝データと構造が似るが,まったく異なる点も少しある.まず,ヒトのほとんどの塩基座位は多型でなく,多型座位でも取りうるアレルの種類は限られる.しかし次の 1.3.2 項で説明するように,ウイルスでは 1個体に複数のウイルス株が感染するため,そのウイルス株全体では各塩基座位に

様々なアレルを取りうる．2つ目の違いとして，一般集団を用いた関連研究では研究期間を通じて遺伝子配列に変化がないと仮定する．これにはがんという明らかな例外がある．がんでは変異原に曝露することで DNA 損傷が積み重なり，最終的に細胞増殖のコントロールが効かなくなる．しかし，本書で扱う複合疾患の関連研究では研究期間内に遺伝子は変化しない．これは，治療に反応して短期間に遺伝的多型がたくさん生じるウイルスとは大きく異なる．次項では，HIV の遺伝学研究について詳しく説明する．

1.3.2 HIV 遺伝子型の関連研究

ヒト免疫不全ウイルス（human immunodeficiency virus: HIV）は，感染した宿主の免疫システムの機能低下を引き起こすレトロウイルスである．この状態は後天性免疫不全症候群（acquired immunodeficiency syndrome: AIDS）と呼ばれ，感染した個体を日和見感染症に罹りやすくし，最終的には死に至らせる．WHO によると，過去 25 年間に推定 2500 万人以上の AIDS 関連死があり，その大部分は発展途上国で生じている．高活性抗レトロウイルス療法（anti-retroviral therapy: ART）によって，AIDS 発症や死期を遅らせることは十分可能だが，残念ながらこの治療の恩恵に与れる人はごく一部に限られる．さらに，ウイルスゲノムが変異することで獲得する薬剤耐性によりその治療効果は弱まり，時には完全に消失してしまう．HIV（AIDS）のワクチンおよび薬剤の開発やその投与法の研究では，AIDS の発症や進行に影響するウイルスの遺伝因子を検討することが不可欠となる．本項では，ウイルスの生活環とウイルスの遺伝データの特徴について説明する．

図 1.4 に HIV の生活環を図示する．HIV はレトロウイルスなので RNA で構成される．この図からわかるように，まず HIV はヒト宿主の CD4 陽性細胞の細胞膜と融合し，RNA や構造タンパク質，酵素を含むウイルス核を細胞内に注入する．次に，注入した逆転写酵素（reverse transcriptase）の働きで，ウイルス RNA は DNA に逆転写される．そして，インテグラーゼ（integrase）という酵素によってウイルス DNA は宿主細胞の DNA に組み込まれ，宿主細胞の転写により新たなウイルス RNA が作られ，同じく転写と翻訳によりウイルス・タンパク質が作られる．さらに，このタンパク質はプロテアーゼ（protease: Pr）という酵素により切断され，ウイルス RNA とともに新たなウイルス粒子を形成する．新しいウイルス粒子が細胞から出芽する際に感染細胞は死滅し，ヒトの免疫系に不可欠な CD4 陽性細胞は最終的に枯渇する．HIV 感染者に使われる抗レトロウイルス療法の目的は，ウイルスの生活環の各段階で働く酵素を阻害することにある．

RNA から DNA への逆転写プロセスはとても誤りを生じやすく，突然変異率は

16　第 1 章　遺伝的関連研究

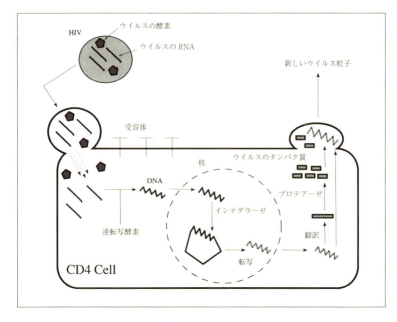

図 1.4　HIV の生活環

生活環 1 サイクルあたり約 3×10^{-5}/塩基にもなる．さらに，複製サイクルが非常に速く，1 日あたり $10^9 \sim 10^{10}$ 個もの新たなウイルス粒子が産生されるため，ウイルスゲノムの遺伝的多様性はとても大きい．こうして生じるヒト宿主内のウイルス集団は一般に**擬似種（quasi-species）**と呼ばれる．産生されるウイルスの多くは変異のせいで生存できないが，生き残るものも多い．さらに，こうした変異ウイルスが宿主間で伝染することも示されている．擬似種内のウイルス株の構成は，現在および過去に受けた薬剤曝露の影響を強く受ける．HIV の治療法は，2 〜 3 種類の抗レトロウイルス薬の組み合わせからなり，これを**薬剤カクテル（drug cocktail）**と呼ぶ．現在のところ，融合阻害薬および**ヌクレオシド系逆転写酵素阻害薬（nucleoside transcriptase inhibitor: NRTI）**，**非ヌクレオシド系逆転写酵素阻害薬（non-nucleoside transcriptase inhibitor: NNRTI）**，**プロテアーゼ阻害薬（protease inhibitor: PI）** の 4 種類の薬剤が使われるが，いずれもウイルス生活環の異なる段階を標的にする．このような治療の下では，薬剤に耐性をもつウイルスが支配的な種として宿主内に台頭する．そこで，ある治療法に耐性が生じると別の薬剤の組み合わせが投与されるが，また新たな支配種が現れる．これまでの研究より，過去に耐性を獲得した薬剤が与えられるとすぐ

に耐性株が再出現することから，薬剤曝露歴が見えない貯蔵庫にしまわれている可能性がある．

HIVの遺伝成分は，アデニン（A）とシトシン（C），グアニン（G），ウラシル（U）の4種類の塩基で構成される1本鎖RNAである．隣接する3塩基でコードされる**アミノ酸（amino acid: AA）**はタンパク質の構成単位であるため，本書でもアミノ酸に着目する．しかし，隣接する3塩基とアミノ酸は1対1対応ではないので，例えばウイルス進化を調べる系統樹解析のように塩基情報を用いる方が望ましい場合もある．全部で20種類あるアミノ酸のうち，ウイルスの集団全体では各座位に通常1〜5種類のアミノ酸がみられる．

上述のとおり，宿主が何度も感染を繰り返すことや宿主内で擬似種が進化するため，ウイルスゲノムは時間経過や治療への曝露に応じて変化する．そのため，宿主内には**株（strain）**と呼ばれる遺伝的に異なるウイルスが複数存在する．厳密には，株という用語は共通祖先をもつ個体群を指すが，ここでは遺伝的に異なるウイルス粒子を指すものとする．以上より，宿主内のウイルスの特定座位には複数のアミノ酸が存在する可能性がある．標準的なシークエンス法を用いてウイルス集団の遺伝子型を調べても，通常は20%以上のアレル頻度がないとアレルの存在が認識されない．この技術的制約のため，宿主内にいるウイルスの特定座位に観測されるアミノ酸は，通常1〜5種類にとどまる．通常，ウイルスゲノムの研究対象となるのはタンパク質のコード領域である．例えば，ウイルスの薬剤耐性を調べる場合に研究対象となるのは，抗レトロウイルス療法の標的となるプロテアーゼと逆転写酵素のコード領域である．一方，ウイルスの外皮（エンベロープ）領域は細胞侵入に関係するため，ワクチンの有効性に関する研究対象となる．これらのウイルスのゲノム領域は，ヒトの遺伝学研究における遺伝子に相当する．

1.3.3　本書で用いる公開データ

FAMuSS 研究

筋量および筋力と関連する機能的SNP（Functional SNP Associated with Muscle Size and Strength: FAMuSS）研究の目的は，運動トレーニング前後における骨格筋の筋量と筋力の遺伝的決定要因を同定することである．12週間にわたり上腕の運動トレーニングを行った $n = 1397$ 名の大学生ボランティアを対象に，複数の遺伝子の計225個のSNPが調べられた．この研究の第一目的は骨格筋機能と関連する遺伝子を同定することであり，具体的な形質としてはMRIを用いて測定した筋肉・骨・皮下脂肪の体積や，筋力，運動トレーニング反応性，メタボリック症候群の臨床指標が調べられた．この研究に関する主な結果については Thompson *et al.*（2004）を参照のこと．

このサンプルデータのタブ区切りテキストファイルは FMS_data.txt であり，

18 第 1 章 遺伝的関連研究

表 1.1 にその一部を示す．このテキストファイルには，研究参加者の一部（$n =$ 1035 人）の全 SNP の遺伝子型情報や様々な人口統計的・臨床的情報が含まれる．まずは，このデータが置かれた URL を指定する．（[編集部註] 現在閲覧不可．現状は丸善出版サポートページ参照．）

```
> fmsURL <- "http://people.umass.edu/foulkes/asg/data/FMS_data.txt"
```

次に，このデータをウェブサイトから直接 R に読み込むには，read.delim( ) 関数を用いる．

```
> fms <- read.delim(file=fmsURL, header=T, sep="\t")
```

ここでは，header = T と指定することで，このテキストファイルの第 1 行目に変数名があることを表す．この代わりに header = F と指定すれば，このファイルの第 1 行からデータが始まることを表す．さらに，引数 sep = "¥t" と指定することで，各変数がタブ区切りであることを表す．変数の区切り文字の指定法には他にも sep = "," と sep = " " があり，それぞれコンマ区切りとスペース区切りを表す．巻末付録に触れるように，データを R に読み込むには，read.table( ) 関数や read.csv( ) 関数なども役立つ．実は，上で述べた引数の指定（"header = T" と " sep = "¥t" "）は read.delim( ) 関数のデフォルト設定なので，わざわざ明記しなくてもよい．

　このサンプルデータの最初の 20 個体分のデータを表 1.1 に示す．この表に含まれるのは actn3 遺伝子内の 4 つの SNP の遺伝子型と，いくつかの人口統計的・臨床的変数である．変数 Term は，この研究に被検者が参加した年と季節（1—春，2—夏，3—秋）を示し，変数 Gender と Age，Race はそれぞれ自己申告による性別と年齢，人種である．運動トレーニング前後の上腕筋力のパーセント変化率を表す変数は，利き手側については変数 DRM.CH，非利き手側については変数 NDRM.CH である．表 1.1 を R で表示するには以下のようにすればよい．

```
> attach(fms)
> data.frame(id, actn3_r577x, actn3_rs540874, actn3_rs1815739,
+         actn3_1671064, Term, Gender, Age, Race, NDRM.CH,DRM.CH)[1:20,]
```

ここで attach( ) 関数を用いたのは，データフレーム名を使わず変数名だけを用いて変数を指定するためである．例えば，attach(fms) と入力した後は，データフレーム名 fms を使わず変数名 Gender を使うだけでこの変数を指定できる．一

表 1.1 FAMuSS データの一部

fms.id	actn3_r577x	actn3_rs540874	actn3_rs1815739	actn3_1671064	Term[1]	Gender[2]	Age[3]	Race[4]	NDRM.CH[5]	DRM.CH[6]
1 FA-1801	CC	GG	CC	AA	02-1	Female	27	Caucasian	40.00	40.00
2 FA-1802	CT	GA	TC	GA	02-1	Male	36	Caucasian	25.00	0.00
3 FA-1803	CT	GA	TC	GA	02-1	Female	24	Caucasian	40.00	0.00
4 FA-1804	CT	GA	TC	GA	02-1	Female	40	Caucasian	125.00	0.00
5 FA-1805	CC	GG	CC	AA	02-1	Female	32	Caucasian	40.00	20.00
6 FA-1806	CT	GA	TC	GA	02-1	Female	24	Hispanic	75.00	0.00
7 FA-1807	TT	AA	TT	GG	02-1	Female	30	Caucasian	100.00	0.00
8 FA-1808	CT	GA	TC	GA						
9 FA-1809	CT	GA	TC	GA	02-1	Female	28	Caucasian	57.10	−14.30
10 FA-1810	CC	GG	CC	AA	02-1	Male	27	Hispanic	33.30	0.00
11 FA-1811	CC	GG	CC	AA						
12 FA-1812	CT	GA	TC	GA	02-1	Female	30	Caucasian	20.00	0.00
13 FA-1813	CT	GA	TC	GA	02-1	Female	20	Caucasian	25.00	25.00
14 FA-1814	CT	GA	TC	GA	02-1	Female	23	African Am	100.00	25.00
15 FA-1815										
16 FA-1816	TT	GA	TC	GA	02-1	Female	24	Caucasian	28.60	12.50
17 FA-1817	CT	GA	TC	GA						
18 FA-1818	CT	GA	TC	GA						
19 FA-1819	CT	GG	CC	AA	02-3	Male	34	Caucasian	7.10	−7.10
20 FA-1820	CC	GA	TC	GA	02-3	Female	31	Caucasian	75.00	20.00

1：時期，2：性別，3：年齢，4：人種，5：運動トレーニング前後の非利き腕筋力のパーセント変化率，6：運動トレーニング前後の利き腕筋力のパーセント変化率

20　第 1 章　遺伝的関連研究

方，attach(fms) を使わなければ，変数 Gender の代わりに fms$Gender と記す
必要が生じる．ただし，この attach( ) 関数は R のセッションを始めるたびに
用いる必要がある．ここで，角カッコ内のコンマの前に 1:20 と記したのは，デー
タフレームの第 1〜20 行まで表示するためである．

　この表より，id=FA-1801 の個体がもつ actn3 遺伝子の r577x SNP の遺伝子
型は *CC* であることがわかる．ほとんどの場合 SNP は 2 アレル型であり，1 塩
基座位あたり 2 種類の塩基をとる．例えばこの例では，actn3 遺伝子の r577x は
C と T の 2 種類の塩基をとり，rs540874 SNP は G と A の 2 種類の塩基をと
る．この塩基のペア形成には特に制約はなく，例えば塩基 A は T や C，G のい
ずれともペアを組める．一方，DNA2 重らせんが形成される際の塩基のペア形成
はこれとは異なり，必ず A は T と，C は G とペアを組む．

　ある座位における 2 つのアレルが等しければ，その個体をホモ接合と呼び，異
なればヘテロ接合と呼ぶことを思い出そう．例えば表 1.1 より，個体 FA-1801 は
actn3_rs540874 の遺伝子型が *GG* なのでホモ接合であることがわかる．同様に，
個体 FA-1807 はこの座位の遺伝子型が *AA* なのでホモ接合である．一方，個体
FA-1802 と FA-1803，FA-1804 はこの座位の遺伝子型が *GA* なのでヘテロ接合
である．マイナーアレルを調べ，その頻度を求める方法は，FAMuSS 研究データ
を用いた以下の例題で説明する．

例題 1.1（マイナーアレルとその頻度の決定）　ここでは，FAMuSS 研究デー
タの actn3_rs540874 SNP のマイナーアレルを調べることにする．マイナー
アレルを見つけるには，この SNP のアレル頻度を求める必要がある．まずは，
以下のコードを用いてこの SNP の各遺伝子型の度数を調べてみる．

```
> attach(fms)
> GenoCount <- summary(actn3_rs540874)
> GenoCount

  AA   GA   GG NA's
 226  595  395  181
```

R の summary( ) 関数は，引数にカテゴリ変数を与えれば各水準ごとの計数
（カウント）を出力する．この場合，*AA* 遺伝子型と *GA* 遺伝子型，*GG* 遺伝
子型を持つ個体数はそれぞれ $n = 226$，595，395 であり，残り 181 個体の遺
伝子型は欠測値である．簡単のため，この欠測は結果に影響を及ぼさないもの
と仮定する．つまり，欠測した個体の遺伝子型がわかったとしてもアレル頻度

の推定値は変わらないという強い仮定を設ける．アレル頻度を求めるため，まずは欠測値のない個体数を求める．

```
> NumbObs <- sum(!is.na(actn3_rs540874))
```

次に，AAとGA，GGの各遺伝子型頻度を以下のように求める．

```
> GenoFreq <- as.vector(GenoCount/NumbObs)
> GenoFreq

[1] 0.1858553 0.4893092 0.3248355 0.1488487
```

さらに，AアレルとGアレルの頻度を以下のように求める．

```
> FreqA <- (2*GenoFreq[1] + GenoFreq[2])/2
> FreqA

[1] 0.4305099

> FreqG <- (GenoFreq[2] + 2*GenoFreq[3])/2
> FreqG

[1] 0.5694901
```

これより，このSNP座位におけるマイナーアレルはAであり，その頻度は0.43であることがわかる．この場合，このrs540874 SNPの遺伝子型がAAをもつ個体は変異型ホモ接合と呼び，メジャーアレル2個からなる遺伝子型GGをもつ個体は**野生型ホモ接合（homozygous wildtype）**と呼ぶ．

これとは別に，geneticsパッケージのgenotype( )関数とsummary( )関数を使っても同じ結果が得られる．まずgeneticsパッケージを以下のようにRにインストールして読み込む．

```
> install.packages("genetics")
> library(genetics)
```

次に，genotypeオブジェクトを作り，その遺伝子型頻度とアレル頻度を求める．

```
> Geno <- genotype(actn3_rs540874,sep="")
> summary(Geno)

Number of samples typed: 1216 (87%)

Allele Frequency: (2 alleles)
    Count Proportion
G   1385       0.57
A   1047       0.43
NA   362         NA
Genotype Frequency:
    Count Proportion
G/G   395       0.32
G/A   595       0.49
A/A   226       0.19
NA    181         NA


Heterozygosity (Hu)  = 0.4905439
Poly. Inf. Content   = 0.3701245
```

ここでも，この SNP 座位のマイナーアレルは A でその頻度は 0.43，メジャーアレルは G でその頻度は 0.57 であることがわかる．

ヒトゲノム多様性計画

ヒトゲノム多様性計画（**human genome diversity project: HGDP**）は，世界中のヒトの遺伝的多様性の解明を目指し，1991 年に始まった（Cann, et al., 2002）．のべ 27 カ国の $n = 1064$ 個体の遺伝的・人口統計的データが集められたが，本書では *v-akt murine thymoma viral oncogene homolog 1*（*AKT1*）遺伝子の 4 つの SNP の遺伝子型情報を用いる．遺伝子型情報に加えて，各個体の出身地や性別，民族に関する情報もある．この研究の詳細については，http://hsblogs.stanford.edu/morrison/human-genome-diversity-project/ を参照のこと．このサンプルデータのタブ区切りテキストファイル HGDP_AKT1.txt は，本書のウェブサイトから入手可能である．ここでも，まずはデータが置かれた URL を指定する．（［編集部註］現在閲覧不可．現状は丸善出版サポートページ参照．）

```
> hgdpURL <- "http://people.umass.edu/foulkes/asg/data/HGDP_AKT1.txt"
```

次に，このデータを R に読み込むには，read.delim( ) 関数を用いる．

```
> hgdp <- read.delim(file=hgdpURL, header=T, sep="\t")
```

このデータの最初の 20 個体分のデータを表 1.2 に示す．ここで，変数 Population は民族を，変数 Geographic origin は出身国を，変数 Geographic.data は世界の地域区分を表す．

Vicro データ

HIV 感染個体のウイルス配列情報や，治療歴，重症度などの公開データは，スタンフォード大学 HIV 薬剤耐性データベース（http://hivdb.stanford.edu/）からダウンロードできる．本書では，1,066 種類のウイルス株のプロテアーゼ領域におけるアミノ酸配列情報と 8 つのプロテアーゼ阻害剤に対する各株の倍数耐性情報を用いる．ここで倍数耐性とは，**野生型（wild type）**もしくは**コンセンサス（consensus）**アミノ酸配列（もっとも頻度の高いアミノ酸配列）をもつウイルス株の薬剤反応性を基準とした場合の，各ウイルス株が示す薬剤反応性の相対値である．サンプルデータのコンマ区切りテキストファイル Virco_data.csv は，テキストのウェブサイトから入手可能である．このデータを R に読み込むには，read.csv( ) 関数を使う．

```
> vircoURL <- "http://people.umass.edu/foulkes/asg/data/Virco_data.csv"
> virco <- read.csv(file=vircoURL, header=T, sep=",")
```

このデータはコンマ区切りテキストファイルなので，ここでは sep = ","と指定するが，これは read.csv( ) 関数のデフォルト設定であるため，この指定は付けなくてもよい．このデータの変数や出版物についてはスタンフォード大学 HIV 薬剤耐性データベースのウェブサイトを参照のこと．このデータの一部を表 1.3 に示す．変数 SeqID は配列 ID であり，変数 IsolateName はウイルス株名である．各薬剤に対する倍数耐性は変数 Drug.Fold で示され，例えば，インジナビル（Indinavir, IDV）に対する倍数耐性を示す変数は IDV.Fold である．ウイルス株の倍数耐性値が高いほど，野生型アミノ酸配列に比べて薬剤への抵抗性が高い（反応性が低い）ことを表す．

このデータでは，遺伝子型情報は 2 種類の形式で表される．最初のデータ形式は，「P + 数字」という変数を用いる．この数字はウイルスのプロテアーゼ領域におけるアミノ酸の位置を表し，例えば変数 P10 はプロテアーゼ領域における 10 番目のアミノ酸座位を指す．このデータ中の "−" は野生型アミノ酸を表し，各文

表 1.2 HGDP データの一部

Well[1] ID	Gender[2]	Population[3]	Geographic.origin[4]	Geographic.area[5]	AKT1 C0756A	C6024T	G2347T	G2375A
1 B12 HGDP00980	F	Biaka Pygmies	Central African Republic	Central Africa	CA	CT	TT	AA
2 A12 HGDP01406	M	Bantu	Kenya	Central Africa	CA	CT	TT	AA
3 E5 HGDP01266	M	Mozabite	Algeria (Mzab)	Northern Africa	AA	TT	TT	AA
4 B9 HGDP01006	F	Karitiana	Brazil	South America	AA	TT	TT	AA
5 E1 HGDP01220	M	Daur	China	China	AA	TT	TT	AA
6 H2 HGDP01288	M	Han	China	China	AA	TT	TT	AA
7 G3 HGDP01246	M	Xibo	China	China	AA	TT	TT	AA
8 H10 HGDP00705	M	Colombian	Colombia	South America	AA	TT	TT	AA
9 H11 HGDP00706	F	Colombian	Colombia	South America	AA	TT	TT	AA
10 H12 HGDP00707	F	Colombian	Colombia	South America	AA	TT	TT	AA
11 A2 HGDP00708	F	Colombian	Colombia	South America	AA	TT	TT	AA
12 A3 HGDP00709	M	Colombian	Colombia	South America	AA	TT	TT	AA
13 A4 HGDP00710	M	Colombian	Colombia	South America	AA	TT	TT	AA
14 F5 HGDP00598	M	Druze	Israel (Carmel)	Israel	AA	TT	TT	AA
15 G11 HGDP00684	F	Palestinian	Israel (Central)	Israel	AA	TT	TT	AA
16 C2 HGDP00667	F	Sardinian	Italy	Southern Europe	AA	TT	TT	AA
17 E10 HGDP01155	M	North Italian	Italy (Bergamo)	Southern Europe	AA	TT	TT	AA
18 B7 HGDP01415	M	Bantu	Kenya	Central Africa	AA	TT	TT	AA
19 B8 HGDP01416	M	Bantu	Kenya	Central Africa	AA	TT	TT	AA
20 G4 HGDP00865	F	Maya	Mexico	Central America	AA	TT	TT	AA

1：ウェル、2：性別、3：民族、4：出身国、5：地域

表 1.3　Vicro データの一部

	SeqID[1]	IsolateName[2]	IDV.Fold[3]	P10	P63	P71	P82	P90	CompMutList[4]
1	3852	CA3176	14.20	I	P	-	-	M	L10I, M46I, L63P, G73CS, V77I, L90M, I93L
2	3865	CA3191	13.50	I	P	V	T	M	L10I, R41K, K45R, M46I, L63P, A71V, G73S, V77I, V82T, I85V, L90M, I93L
3	7430	CA9998	16.70	I	P	V	A	M	L10I, I15V, K20M, E35D, M36I, I54V, R57K, I62V, L63P, A71V, G73S, V82A, L90M
4	7459	Hertogs-Pt1	3.00	I	P	T	-	M	L10I, L19Q, E35D, G48V, L63P, H69Y, A71T, L90M, I93L
5	7460	Hertogs-Pt2	7.00	-	-	-	A	-	K14R, I15V, V32I, M36I, M46I, V82A
6	7461	Hertogs-Pt3	21.00	I	P	V	A	M	L10I, K20R, M36I, N37D, I54V, R57K, D60E, L63P, A71V, I72V, V82A, L90M, I93L
7	7462	Hertogs-Pt4	8.00	-	P	-	A	-	M36I, G48V, I54V, D60E, I62V, L63P, V82A
8	7463	Hertogs-Pt5	100.00	I	-	V	A	M	L10I, I13V, M36I, N37D, G48V, I54V, D60E, Q61E, I62V, I64V, A71V, V82A, L90M, I93L
9	7464	Hertogs-Pt6	18.00	-	P	-	A	-	V32I, M46I, L63P, V82A, I93L
10	7465	Hertogs-Pt7	15.00	-	I	V	A	M	E34K, R41K, K43R, I54V, I62V, L63I, A71V, T74S, V82A, L90M
11	7466	Hertogs-Pt8	4.00	-	P	-	-	-	L10I, E35D, M36I, G48V, D60E, L63P, H69Y
12	7467	Hertogs-Pt9	45.00	-	P	V	-	-	I13V, K14R, K20M, E35D, M36I, N37D, K45R, L63P, H69X, A71V, I84V, L89X
13	15492	RC-V33778	1.00	X	V	-	-	-	L10X, I15V, I50V, I62V, A71V, I72V, N83Z
14	15493	RC-V213888	1.00	F	A	-	-	-	L10F, I13V, L33F, M46X, I50V, L63A, T74S, V77I, L89M
15	15494	RC-V207648	2.00	F	-	-	-	-	L10F, V32I, M46I, I47V, I62V
16	15495	RC-V022292	3.00	-	P	V	A	M	E34Z, R41K, K43R, I54V, I62V, L63P, A71V, V82A, L90M, I93L
17	15498	RC-V020855	1.00	I	X	X	-	-	L10I, G48V, I54X, L63X, I64V, A71X, I93L
18	15499	RC-V216965	1.00	-	T	V	M	X	L33X, K43Z, M46V, I50V, Q58E, D60E, L63T, I64V, A71V, I72Z, V77I, V82M, L90X
19	15500	RC-V020829	0.50	I	P	-	-	-	L10I, D30N, E35D, M36V, P39Z, L63P, N88D, I93L
20	15501	RC-V020834	1.00	-	-	-	-	M	E35D, M36I, G48V, L63P, H69Z, L90M

1：配列 ID. 2：ウイルス株名. 3：IDV 倍数耐性. 4：完全変異リスト

字は変異アミノ酸を表す．例えば，`SeqID == 3852`のウイルス株では，10番目の座位にある変異アミノ酸はイソロイシン（I）である．このデータ内には全部で99個のP変数があるが，これはプロテアーゼ領域に99個のアミノ酸があることを意味する．もう1つのデータ形式は，変数`CompMutList`の「文字 + 数字 + 文字」を用いる．ここでも数字はアミノ酸の座位を表し，最初の文字はこの座位の野生型アミノ酸を，最後の文字は変異アミノ酸を表す．例えば，L10Iは10番目のアミノ酸座位のロイシン（L）からイソロイシン（I）への置換を表す．

問題

1.1. 一般集団を用いた研究と家系を用いた研究の解析で考慮すべき最大の相違点を述べよ．

1.2. 以下の用語の定義を述べ，それぞれの違いについて比較検討せよ．(a) 遺伝子型，(b) ハプロタイプ，(c) 相，(d) 相同染色体，(e) アレル，(f) 接合性

1.3. FAMuSS データの `actn3_1671064` SNP のマイナーアレルを調べ，その頻度を求めよ．次に，変数 Race で層別化した場合のそのアレル頻度を求め，結果を解釈せよ．

1.4. HGDP データの `AKT1.C6024T` SNP の遺伝子型頻度を，地域（変数 `geographic.area`）で層別化した場合と層別化しない場合のそれぞれについて求め，結果を解釈せよ．

1.5. Vicro データを用いて，HIV ゲノムのプロテアーゼ領域のアミノ酸座位 1, 10, 30, 71, 82, 90 における変異（それぞれ変数 P1, P10, P30, P71, P82, P90）の発生率を推定せよ．また，その結果を説明せよ．

第2章

統計学の基本原理

　本章では，特に一般集団を用いた遺伝的関連研究の解析で重要となる統計学および疫学上の概念をいくつか取り扱う．本章は3つの節に分かれる．まず2.1節では，本書で用いる表記法や基本的な確率概念など一般的な背景知識を説明する．この節では，一般集団を用いた研究には必ず関わる交絡や効果媒介，効果修飾，条件付き関連などの基本的な疫学概念についても概説する．こうした疫学原理に関する包括的な概説としてはRothman and Greenland（1998）を参照のこと．遺伝子型と形質との関連研究で重要となるこれらの概念の一部は，第3章で扱う遺伝データの概念によく似るが，疫学と遺伝学とで異なる用語が使われることが多い．2.2節では，統計的関連の指標とその検定法および推定法について説明し，相関分析や分割表の分析，単変量回帰分析や単変量ロジスティック回帰分析などを扱う．さらにこの節では，多変量解析法も導入する．最後に2.3節では，一般集団を用いた関連研究に固有の解析上の課題を概説する．本章で扱う検定法は個々の遺伝子型変数に適用するが，複数の遺伝子型変数を検定する場合は，第4章で述べるように多重比較の調整が必要となる．複数のSNPや遺伝子と形質との関連を同時に評価する発展的手法は，第5～7章で扱う．

2.1　背景

2.1.1　表記法と基本的な確率概念

表記法

　1.2節で述べたように，一般集団を用いた関連研究のデータは，形質・遺伝子型・共変量の3要素から成り立つ．本書では，形質を y，遺伝子型を x，共変量を z で表す．例えば，サンプルの i 番目の個体の形質を $y_i(i = 1, \ldots, n)$，個体 i の j 番目の SNP の遺伝子型を $x_{ij}(j = 1, \ldots, p)$，個体 i の k 番目の共変量を $z_{ik}(k = 1, \ldots, m)$ とする．ここで，n はサンプルサイズで，p は SNP 数，m は共変量の数である．

　太字はベクトルを表し，大文字は行列表記に用いる．例えば，$\boldsymbol{x} = (x_1, \ldots, x_n)^T$

はサンプル内の全個体が持つ 1 座位の遺伝子型を表す $n \times 1$ ベクトルであり，$\boldsymbol{x}_j = (x_{1j}, \ldots, x_{nj})^T$ は j 番目の座位の遺伝子型を表す．ここで，T はベクトルの転置記号である．同様に，$\boldsymbol{y} = (y_1, \ldots, y_n)^T$ の i 番目の成分は個体 i の形質を表す．さらに，個体 i がもつ p 個の SNP の遺伝子型変数すべてを表すのに，$\boldsymbol{x}_i = (x_{i1}, \ldots, x_{ip})^T$ を用いる場合もある．個体間の遺伝子型を区別したい場合は，$\boldsymbol{x}_i$ と $\boldsymbol{x}_j$ を用いる．$\boldsymbol{y}$ が CD4 陽性細胞数や総コレステロール値のような量的変数の場合，その測定値には誤差が混入することが多い．一方，$\boldsymbol{y}$ は罹患状態などを表す 2 値変数の場合もある．

遺伝子型変数は $n \times p$ 行列の $\mathbf{X}$ で表し，その (i, j) 成分は，個体 i の j 番目の遺伝子型に相当する．同様に，$n \times m$ 行列の $\mathbf{Z}$ で共変量全体を表す．一般に共変量には，年齢や性別，体重や受動喫煙のような臨床的変数や人口統計的変数，環境変数などが含まれる．さらに，連結行列 $[\mathbf{X}\,\mathbf{Z}]$ によって，すべての説明変数を表すことができる．この行列の次元数は明示されなくても，解析で用いる関連モデルから推測することができる．最後に，データはローマ字で表し，パラメータは α や μ，β，θ などのギリシャ文字で表す．ここで，パラメータとは観測不能な数であり，一般に推定や検定の対象となる．

どのような統計手法を使う場合でも，データの構成要素がどのように定まるか理解しておく必要がある．一般に，個体 i が座位 j でとる遺伝子型 x_{ij} は，複数の水準をもつカテゴリ変数である．例えば，SNP 座位が取りうる 3 つの遺伝子型 AA，Aa，aa を表す 3 水準の因子型変数として x_{ij} を定めることもできるしまた，SNP 座位に少なくとも 1 つ変異アレルが存在することを示す 2 値変数として x_{ij} を定めることもできる．後者の場合は，遺伝子型の観測値が AA ならば $x_{ij} = 0$ に，それ以外なら $x_{ij} = 1$ とすればよい．さらに，ある特定の遺伝子内の複数の SNP に少なくとも 1 つ変異アレルが存在することを示す 2 値変数として x_{ij} を定めることもできる．例えば，j 番目の遺伝子内に 2 つの SNP がある場合は，多座位の遺伝子型が (AA, BB) なら $x_{ij} = 0$ に，それ以外なら $x_{ij} = 1$ とすればよい．

本書では，2 つの SNP 座位のアレルを A，a，B，b で表す．2 つの文字 A と B は座位の違いを表し，大文字と小文字はアレルの違いを表す．例えば，ある座位が塩基 C と G をとる場合，$A = C$，$a = G$ とできる．ここで一般に，A はメジャーアレルを，a はマイナーアレルを表すことに注意しよう．遺伝学の教科書ではこの表記法が使われることが多いが，その他に A_1，A_2，B_1，B_2 という表記法を目にする機会も多い．この場合，添字はアレルの違いを表す．この表記法の利点は，2 アレル型の SNP 座位以外にも使えることである．つまり，ある座位に複数のアレルがある場合は，$A_1, A_2, A_3, \ldots, A_k\ (k > 2)$ と表すことができる．しかし本書では，複雑な数式の中でも見やすいため，A，a 方式の表記法を用いる．

統計的独立性

独立性という概念は統計的推測の基礎となる。遺伝的関連研究では，形質が遺伝子型とは独立であるという帰無仮説を検定することが多い。例として，形質の平均値が，遺伝子型のどの水準でも等しいという仮説の検定などがあげられる。第3章で述べるように，1本の染色体上の2座位間のアレルの独立性（連鎖平衡）や，1座位における2本の相同染色体上のアレルの独立性（Hardy-Weinberg平衡）の評価も遺伝的関連研究の中心的な課題となる。正確には，2つの事象が**独立（independent）**であるとは，2つの事象が同時に生じる確率が各事象の発生確率の積となる場合を指す。

例として，アレル A と a をとる SNP を考えてみよう。2本の相同染色体の一方に A が存在することを1つ目の事象とし，もう一方に A が存在することを2つ目の事象とする。さらに，p_A を A のアレル頻度とし，p_{AA} を2本の相同染色体の両方に A が存在する同時確率とする。このとき，$p_{AA} = p_A p_A$ が成り立つ場合，この2つの事象（各相同染色体に A が生じること）は独立だと言える。この場合，A の生じる確率が $p_A = 0.50$ なら，遺伝子型 AA の生じる確率は $p_{AA} = 0.5^2 = 0.25$ となる。

一方，従属とはある事象の生じる確率が別の事象の発生に影響を受ける状況を指す。例として，乳がんと卵巣がんの既知のリスク因子である $BRCA1$ 遺伝子に変異が生じることを1つ目の事象とし，乳がんの発症を2つ目の事象とする。この場合，乳がんの発症確率は $BRCA1$ 遺伝子の変異の有無により異なる。つまり，2つ目の事象が最初の事象の発生の影響を受ける。これを正式に言うと，この2つの事象を E_1 と E_2 とすれば，最初の事象が生じた場合に2番目の事象が生じる条件付き確率は $Pr(E_2|E_1)$ と書ける（記号 | は "given" と読む）。一般には，$Pr(E_2|E_1) = Pr(E_2 \text{ and } E_1)/Pr(E_1)$ だが，2つの事象が独立なら $Pr(E_2|E_1) = Pr(E_2)$ となる（同様に $Pr(E_1|E_2) = Pr(E_1)$ も成り立つ）。

期待値

離散確率変数の期待値（**expectation**）は，変数が取る値の重み付き平均と見なせる。この場合，変数が各値をとる確率が重みとなる。例えば，確率 p で1を，確率 $(1-p)$ で0をとるベルヌーイ確率変数を Y とすると，その期待は以下のようになる。

$$E[Y] = 1 * p + 0 * (1-p) = p \tag{2.1}$$

ここで，$E[\cdot]$ は期待値を表す。

連続確率変数の場合は，確率の代わりに確率密度関数で重み付けを行う。特に c が定数の場合，$E[c] = c$ となることに注意しよう。2.2.3項と第5章で期待値を

30 第 2 章 統計学の基本原理

扱うが，重み付き平均としての期待値概念に重点を置き，技術的な詳細には触れない．

尤度

最尤法は，サンプルデータに基づき母集団パラメータを推定するのにもっともよく使われる手法である．最尤法はいくつかの望ましい性質を有しており，例えば SNP 座位と量的形質との関連を推定するのに用いられる．推定法に関する詳細については Casella and Berger（2002）を参照のこと．

手短に言うと，パラメータを $\boldsymbol{\theta}$ とした場合，**尤度関数（likelihood function）**は以下のように与えられる．

$$L(\boldsymbol{\theta}|y) = L(\boldsymbol{\theta}|y_1, \ldots, y_n) = f(y_1, \ldots, y_n|\boldsymbol{\theta}) \tag{2.2}$$

ここで，n はサンプルサイズであり，$f(y_1, \ldots, y_n|\boldsymbol{\theta})$ は $\boldsymbol{y} = (y_1, \ldots, y_n)$ の同時確率分布である．観測値が独立で同一な分布に従う場合は，

$$L(\boldsymbol{\theta}|y) = \prod_{i=1}^{n} f(y_i|\boldsymbol{\theta}) \tag{2.3}$$

となる．さらに，形質が平均 μ，分散 σ^2 の正規分布に従う場合は，$f(y_i|\boldsymbol{\theta}) = N(\mu, \sigma^2)$ となる．この場合，$\boldsymbol{\theta}$ はベクトル (μ, σ^2) に相当する．ここで，$\boldsymbol{\theta}$ の**最尤推定値（maximum likelihood estimate）**とは，式 (2.2) の尤度関数を最大化する $\boldsymbol{\theta}$ であり，$\boldsymbol{\theta}$ と区別して $\widehat{\boldsymbol{\theta}}$ と記す．明らかに，この値は観測データ $\boldsymbol{y}$ に依存する．つまり，最尤推定値とは，得られたデータの下でパラメータがもっとも取りうる値に他ならない．

2.1.2 重要な疫学概念

本項では，一般集団を用いた研究には必ず関わる交絡や効果媒介，効果修飾，条件付き関連などの重要な疫学・統計学の概念をいくつか概説する．ここで扱う概念の重要性は本書のあちこちで明らかになる．例えば，第 3 章では，遺伝子型と形質の関連において人種や民族がしばしば交絡因子になることに触れ，第 6 章では，分類・回帰木の解析結果を解釈する際に，交互作用と条件付き関連の違いについて説明する．

交絡と効果媒介

曝露とアウトカムの 2 つの変数の関連を調べる場合を考えてみよう．例えば，アルコールの多量摂取（曝露）が総コレステロール値（アウトカム）と関連するか判定したいものとする．**交絡因子（confounder）**は，(1) 曝露変数と関連す

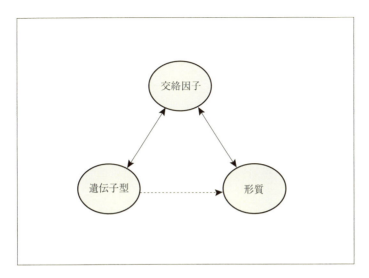

図 2.1　交絡
交絡因子は遺伝子型と関連するだけでなく，遺伝子型とは独立に形質とも関連する．ただし，図 2.2 で説明するように，遺伝子型と形質の間の因果パスウェイ内に存在する変数は交絡因子にはならない．

る，(2) 曝露変数とは独立にアウトカム変数と関連する，(3) 曝露とアウトカム間の因果パスウェイ内には存在しない変数と定義される．例えば，喫煙状態はアルコールの多量摂取と関連するだけではなく，アルコール摂取とは無関係に総コレステロール値とも関連する．したがって，喫煙状態はアルコール多量摂取と総コレステロール値との関連における交絡因子になりうる．遺伝子型と形質との関連を調べる一般集団を用いた関連研究では，図 2.1 に示すように，遺伝子型と形質の両方と関連する人口統計的・臨床的変数が交絡因子になる．

　この図の実線の両矢印は関連を表し，片矢印は因果関係を表す．破線の片矢印は，遺伝子型と形質との関連が確定していないことを表す．厳密に言うと，交絡因子は因果パスウェイ内には存在しないという定義より，遺伝子型から交絡因子に向かう矢印と交絡因子から形質に向かう矢印は両立しない．交絡因子の定義では，遺伝子型と形質の間に本当に関連があるかどうかは問われないが，交絡因子を無視して解析すれば，関連について真実とは反対の誤った結論が得られる可能性がある．

　3.1.3 項では，分集団構造がある場合に連鎖不平衡を推測する状況でみられる交絡を扱う．連鎖不平衡は，同一染色体上の 2 座位間のアレルの関連と定義される．両座位のアレルの分布が人種や民族のような分集団で異なる場合，**集団（popu-**

lation）が2座位間の関連（連鎖不平衡）における交絡因子となる．例えば，各分集団内には2座位間の関連（連鎖不平衡）が実際には存在しないにも関わらず，分集団を併合すれば連鎖不平衡が現れることがある．同様に，一般集団を用いた関連研究でも，遺伝子型と疾患との関連が実際には存在しないにもかかわらず，分集団を併合すれば関連が生じることがある．この事例では，疾患と遺伝子型の頻度が分集団で異なる場合，分集団が疾患と遺伝子型との関連における交絡因子となる．

よくある交絡の例としては，複数の人種や民族を用いた心血管疾患の研究がある．第3章で触れるように，遺伝子型頻度は人種や民族によりしばしば異なる．また，総コレステロール値や中性脂肪値のような脂質代謝機能は人種や民族と関連し，非ヒスパニック系黒人は非ヒスパニック系白人よりも脂質代謝機能が一般に良好であるとされる．この古典的な例では，人種や民族は遺伝子型と脂質代謝機能との関連の交絡因子となり，偽の関連を生じる可能性がある．その他の人口統計的・臨床的変数も遺伝子型と形質の関連研究における交絡因子となりえる．例えば，出生国は遺伝的多型と疾患形質の両方と関連する可能性がある．さらに，喫煙やアルコール摂取も，遺伝的多型と多くの疾患形質の両方と関連すると考えられる．しかし，これらの変数については，いわゆる**効果媒介因子（effect mediator）**と交絡因子のどちらであるか慎重に区別する必要がある．以下で説明するように両者の区別は難しいがとても重要であり，その詳細については Christenfeld *et al* (2004) を参照のこと．交絡因子を見つけるには，臨床家や疫学者，遺伝学者を含む研究チームによる洞察が決め手となる．

説明変数とアウトカム間の因果パスウェイ内に存在する変数は，効果媒介因子または因果パスウェイ変数と呼ばれる．遺伝子型と形質との関連において効果媒介因子が存在する場合を図2.2に示す．この図より，遺伝子型が形質に影響を及ぼす際には，効果媒介変数の変化を経ることがわかる．例えば，ある遺伝的多型と肺がんとの関連を調べる研究を考えてみよう．もし，この多型が喫煙を増やし，喫煙が肺がんを引き起こすとすれば，喫煙はこの例での効果媒介因子だと言える．定義からみて，疾患マーカーは因果パスウェイ内に存在するため，効果媒介因子となる．重要なのは，綿密な解析計画に基づき，交絡因子として働く共変量と効果媒介因子として働く共変量とを区別することである．一般に，多変量解析によって交絡を調整することは必要不可欠だが，因果パスウェイ変数を調整することは推奨できない．しかし残念ながら，統計解析だけを用いて交絡と効果媒介とを区別するのは難しいので，両者を区別するには疾患メカニズムに対する科学的洞察が必要になる．交絡や効果媒介および両者の混在から生じる解析上の課題については，Robins and Greenland（1992）や Rothman and Greenland（1998），Cole and Hernan（2002），Hernan *et al.*（2002），Christenfeld *et al.*（2004）を参照

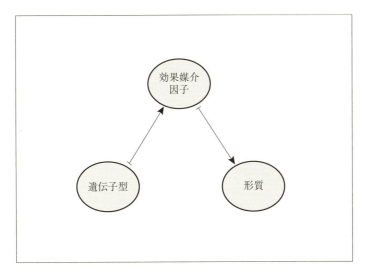

図 2.2 効果媒介
効果媒介因子は，遺伝子型と形質の間の因果パスウェイ内に存在する．一方，交絡因子は遺伝子型と形質の両方と関連するが，因果パスウェイ内には存在しない．

のこと．

交互作用と条件付き関連

効果修飾（**effect modification**）とは，アウトカムに対する説明変数の効果が，**効果修飾因子**（**effect modifier**）と呼ばれる変数の水準に応じて変化する状況を指す．この場合，アウトカムとの関連について説明変数と効果修飾因子は，統計的な意味で**交互作用する**（**interact**）と言う．ここでも例として，遺伝子型と形質との関連について調べる図 2.3 の場合を考えてみよう．効果修飾因子とは，曝露とアウトカムとの関連を変化させる変数と定義される．この図では，形質に対する遺伝子型の効果（遺伝子型と形質との関連）は効果修飾因子が 0 の場合は β_1，効果修飾因子が 1 の場合は β_2 となる．この例における交互作用は，正式には $\beta_1 \neq \beta_2$ と定義されるので，交互作用の有無を知りたければ帰無仮説 $H_0 : \beta_1 = \beta_2$ を検定すればよい．このとき，この帰無仮説が棄却されれば，統計的交互作用が存在すると結論できる．多変量解析を扱う 2.2.3 項でも，再び統計的交互作用を取り上げる．

条件付き関連（**conditional association**）は，厳密には交互作用とは異なるが，互いに区別しないで用いられることが多い．条件付き関連とは，y に対する x の効果（関連）が第 3 の変数 z のいずれかの水準で認められる場合を指す．図

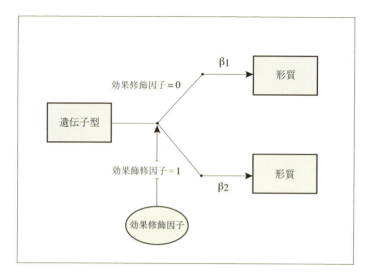

図 2.3 効果修飾と条件付き関連

2.3 に戻ると，条件付き関連とは $\beta_1 \neq 0$ または $\beta_2 \neq 0$ の場合を指す（両方が成り立つ場合も含む）．言い換えると，条件付き関連で検定するのは，複合帰無仮説 $H_0 : \beta_1 = 0$ かつ $\beta_2 = 0$ であり，どちらか一方の効果（関連）が 0 でなければ，この帰無仮説を棄却して条件付き関連を採択する．ここで，z の条件付きで x と y の間に関連があるからといって，x と z の間に交互作用があるとはいえないことに注意しよう．ここで極端な例として，$\beta_1 = \beta_2 = 4$ の場合を考えることにする．ある程度のサンプルサイズがあれば，$\beta_1 \neq 0$ かつ $\beta_2 \neq 0$ であることがわかり，条件付き関連の帰無仮説（$H_0 : \beta_1 = 0$ かつ $\beta_2 = 0$）を棄却できるが，交互作用の帰無仮説（$H_0 : \beta_1 = \beta_2$）は棄却できない．したがって，条件付き関連と交互作用のどちらか一方を見つける手法を用いる場合には，両者の区別が重要になる．そのような手法の例としては，条件付き関連の同定に特化した分類・回帰木があり，その詳細は第 6 章で扱う．

2.2 関連の指標と検定

本節では，関連の指標とその検定法および推定法をいくつか簡単に概説するが，その詳細については生物統計学入門書の Pagano and Gauvreau (2001) や Rosner (2006) などを参照のこと．以下で見るように，変数の関連を調べるのに用いる統計手法は，調べる仮説とデータ構造によって決まる．さらに，推定や検定には調

2.2 関連の指標と検定　35

表 **2.1**　遺伝子型と疾患の関連に関する 2 × 3 分割表

		遺伝子型			
		aa	Aa	AA	
疾患	＋	n_{11}	n_{12}	n_{13}	$n_{1.}$
	－	n_{21}	n_{22}	n_{23}	$n_{2.}$
		$n_{.1}$	$n_{.2}$	$n_{.3}$	n

整を行うものもあれば行わないものもあり，単変量解析もあれば多変量解析もある．解析における調整とは，曝露（ここでは遺伝子型）とアウトカムとの関連を調べる際に交絡因子を考慮することである．多変量解析では，複数の説明変数を用いて交互作用や条件付き関連を調べることができる．本章の残りの部分と第3章では，読者がそれなりに仮説検定のことを知っているものとして，p 値という用語をはっきり定義せずに用いるが，p 値や第1種・第2種の過誤率などの検定に関する概念については第4章で明らかにする．

2.2.1　2 値形質に関する分割表の解析

オッズ比

　第1章で述べたように，ある SNP の遺伝子型は野生型ホモ接合，ヘテロ接合，変異型ホモ接合の3水準をとる．アウトカムが2値変数の場合，表 2.1 の 2 × 3 分割表の形でデータを表すことができる．ここで，n_{ij} ($i = 1, 2$, $j = 1, 2, 3$) は各セルの個体数である．例えば，n_{11} は疾患を有し，かつ遺伝子型 aa をもつサンプル内の個体数である．この場合，もっとも良く使われる関連の指標は**オッズ比**（**odds ratio: OR**）であり，曝露群で疾患が生じるオッズと非曝露群で疾患が生じるオッズの比と定義される．この例では，遺伝子型が**曝露**（**exposure**）に相当するので，オッズ比はある遺伝子型をもつ個体の中で疾患が生じるオッズと，その遺伝子型を持たない個体の中で疾患が生じるオッズの比となる．

　数式で表せば，D^+ と D^- がそれぞれ疾患ありと疾患なし，E^+ と E^- がそれぞれ曝露ありと曝露なしを表すとすると，オッズ比は以下のように書ける．

$$OR = \frac{Pr(D^+|E^+)/[1 - Pr(D^+|E^+)]}{Pr(D^+|E^-)/[1 - Pr(D^+|E^-)]} \tag{2.4}$$

ここで，" | " は 2.1.1 項で触れたように条件付きであることを示す．曝露変数が3水準をとる場合，ある曝露水準を参照群とし，それに対する各曝露水準のオッズ比を計算するのが普通である．遺伝学では，野生型ホモ接合の遺伝子型 AA に対

表 **2.2** 遺伝子型と疾患の関連に関する 2×2 分割表

		遺伝子型 $(Aa$ or $aa)$	AA	
疾患 (D)	$+$	n_{11}	n_{12}	$n_{1.}$
	$-$	n_{21}	n_{22}	$n_{2.}$
		$n_{.1}$	$n_{.2}$	n

する各遺伝子型のオッズ比を計算することが多い. すなわち, オッズ比 $OR_{aa,AA}$ は, 野生型ホモ接合の遺伝子型 AA をもつ個体が罹患するオッズに対する, 変異型ホモ接合の遺伝子型 aa をもつ個体が罹患するオッズの比と定められる. 同様に, オッズ比 $OR_{Aa,AA}$ は, 遺伝子型 AA をもつ個体が罹患するオッズに対する, ヘテロ接合の遺伝子型 Aa をもつ個体が罹患するオッズの比と定められる. 表2.1の表記法と式 (2.4) を用いると, $Pr(D^+|E^+) = n_{11}/n_{.1}$ と $Pr(D^+|E^-) = n_{13}/n_{.3}$ より, オッズ比 $OR_{aa,AA}$ の推定値は以下のようになる.

$$\widehat{OR}_{aa,AA} = \frac{(n_{11}/n_{.1})(n_{21}/n_{.1})}{(n_{13}/n_{.3})(n_{23}/n_{.3})} = \frac{n_{11}n_{23}}{n_{21}n_{13}} \tag{2.5}$$

同様に, オッズ比 $\widehat{OR}_{Aa,AA} = (n_{12}n_{23})/(n_{23}n_{13})$ であることも簡単に示せる.

　これとは別に, 遺伝子型を 2 値化してからオッズ比を求める手法もある. 例えば, 変異アレルの有無を遺伝子型とするなどである. 例えば, 3種類の遺伝子型 AA, Aa, aa がある場合, これを 2 値化した遺伝子型として, $E^+ = (Aa$ または $aa)$ と $E^- = (AA)$ を定めることができる. このとき, 表2.2の 2×2 分割表よりオッズ比は 1 つだけ定まり, その推定値は以下のようになる.

$$\widehat{OR} = \frac{(n_{11}/n_{.1})/(n_{21}/n_{.1})}{(n_{12}/n_{.2})/(n_{22}/n_{.2})} = \frac{n_{11}n_{22}}{n_{21}n_{12}} \tag{2.6}$$

オッズ比の推定値は, epitools パッケージの oddsratio( ) 関数を使って計算することができる.

Pearson の χ^2 検定と Fisher の正確確率検定

　曝露 (遺伝子型) と疾患 (形質) の両カテゴリ変数の関連の検定には, Pearson の χ^2 検定か Fisher の正確確率検定が用いられる. 2×2 表の場合, 行と列の間に関連がないという帰無仮説は, $H_0 : OR = 1$ に等しい. Pearson の χ^2 検定では, まず遺伝子型と形質の間に独立性を仮定して, 分割表の各セルの期待度数を求める.

ここで，2.1.1 項で触れたように，2 つの独立した事象（この例では曝露と疾患）の確率は個々の事象の確率の積に等しいことを思い出そう．例えば，独立性の下では $(1, 1)$ セルの確率の推定値は，$\widehat{Pr(D^+)}\ \widehat{Pr(E^+)} = (n_1./n)(n._1/n) = n_1.n._1/n^2$ となる．これにサンプルサイズ n を掛けることで期待度数 $E_{11} = n_1.n._1/n$ が得られる．

一般に，(i, j) セルの期待度数は $E_{ij} = n_i.n._j/n\,(i = 1, 2,\ j = 1, 2, 3)$ となる．これに対応する観測度数を O_{ij} とすると，Pearson の χ^2 統計量は以下のように与えられる．

$$\chi^2 = \sum_{i,j} \frac{(O_{ij} - E_{ij})^2}{E_{ij}} \sim /\chi^2_{(r-1)(c-1)} \tag{2.7}$$

この統計量は自由度 $(r-1)(c-1)$ の χ^2 分布に従う（表 2.1 の例では $r = 2,\ c = 3$ であり，それぞれ行数と列数に相当する）．この検定は R の chisq.test( ) 関数を用いて簡単に行うことができ，以下にその例を示す．この手法は，1 座位における 2 本の相同染色体上のアレルの関連（Hardy-Weinberg 平衡）の検定にも使われるが，これについては第 3 章で扱う．

例題 2.1（関連に関する χ^2 検定） FAMuSS 研究のベースライン時の BMI > 25 を示す指示変数と，esr1 遺伝子内のいずれかの SNP との関連があるか知りたいものとする．まず，esr1 遺伝子内のすべての SNP 名を得るため以下のコードを用いる．

```
> attach(fms)
> NamesEsr1Snps <- names(fms)[substr(names(fms),1,4)=="esr1"]
> NamesEsr1Snps

[1] "esr1_rs1801132" "esr1_rs1042717" "esr1_rs2228480" "esr1_rs2077647"
[5] "esr1_rs9340799" "esr1_rs2234693"
```

fms の列の中から esr1 遺伝子内の SNP に対応するものを選ぶことで，遺伝子型行列が得られる．

```
> fmsEsr1 <- fms[,is.element(names(fms),NamesEsr1Snps)]
```

ここでは，ベースライン時の BMI > 25 を示す指示変数を形質とする．

38 第 2 章 統計学の基本原理

```
> Trait <- as.numeric(pre.BMI>25)
```

次に，この形質と各 SNP に関する 2×3 分割表の χ^2 検定を行い，p 値を得る
関数を定める．

```
> newFunction <- function(Geno){
>         ObsTab <- table(Trait,Geno)
>         return(chisq.test(ObsTab)$p.value)
>         }
```

最後に，この関数を fmsEsr1 の各列に適用すればよい．

```
> apply(fmsEsr1,2,newFunction)

[1] 0.4440720 0.0264659 0.1849870 0.1802880 0.1606800 0.1675418
```

この出力結果より，2 番目の SNP esr1_rs1042717 と BMI との関連が示唆さ
れる．このデータを詳しく見てみると，

```
> Geno <- fmsEsr1[,2]
> ObsTab <- table(Trait,Geno)
> ObsTab

    Geno
y    AA  GA  GG
  0  30 246 380
  1  30 130 184
```

となり，遺伝子型 AA をもつ個体が BMI > 25 となる割合と BMI ≤ 25 と
なる割合は等しいが，遺伝子型 GG をもつ個体が BMI > 25 となる割合は
$184/(380 + 184) = 32.6\%$ に過ぎないことがわかる．重要なのは，この解析で
は 2.3.1 項で扱う多重検定の補正をしていないため，第 1 種の過誤率（実際に
は帰無仮説が正しい場合に帰無仮説を棄却する確率）が増大していることであ
る．この例題は第 4 章で再度取り上げ，適切な多重比較を行う．

Pearson の χ^2 検定より Fisher の正確確率検定を用いた方が良いのは，期待度

数が 5 未満 ($E_{ij} < 5$) のセルが全セルの 20% 以上ある場合である．Fisher の正確確率検定の p 値は，対立仮説方向に観測値以上の極端な値をとる確率として与えられる．Fisher は表 2.2 の 2×2 表についてこの確率を求めたが，その詳細については Hardy-Weinberg 平衡の検定を扱う 3.2.1 項で扱う．以下の例題に示すように，R の `fisher.test( )` 関数を使えば，この検定は簡単に行うことができる．

例題 2.2（関連に関する Fisher の正確確率検定）　例題 2.1 と同じく，FAMuSS 研究のベースライン時の BMI > 25 を示す指示変数と，esr1 遺伝子内のいずれかの SNP との関連があるか知りたいものとする．例題 2.1 で作った変数 `Trait` と各 SNP との関連に関する Fisher の正確確率検定の p 値を返す関数は，以下のように作ることができる．

```
> newFunction <- function(Geno){
>     ObsTab <- table(Trait,Geno)
>     return(fisher.test(ObsTab)$p.value)
>     }
```

この関数を例題 2.1 で作った遺伝子型行列 `fmsEsr1` に用いると，以下のようになる．

```
> apply(fmsEsr1,2,newFunction)

[1] 0.46053113 0.02940733 0.18684765 0.17622428 0.15896064 0.16945636
```

この例題では，χ^2 検定の漸近性に関する仮定（訳註：期待度数 > 5 のセルが全セルの 20% 以上）が満たされるため，Fisher の正確確率検定と Pearson の χ^2 検定の p 値は同等であり，いずれの解析でも 2 番目の SNP `esr1_rs1042717` と BMI との関連が示唆される．

相関

　相関（**correlation**）という用語は，一般に 2 変数の関連を指すことが多い．例えば，アルコール摂取と喫煙状態は「相関する」とよく言われるが，これは，喫煙者の方が非喫煙者よりアルコールをたくさん飲む傾向があるからである．2 つの確率変数の**相関係数**（**correlation coefficient**）は，数学的には（2 変数の共分散）／（各変数の標準偏差の積）と定められる．このように定義すれば，相関係

数は 2 変数の直線的関連の指標となり，−1 から 1 の値をとる．もっともよく使われる相関係数は Pearson の積率相関係数と Spearman の順位相関係数であり，それぞれ Pearson 相関係数および Spearman 相関係数と呼ばれることが多い．

Pearson 相関係数の最大の欠点は，外れ値の影響を大きく受けることである．したがって外れ値がある場合は，一般に Pearson 相関係数のノンパラメトリック版である Spearman 相関係数を使うのが望ましい． 2 値変数間の相関には**ファイ係数（phi-coefficient）** ϕ を用い，その計算には Pearson 相関係数と同じ式を使う．ファイ係数は 2 値変数間の関連に関する自由度 1 の χ^2 統計量（χ_1^2）と密接な関係があり，実際 $\phi = \sqrt{\chi_1^2/n} = \sqrt{r^2}$ が成り立つ．ここで，n はサンプルサイズであり，r^2 は 3.1.1 節で扱う 2 座位の関連（連鎖不平衡）に関する指標である．

Cochran-Armitage 傾向検定

Cochran-Armitage 傾向検定（Cochran-Armitage trend test）は，3 水準の遺伝子型をとる SNP 座位と 2 値形質との関連解析に使われることが多い．遺伝子型の水準に順序がある場合，この検定では疾患が生じる確率が遺伝子型の水準のとる順序に応じて線形に増加するか調べる．まず，分割表の列の順序を考慮に入れ，例えば A アレルの数に応じて遺伝子型を 0, 1, 2 などとコードする．もし，遺伝子型と疾患との関連に線形傾向があれば，Cochran-Armitage 傾向検定は Pearson の χ^2 検定より検出力が高くなる．ここで表 2.1 に戻り，j 列目の遺伝子型が疾患を生じる確率を p_j とする．このとき，Cochran-Armitage 傾向検定で調べる線形傾向を数式で表せば，$p_j = \alpha + \beta S_j$ となる．ここで，S_j は j 列目の遺伝子型がとるスコアであり，例えば，$S_1 = 1$, $S_2 = 2$, $S_3 = 3$ などとできる．このとき，線形傾向がないという帰無仮説は $H_0 : \beta = 0$ となり，この仮説検定には遺伝子型スコアの観測値と期待値を用いた χ^2 統計量が使われる．ここでは，以下の例題を用いてこの検定について説明する．

例題 2.3（関連に関する Cochran-Armitage 傾向検定） ここでは，FA-MuSS データのベースライン時の BMI と `esr1_rs1042717` SNP との関連について Cochran-Armitage 傾向検定の使用例を示す．ここでも，BMI > 25 を示す 2 値の指示変数を用いる．この検定統計量は R の `coin` パッケージの `independence_test( )` 関数を用いて計算できる．まず，`coin` パッケージを読み込む．

```
> install.packages("coin")
> library(coin)
```

次に，遺伝子型と形質の変数を定める．その際，遺伝子型に欠測のある個体デー
タを除外する必要はない．

```
> attach(fms)
> Geno <- esr1_rs1042717
> Trait <- as.numeric(pre.BMI>25)
```

independence_test( ) 関数でオプションの testat = "quad"と指定すれ
ば，Cochran-Armitage 傾向検定を行うことができる．ここでは，遺伝子型を
順序変数にするため ordered( ) 関数を用いる．scores オプションは，遺伝
子型の水準間の関係を指定するのに用いる．

```
> GenoOrd <- ordered(Geno)
> independence_test(Trait~GenoOrd,teststat="quad",
+         scores=list(GenoOrd=c(0,1,2)))

        Asymptotic General Independence Test

data:  Trait by Geno.or (AA < GA < GG)
chi-squared = 4.4921, df = 1, p-value = 0.03405
```

ここで得られた p 値は，例題 2.1 で得られた p 値より大きい．例題 2.1 に再
び目を向けると，BMI > 25 を示す個体の割合はこの SNP の遺伝子型の順序
（この例では，AA < GA < GG）に応じて線形には増加せず，それぞれ 0.50，
0.35，0.33 であることがわかる（訳註：したがって，2 番目と 3 番目の遺伝子
型のスコアが等しくなるよう scores=list(GenoOrd = c(0,1,1) と指定すれば，
p 値 = 0.009 と非常に小さくなる）．

　分割表の解析において，交絡因子や効果修飾因子となるカテゴリ変数を調整す
る手法については，Rosner（2006）や Agresti（2002）などを参照のこと．2.2.3
項で扱う，より一般性の高い線形回帰モデルやロジスティック回帰モデルを使え
ば，複数の交絡因子や効果修飾因子を同時に扱えるだけではなく，カテゴリ変数
と連続変数のどちらも扱うことができる．しかし，これらのモデルに触れる前に，
量的形質の関連に関する初歩的な検定法について簡単に説明する．

42 第 2 章 統計学の基本原理

2.2.2 量的形質に関する M サンプルの検定

前項では，罹患状態のような 2 値形質に焦点を当て，遺伝子型と 2 値形質との関連を解析する手法を説明した．しかし，ここでは量的形質に目を向け，遺伝子型と量的形質の関連を調べるのに用いる解析法を扱う．この場合によく使われるのが，**2 サンプル t 検定**（**two-sample t-test**）と **Wilcoxon 順位和検定**（**Wilcoxon rank-sum test**）であり，まずはその説明から始める．次いで，遺伝子型の水準が複数ある，より一般的な状況に用いられる**分散分析**（**analysis of variance: ANOVA**）とそのノンパラメトリック版の **Kruskal-Wallis 検定**（**Kruskal-Wallis test**）を紹介する．

2 サンプル t 検定と Wilcoxon 順位和検定

t 検定は，2 つの母集団平均（母平均とも言う）が等しいという帰無仮説 H_0 : $\mu_1 = \mu_2$ に関する検定法である．ここでは，母集団を遺伝子型に基づき定める．例えば，遺伝子型 AA をもつ個体の母集団平均を μ_1，遺伝子型 Aa もしくは aa をもつ個体の母集団平均を μ_2 とすると，等分散の仮定の下で，2 サンプル t 検定の統計量は以下のようになる．

$$t = \frac{\bar{y}_1 - \bar{y}_2}{\sqrt{s_p^2[1/n_1 + 1/n_2]}} \sim T_{n_1+n_2-2} \tag{2.8}$$

ここで，$\bar{y}_1$ と $\bar{y}_2$ はそれぞれ遺伝子型 AA と Aa/aa をもつ個体群が示す量的形質のサンプル平均であり，n_1 と n_2 は各群のサンプルサイズで，s_p^2 は両群を併合した場合の分散の推定値である．帰無仮説の下では，この統計量は自由度 $n_1 + n_2 - 2$ の t 分布に従う．

Wilcoxon 順位和検定（あるいは Mann-Whitney の U 検定とも呼ばれる）は 2 サンプル t 検定のノンパラメトリック版であり，形質が正規分布から乖離し，サンプルサイズが小さい場合は t 検定より優れる．Wilcoxon 順位和検定は順位に基づく検定であり，2 つの母集団の量的形質の分布が等しいという帰無仮説の検定に用いられる．以下の例題に示すように，t 検定も Wilcoxon 順位和検定も，それぞれ t.test( ) 関数と wilcox.test( ) 関数を使って簡単に計算することができる．

例題 2.4（量的形質に関する関連の 2 サンプル検定） ここでも，FAMuSS データの resistin 遺伝子内のいずれかの SNP に少なくとも 1 つ変異アレルが存在することと運動トレーニング前後の非利き腕筋力の変化率（変数 NDRM.CH）とが関連するか知りたいものとする．最初に，resistin 遺伝子内の SNP 名

2.2 関連の指標と検定   43

のベクトルと，それに対応する遺伝子型行列を作る．

```
> attach(fms)
> NamesResistinSnps <- names(fms)[substr(names(fms),1,8)=="resistin"]
> fmsResistin <- fms[,is.element(names(fms),NamesResistinSnps)]
```

次に，各 SNP の遺伝子型を 2 値化して定まる 2 群の形質の平均値に関する
t 検定から p 値を得る新しい関数を作る．ここでは genetics パッケージの
allele.names ( ) 関数を使うため，まずこのパッケージを読み込む．

```
> library(genetics)
> TtestPval <- function(Geno){
+         alleleMajor <- allele.names(genotype(Geno, sep="",
+             reorder="freq"))[1]
+         GenoWt <- paste(alleleMajor, alleleMajor, sep="")
+         GenoBin <- as.numeric(Geno!=GenoWt)[!is.na(Geno)]
+         Trait <- NDRM.CH[!is.na(Geno)]
+         return(t.test(Trait[GenoBin==1], Trait[GenoBin==0])$p.value)
+         }
```

ここで定めた 2 値の遺伝子型変数（GenoBin）は，当該 SNP に少なくとも 1 つ
変異アレルが存在することを示す指示変数である．これは結局，変異アレルが
少なくとも 1 つあれば，野生型ホモ接合と比べ変数 NDRM.CH の平均値が変化
するという優性遺伝モデルの検定に他ならない（優性遺伝モデルについては，
2.3.4 項を参照）．
　次に，この TtestPval 関数を遺伝子型行列 fmsResistin の各列に適用する．

```
> apply(fmsResistin,2,TtestPval)

 resistin_c30t resistin_c398t resistin_g540a resistin_c980g
    0.04401614     0.08098567     0.11578470     0.27828906
resistin_c180g resistin_a537c
    0.03969448     0.06573061
```

この解析より，resistin 遺伝子内の 1 番目と 5 番目の SNP が変数 NDRM.CH
と関連する可能性が示唆される．しかし，ここでは多重比較を調整していない
ため，この結論は確定的なものではない．t.test( ) 関数を用いた出力結果を
詳しく調べると，関連についてもっと詳しい情報が得られる．

44　第 2 章　統計学の基本原理

```
> Geno <- fms$"resistin_c180g"
> table(Geno)

Geno
 CC  CG  GG
330 320  89

  > GenoWt <- names(table(Geno))[table(Geno)==max(table(Geno))]
  > GenoWt

  [1] "CC"

  > GenoBin <- as.numeric(Geno!=GenoWt)[!is.na(Geno)]
  > Trait <- NDRM.CH[!is.na(Geno)]
  > t.test(Trait[GenoBin==1],Trait[GenoBin==0])

          Welch Two Sample t-test

  data:  Trait[GenoBin == 1] and Trait[GenoBin == 0]
  t = -2.0618, df = 552.158, p-value = 0.03969
  alternative hypothesis: true difference in means is not equal to 0
  95 percent confidence interval:
   -10.9729548  -0.2658088
  sample estimates:
  mean of x mean of y
   50.43503  56.05441
```

　この resistin_c180g SNP に関する出力結果より，変数 NDRM.CH のサンプル
平均は遺伝子型 CC をもつ個体では 56.05 だが，少なくとも 1 つ変異アレルを
もつ（遺伝子型 CG か GG の）個体では 50.44 となることがわかる．つまり，
少なくとも 1 つ変異アレルがあれば，運動トレーニング前後の非利き腕筋力の
変化率は減少する．この場合も先の例題と同じく，確定的な結論を得るには，第
4 章で触れるように多重比較の調整が必要である．Wilcoxon 順位和検定も同
様に用いることができるが，その場合は t.test( ) 関数を wilcox.test( )
関数に入れ替えればよい．

分散分析と Kruskal-Wallis 検定

　遺伝子型変数をあらかじめ 2 値化するのが望ましくない場合に量的形質との関
連を調べるには，分散分析もしくはそのノンパラメトリック版の Kruskal-Wallis
検定を用いればよい．分散分析は 2 サンプル t 検定を M サンプルの場合に拡張し
たものであり，$(M-1)$ 個の遺伝子型の指示変数（ダミー変数）を有する飽和モデ
ルと，全平均だけを有する縮小モデルを比較する F 検定を行う．Kruskal-Wallis

2.2 関連の指標と検定 **45**

検定も Wilcoxon 順位和検定を同様に拡張したものである．以下の例題で，両検定の使い方を説明する．分散分析の詳細については 4.4.2 項を参照のこと．

例題 2.5（量的形質に関する関連の M サンプル検定） ここでも，FAMuSS データの resistin_c180g SNP と運動トレーニング前後の非利き腕筋力のパーセント変化率（変数 NDRM.CH）との関連を調べたいものとする．さらに，遺伝モデルに関してあらかじめ何の仮定も設けず，遺伝子型を 3 水準の因子型変数として扱うことにする．まず，この遺伝子型データを因子型変数に変換し，形質を定める．

```
> attach(fms)
> Geno <- as.factor(resistin_c180g)
> Trait <- NDRM.CH
```

R で分散分析を行うには lm（ ）関数を用いる．それとは別に，aov（ ）関数も用いることができるが，解析結果に print（ ）関数や summary（ ）関数を用いた場合の出力結果は互いに異なる．ここでは，形質に欠測値（NA）をもつ個体を除外するため，オプションの na.action = na.exclude を用いる．summary（ ）関数に lm クラスのオブジェクトを入力すると，関連の有無に関する F 検定を含む詳細な解析結果が表示される．

```
> AnovaMod <- lm(Trait~Geno, na.action=na.exclude)
> summary(AnovaMod)

Call:
lm(formula = Trait ~ Geno, na.action = na.exclude)

Residuals:
    Min      1Q  Median      3Q     Max
-56.054 -22.754  -6.054  15.346 193.946

Coefficients:
            Estimate Std. Error t value Pr(>|t|)
(Intercept)   56.054      2.004  27.973   <2e-16 ***
GenoCG        -5.918      2.864  -2.067   0.0392 *
GenoGG        -4.553      4.356  -1.045   0.2964
---
Signif. codes:  0 *** 0.001 ** 0.01 * 0.05 . 0.1   1
```

46   第2章　統計学の基本原理

```
Residual standard error: 33.05 on 603 degrees of freedom
  (791 observations deleted due to missingness)
Multiple R-squared: 0.007296,   Adjusted R-squared: 0.004003
F-statistic: 2.216 on 2 and 603 DF,  p-value: 0.1100
```

この解析の F 検定統計量は $F_{2,603} = 2.216$ $(p = 0.11)$ となる．したがって，この統計モデルの下では，resistin_c180g と NDRM.CH との関連を示唆する証拠はないと結論できる．面白いことに，Wald 検定の結果からは，参照群の遺伝子型 CC に比べ遺伝子型 CG には関連があるように見える $(t = -2.067,$ $p = 0.0392)$．しかし，この遺伝子型 CG に関する仮説をあらかじめ設ける場合を除き，この p 値を解釈するには，2回の t 検定を行うことに関する多重性を考慮する必要がある（多重比較の調整については第4章を参照のこと）．

　サンプルサイズが小さく，正規生の仮定が成り立たない場合は，分散分析よりも Kruskal-Wallis 検定の方が優れる．この解析を行うには，以下のコードを使えばよい．ここでも，形質に欠測値（NA）をもつ個体を除外するため，na.action = na.exclude と指定する．

```
> kruskal.test(Trait, Geno, na.action=na.exclude)

        Kruskal-Wallis rank sum test

data:  Trait and Geno
Kruskal-Wallis chi-squared = 4.9268, df = 2, p-value = 0.08515
```

この Kruskal-Wallis 検定による p 値は 0.085 であり，分散分析の場合と同じく resistin_c180g と非利き腕筋力のパーセント変化率（NDRM.CH）との関連を支持する証拠はないと結論できる．

2.2.3　一般化線型モデル

　前項では，他の共変量を特に考慮せず，遺伝子型と形質との関連のみを扱う単変量解析に焦点を当てた．形質に対する遺伝子型の効果が第3の変数のとる値に応じて変化すると考えられる場合は，第3の変数の水準（層）ごとに単変量解析を行えばよい．例えば，ある変異アレルの脂質代謝異常に対する効果が，喫煙者と非喫煙者とで異なる可能性があれば，喫煙状態による層別解析が行われる．これとは別に，量的形質と2値形質のどちらに対しても多変量モデルを使うことも

できる．多変量モデルの最大の利点は，複数の交絡因子や効果修飾因子を考慮できることである．線形モデルの入門書としては，Faraway（2005）や Neter *et al.* (1996) などを参照のこと．ここでは，本書で用いる重要な概念を概説する．

一般化線型モデル（**generalized linear model: GLM**）を行列表記すると，以下のようになる．

$$g(E[\mathbf{y}]) = \mathbf{X}\boldsymbol{\beta} \tag{2.9}$$

ただし，$E[\boldsymbol{Y}] = \boldsymbol{\mu}$ は $\boldsymbol{Y}$ の期待値を表し，$g(\ )$ はリンク関数を，$\mathbf{X}$ はデザイン行列を指す．一般化線型モデルは一般線型モデル（general linear model）と混同してはならない．本項のトピックである一般化線型モデルは，量的形質や 2 値形質，カウントデータなど様々な目的変数に適用できる．ここでは，まず量的形質に対する線型回帰モデルについて触れた後，2 値形質に対するロジスティック回帰モデルを導入する．両手法とも，一般化線形モデルの特別な場合にすぎない．

単変量および多変量線形回帰

量的形質の場合，$g(\ )$ を恒等リンク関数とすれば，式 (2.9) は以下のような通常の線形回帰モデルに帰着する（訳註：恒等リンク関数とは $g(x) = x$ となる関数を指す）．

$$g(E[\mathbf{y}]) = E[\mathbf{y}] = \mathbf{X}\boldsymbol{\beta} \tag{2.10}$$

これは，以下のように表すこともできる．

$$\mathbf{y} = \mathbf{X}\boldsymbol{\beta} + \epsilon \tag{2.11}$$

例えば，量的形質に関する**単変量線形回帰モデル**（**simple linear regression model**）を式 (2.11) を用いて表す場合は，$\boldsymbol{\beta} = (\beta_0, \beta_1)^T$ および以下のようになる．

$$\mathbf{y} = \begin{bmatrix} y_1 \\ y_2 \\ \vdots \\ y_n \end{bmatrix} ; \quad \mathbf{X} = \begin{bmatrix} 1 \ x_1 \\ 1 \ x_2 \\ \vdots \\ 1 \ x_n \end{bmatrix} ; \quad \epsilon = \begin{bmatrix} \epsilon_1 \\ \epsilon_2 \\ \vdots \\ \epsilon_n \end{bmatrix} \tag{2.12}$$

このモデルの切片と説明変数は，それぞれ $\mathbf{X}$ の 1 列目と 2 列目で表される．この誤差項 $\varepsilon_i (i = 1, \ldots, n)$ は，一般に平均が 0 の，独立で同一な分布に従うと仮定する．

単変量線形回帰モデルをスカラー形式で表すと，以下のようになる．

48 第 2 章 統計学の基本原理

$$y_i = \beta_0 + \beta_1 x_i + \epsilon_i \tag{2.13}$$

ここで，$i = 1, \ldots, n$ は各個体を表す．x が量的変数の場合，x と y の関連の指標となるパラメータ β_1 は，x が 1 単位変化する場合の y の変化量を表す．一方，x がカテゴリ変数の例として，ある SNP 座位に変異アレルが存在することを示す指示変数を x とし，y をコレステロール値だとすると，その変異をもつ個体ともたない個体が示すコレステロール値の平均値の差が β_1 となる．全平均（切片）β_0 と関連に関するパラメータ β_1 の最小二乗推定量は，それぞれ以下のようになる．

$$\widehat{\beta}_0 = \left(\sum_i y_i - \widehat{\beta}_1 \sum_i x_i \right) \Big/ n \tag{2.14}$$

$$\widehat{\beta}_1 = \frac{n \sum_i x_i y_i - \sum_i x_i \sum_i y_i}{n \sum_i x_i^2 - (\sum_i x_i)^2} \tag{2.15}$$

ここで注意すべきは，この推定量を用いる際には，誤差に正規分布を仮定する必要がないということである．さらに，β_1 は x と y がどれくらい直線関係に近いかを表す，線形的な関連の指標であることにも注意しよう．

多変量線形回帰モデル（**multivariable linear regression model**）は，式 (2.13) を一般化して右辺に複数の説明変数を加えたものである．例えば，i 番目の個体が m 個の共変量 $z_{i1} \ldots, z_{im}$ をとるものとする（z_{i1} が性別，z_{i2} が喫煙の有無など）．この場合には，以下のモデルがよく用いられる．

$$y_i = \beta_0 + \beta_1 x_i + \sum_{j=1}^{m} \alpha_j z_{ij} + \epsilon_i \tag{2.16}$$

これを多変量線形回帰モデルと呼ぶのは，右辺に複数の説明変数を含むからである．この場合も，遺伝子型と形質の関連の指標は β_1 である．しかし，このパラメータを推定や検定する際には，モデルに含まれるその他の説明変数（共変量）を考慮する必要がある．なぜなら，共変量は交絡因子である可能性があるだけではなく，共変量を加えることでモデルの説明力が増す可能性もあるからである．2.1.2 項で触れたように，遺伝子型と形質の関連について正しい結論を得るには，交絡変数をモデルに入れる必要がある．一方，交絡因子でない共変量をモデルに入れても，関連の推定値は大きくは変わらないが，モデルの説明力が増すので関連を同定する検出力が高くなる可能性がある．

多変量線形回帰モデルは，効果修飾を扱うのにも用いられる．例えば，薬剤曝露と形質との関連が，どれくらい遺伝子型の影響を受けるか調べるゲノム薬理学

研究を考えることにする．これは統計的にいえば，形質に対する遺伝子型と薬物曝露の交互作用を考えることに他ならない．ここでも，遺伝子型を x，薬物曝露を z，量的形質を y と表せば，この交互作用モデルは以下のように定めることができる．

$$y_i = \beta_0 + \beta_1 x_i + \beta_2 z_i + \gamma x_i z_i + \epsilon_i \tag{2.17}$$

ここで，γ は交互作用効果であり，遺伝子型が作用する場合に増加する薬剤曝露の効果を表す．

例として，中性脂肪値と関連することが既にわかっている *ApoCIII* 遺伝子内に少なくとも1つの変異アレルが存在することを示す指示変数を x とする．さらに，脂質低下療法への曝露を示す指示変数を z，空腹時の中性脂肪値を y とする．式 (2.17) より，中性脂肪に対する脂質低下療法の効果は，*ApoCIII* 遺伝子内に変異アレルがない $(x_i = 0)$ 場合は β_2 に，1つでも変異アレルがある $(x_i = 1)$ 場合は $\beta_2 + \gamma$ になる．言い換えれば，交互作用効果 γ とは，変異アレルがある場合とない場合の，中性脂肪値 y に対する脂質低下療法 z の効果の差である．このモデルは，式 (2.11) の行列表記を用いて表すこともできるが，その場合の $\boldsymbol{\beta} = (\beta_0, \beta_1, \beta_2, \gamma)^T$ となり，デザイン行列 $\mathbf{X}$ は以下のようになる．

$$\mathbf{X} = \begin{bmatrix} 1 & x_1 & z_1 & (x_1 \times z_1) \\ 1 & x_2 & z_2 & (x_2 \times z_2) \\ \vdots & & & \\ 1 & x_n & z_n & (x_n \times z_n) \end{bmatrix} \tag{2.18}$$

ここで重要なのは，交互作用と相乗効果を区別することである．例えば，形質 y を正規化するため自然対数変換する場合，相加的線形回帰モデルは以下のようになる．

$$\ln(y_i) = \beta_0 + \beta_1 x_i + \beta_2 z_i + \epsilon_i \tag{2.19}$$

これを書き直すと，

$$y_i = \exp[\beta_0] \exp[\beta_1 x_i] \exp[\beta_2 z_i] \exp[\epsilon_i] \tag{2.20}$$

となる．この場合 x が1単位増えると y は $\exp[\beta_1]$ 倍増え，z が1単位増えると y は $\exp[\beta_2]$ 倍増えることから，y に対する x と z の効果は相乗的であることがわかる．しかし，y に対する x の効果は z の水準によらない．つまり，$z_i = 0$ と $z_i = 1$ のいずれの場合も，x が1単位増える場合の y の増加量は等しい．同様に，

50　第2章　統計学の基本原理

y に対する z の効果も x の水準によらない．以上より，これは相乗モデルである
が，交互作用モデルではないことがわかる．

　いずれのモデルにおいても，パラメータの推定と検定を行うことが目的となる．
例えば，式 (2.16) の相加モデルでは，遺伝子型と形質とに関連がないという帰無
仮説 $H_0 : \beta_1 = 0$ の検定が目的となり，式 (2.17) のモデルでは交互作用がないと
いう帰無仮説 $H_0 : \gamma = 0$ の検定が目的となる．ここで，ある変数の交互作用が
存在する場合，統計学ではその変数の主効果に関する仮説検定を行わないことに
注意しよう．つまり，式 (2.17) のモデルでは，まず交互作用を支持する証拠がな
く，$H_0 : \gamma = 0$ が受容できない限り，$\beta_1 = 0$ の仮説検定は行わない．

　多変量線形回帰モデルの仮説検定では，Wald 検定と尤度比検定のどちらを用
いてもよい．ただし，尤度比検定の方が漸近性の仮定（訳註：サンプルサイズにつ
いての仮定）が少ないので，両方の検定結果が異なる場合は尤度比検定の方を用い
るのが望ましい．検定法に関する詳細については，McCulloch and Searle (2001)
や Faraway（2005），Neter *et al.* (1996) などを参照のこと．ここで，最小二乗
法を用いた推定では，誤差に正規分布を仮定する必要はないが，検定では通常そ
の仮定が必要になることに注意しよう．以下の例題に示すように，R の lm( ) 関
数を使えば，簡単に多変量線形回帰モデルを適用できる．

例題 2.6（線型回帰）　この例題では，FAMuSS データの actn3_r577x SNP
と運動トレーニング前後の非利き腕筋力のパーセント変化率との関連を考える．
この関連は性別による修飾を受けると考えられるので，交互作用項を含む多変
量モデルを用いる．まず，遺伝子型と形質の変数を以下のように定める．

```
> attach(fms)
> Geno <- actn3_r577x
> Trait <- NDRM.CH
```

飽和モデルには，遺伝子型と性別，遺伝子型と性別の交互作用の項を含める．

```
> ModFull <- lm(Trait~Geno+Gender+Geno*Gender, na.action=na.exclude)
> summary(ModFull)

Call:
lm(formula=Trait ~ Geno + Gender + Geno * Gender, na.action=na.exclude)

Residuals:
    Min      1Q  Median      3Q     Max
-68.778 -20.258  -4.351  14.970 184.970
```

```
Coefficients:
                  Estimate Std. Error t value Pr(>|t|)
(Intercept)         53.558      2.964  18.068  < 2e-16 ***
GenoCT              11.471      3.882   2.955 0.003251 **
GenoTT              15.219      4.286   3.551 0.000414 ***
GenderMale         -13.507      4.769  -2.832 0.004777 **
GenoCT:GenderMale  -14.251      6.117  -2.330 0.020160 *
GenoTT:GenderMale  -13.537      6.867  -1.971 0.049153 *
---
Signif. codes:  0 *** 0.001 ** 0.01 * 0.05 . 0.1   1

Residual standard error: 30.8 on 597 degrees of freedom
  (794 observations deleted due to missingness)
Multiple R-squared: 0.1423, Adjusted R-squared: 0.1351
F-statistic: 19.81 on 5 and 597 DF,  p-value: < 2.2e-16
```

まず，交互作用項を除いた縮小モデルの解析を行う．

```
> ModReduced <- lm(Trait~Geno+Gender, na.action=na.exclude)
```

R の anova( ) 関数を使えば，飽和モデルと縮小モデルを比較する F 検定を行うことができる．これは，遺伝子型と性別の間に交互作用がないという帰無仮説の検定となる．

```
> anova(ModReduced, ModFull)

Analysis of Variance Table

Model 1: Trait ~ Geno + Gender
Model 2: Trait ~ Geno + Gender + Geno * Gender
  Res.Df    RSS Df Sum of Sq      F  Pr(>F)
1    599 572345
2    597 566518  2      5827 3.0702 0.04715 *
---
Signif. codes:  0 *** 0.001 ** 0.01 * 0.05 . 0.1   1
```

自由度 2 と 597 をとる F 検定統計量は 3.07 となり，そこから得られる p 値は0.047 になる．したがって，この統計モデルの下では，性別と遺伝子型との交互作用が存在すると結論できる．飽和モデルの解析結果より，野生型ホモ接合

の遺伝子型 CC をもつ女性の非利き腕筋力のパーセント変化率は 53.56 である
と推定できる．女性では，遺伝子型 CC をもつ場合と比べた変化率の増分は，
ヘテロ接合遺伝子型 CT を持つ場合は 11.47 であり，変異型ホモ接合の遺伝子
型 TT をもつ場合 15.22 である．一方，男性では遺伝子型 CC をもつ場合と比
べた変化率の増分は，遺伝子型 CT をもつ場合は 11.47 − 14.25 = −2.78 であ
り，遺伝子型 TT をもつ場合は 15.22 − 13.54 = 1.68 である．

　最後に，飽和モデルに基づく非利き腕筋力変化率の予測値と予測区間を，遺
伝子型および性別の水準ごとに求めると以下のようになる．

```
> NewDat <- data.frame(Geno=rep(c("CC","CT","TT"),2),
+         Gender=c(rep("Female",3), rep("Male",3)))
> predict.lm(ModFull, NewDat, interval="prediction", level=0.95)

       fit        lwr        upr
1 53.55833  -7.220257  114.33692
2 65.02980   4.330657  125.72895
3 68.77778   7.973847  129.58171
4 40.05147 -20.890899  100.99384
5 37.27168 -23.494571   98.03793
6 41.73437 -19.235589  102.70434
```

この出力結果より，女性では遺伝子型 CC, CT, TT の予測変化率は，それ
ぞれ 53.56, 65.03, 68.78 と右肩上がりになることがわかる．しかし男性では，
遺伝子型 CT の予測変化率は CC や TT より低下する．一般に，男性のパー
セント変化率は，遺伝子型によらず女性よりかなり小さい．

ロジスティック回帰

　上述のように，式 (2.9) で表される一般化線形モデルは 2 値形質にも用いるこ
とができる．この場合，$g(\ )$ には通常ロジット関数が使われ，式 (2.9) はロジス
ティック回帰モデルとなる．2.1.1 項で触れたように，ベルヌーイ変数の期待値
は，$E[\boldsymbol{y}] = Pr(\boldsymbol{y} = \mathbf{1}_n) = \boldsymbol{\pi}$ となる．ここで，$\mathbf{1}_n$ は 1 を成分とする $n \times 1$ ベク
トルであり，$\boldsymbol{\pi} = (\pi_1, \ldots, \pi_n)^T$ の成分 π_i は，$y_i = 1\,(i = 1, \ldots, n)$ となる確率
である．このとき，式 (2.9) は以下のようになる．

$$g(E[\mathbf{y}]) = \log \mathrm{it}(\boldsymbol{\pi}) = \mathbf{X}\beta \tag{2.21}$$

ロジスティック回帰モデルを使えば，複数の説明変数を用いて 2 値形質をモデ

ル化することができる．単変量ロジスティック回帰モデルをスカラー形式で表せば，以下のようになる．

$$\mathrm{logit}(\pi_i) = \beta_0 + \beta_1 x_i \tag{2.22}$$

ここで，$\pi_i = Pr(y_i = 1|x_i)$ で，$\mathrm{logit}(\pi_i) = \ln[\pi_i/(1-\pi_i)]$ である．例えば，y が罹患状態を表す指示変数の場合，パラメータ β_1 は x が 1 単位増加することによる罹患の対数オッズの増加分と解釈できる．この場合も，x が変異アレルの存在を示す 2 値変数だとすると，β_1 は変異アレルをもつ個体が罹患する対数オッズと，野生型ホモ接合の個体が罹患する対数オッズの比となる．これより，オッズ比 $OR = \exp[\beta_1]$ が得られる．ここでも，交絡や効果修飾を考慮するために，このモデルに複数の説明変数を加えることができる．また，パラメータの推定には最尤法が使われ，検定には Wald 検定や尤度比検定が使われる．ロジスティック回帰モデルの詳細については，Hosmer and Lemeshow（2000）や Agresti（2002）を参照のこと．最後に，R の glm( ) 関数で family = binomial と指定すれば，簡単にロジスティック回帰モデルを適用できる．

多変量回帰分析法は，一般集団を用いた関連研究にとって多くの利点をもつ．まず，多変量回帰モデルでは，連続説明変数を無理なく扱うことができる．一方，分割表の解析では，連続変数は離散化してから解析に用いるが，それには離散化を正当化する予備知識が必要になる．多変量回帰モデルがもつもう 1 つの利点は，複数の説明変数を無理なく扱えることである．これによって，疾患の説明変数だけではなく，交絡因子や効果修飾因子となりうる共変量も同時に考慮することができる．

しかし，留意すべき制約もいくつかある．まず，経験則として，説明変数 1 つあたり，量的形質の観測値数や 2 値形質のイベント数（「失敗」か「成功」のうち，数の少ない方）が 5～10 個必要になる．さらに，説明変数が互いに強く相関する場合，パラメータが識別不能になる可能性がある．したがって，用いる SNP 数と SNP 間の相関によっては，すべての SNP をモデルに入れない方がよい場合もある．そのため，SNP ごとの 1 次解析が必要になることが多い．また，多数のモデルを用いた解析結果や，1 つのモデルに含まれる複数の説明変数の検定結果を解釈するには，施行した検定数について考慮する必要がある．第 4 章では，このような場合に使える多重比較の調整法をいくつか扱う．

2.3 解析上の課題

遺伝的関連研究から生じるデータは特有の性質をもつため，伝統的な統計手法の多くを使うことができない．本節では，遺伝子型と疾患の関連研究に固有の解

54　第2章　統計学の基本原理

析上の課題を概説する. この概説を読むことで, こうした課題への対処法を扱う
残る各章を学ぶ動機が得られる.

2.3.1 多重性と高次元性

一般集団を用いた関連研究の解析における最大の課題には, 応用数学者 Richard
Bellman による造語の, いわゆる**次元の呪い (curse of dimensionality)** から
生じるものがいくつかある. 多数の遺伝マーカーを用いた研究には2つの解析上
の課題が生じる.(1)多重検定の結果生じる過誤率の増大と,(2)遺伝マーカー間
の関係が複雑で一般に特定できないことである. 前者は**多重性 (multiplicity)** の
問題と呼び, 両者を合わせて**高次元 (high-dimensional)** データの問題と呼ぶ.

過誤の増大

統計的仮説検定では, 対立仮説が本当に正しいとわかった場合に望まれるのは,
帰無仮説を棄却することである. この場合に誤りをおかす確率(つまり, 本当は
帰無仮説が正しいのに, 帰無仮説を棄却し対立仮説を採択する確率)は**第1種の
過誤率 (type-1 error rate)** と呼ぶ. 仮説検定では, 伝統的に第1種の過誤率
を有意水準 α に制御するのが目標となる. つまり, 確実に「第1種の過誤率 $\leq \alpha$」
としたい. ある特定の帰無仮説 H_0 に対する第1種の過誤率は, 正確には, 以下
のように定められる.

$$第1種の過誤率 = Pr(H_0 を棄却 | H_0 が真) \leq \alpha \qquad (2.23)$$

ある特定の仮説検定から得られる p 値 (**p-value**) は, サンプルデータから定ま
るものであり, 帰無仮説が正しい場合に, 観測値以上に極端な値が得られる確率
であることを思い出そう. もし p 値が α (通常は 0.05) 未満なら, 帰無仮説は棄
却され, 対立仮説が採択される.

ここで, K 個の帰無仮説 H_{0k} $(k = 1, \ldots, K)$ の検定を行うものとする. この
とき, **完全帰無仮説の下での仮説ファミリー単位の過誤率 (family-wise error
rate under the complete null: FWEC)** とは, すべての帰無仮説が正しい
場合に, その中の少なくとも1つが棄却される確率と定義される. 各検定が有意
水準 α に制御される場合の FWEC は, 以下のようになる.

$$FWEC = Pr(少なくとも1つの H_{0k} を棄却 | すべての k について H_{0k} は真)$$

$$= Pr\left(\bigcup_{(k=1)}^{K} H_{0k} を棄却 \,\middle|\, すべての k について H_{0k} は真 \right)$$

$$\leq \sum_{k=1}^{K} Pr(H_{0k} \text{を棄却} \mid \text{すべての } k \text{ について } H_{0k} \text{は真})$$

$$= \sum_{k=1}^{K} Pr(H_{0k} \text{を棄却} \mid H_{0k} \text{は真}) \leq K \times \alpha \qquad (2.24)$$

> 訳註：この式の 2～3 行目では K 個の事象 $E_i (i = 1, 2, \ldots, K)$ に関する Bonferroni の不等式 $Pr(\cup_{k=1}^{K} E_k) \leq \sum_{k=1}^{K} Pr(E_k)$ を用いている．この場合，各事象 $E_k =$「H_{0k} を棄却」が独立である必要はない．つまり，帰無仮説が互いに独立でなくともこの式が成り立つことに注意．また，3～4 行目の等式が成り立つのは，帰無仮説 H_{0k} の棄却に関与するのは，すべての帰無仮説の中の H_{0k} だけだからである．

　検定する仮説が 1 つだけ（$K = 1$）で $\alpha = 0.05$ の場合，式 (2.24) は $FWEC \leq 0.05$ となる．一方，2 つの検定を行う場合（$K = 2$），FWEC は $2 \times 0.05 = 0.1$ 以下であることしかわからない．この上限は K が増えるにつれ急速に増加し，$K = 10$ 個の検定では $FWEC \leq 0.50$ となる．つまり，有意水準が α の検定を 10 回行えば，第 1 種の過誤をおかす可能性は最大で 50% にもなる．この現象は第 1 種の過誤率の増大（**inflation**）と呼ばれ，多数の SNP と形質の関連解析における深刻な懸念となっている．第 4 章では仮説ファミリー単位の過誤率だけではなく，もう 1 つの過誤の指標である**偽発見率（false discovery rate: FDR）**を制御する手法についても説明する．

未知の関連モデル

　多数の SNP を扱うことで生じるもう 1 つの課題は，各 SNP がどのように交互作用するかまだ十分に解明されていないことである．つまり，遺伝子型と形質の関連モデルは未知であり，知ることができない．この交互作用（**interaction**）という用語は科学文献の中では複数の意味をもつ．例えば，生物学では多くの場合，この用語は同じ疾患パスウェイに属することを指す．一方，統計学的には 2.1.2 節で述べたように，ある多型の効果（関連）が別の多型や共変量の水準に応じて変化する状況を数学的に定式化したものを指す．交互作用という用語がもつ数多くの定義については，Cordell（2002）や Ahlbom and Alfredsson（2005），Berrington de Gonzalez and Cox（2007）を参照のこと．また，これに関する R コードの例については Kallberg *et al.*（2006）を参照のこと．

　ここで，例として n 個体がそれぞれ M 個の SNP の観測値をもつサンプルを考え，個体 i がもつ各 SNP の観測値を $x_{i1}, \ldots, x_{iM}$ と記す．簡単のため，各変数 x_{ij} はマイナーアレルが少なくとも 1 つ存在することを示す 2 値の指示変数とす

56　第 2 章　統計学の基本原理

る．このとき，この変数 x_{ij} と量的形質 y の関連を調べたいものとする．SNP 全体が形質に対し相加的な効果を及ぼす場合の線形回帰モデルは，通常は以下のように表すことができる．

$$
\begin{aligned}
y_i &= \beta_0 + \beta_1 x_{i1} + \beta_2 x_{i2} + \ldots + \beta_M x_{iM} + \epsilon_i \\
&= \beta_0 + \sum_{j=1}^{M} \beta_j x_{ij} + \epsilon_i
\end{aligned}
\tag{2.25}
$$

ここで，$i = 1, \ldots, n$ であり，ε_i は互いに独立で同一な分布に従うものとする．この場合，扱う帰無仮説は，座位 j に変異アレルがあっても y に効果を及ぼさないというものであり，正確には $H_0 : \beta_j = 0$ と表せる．

あるいはまた，ある多型が存在することにより別の多型の効果が変化するという，統計的な意味での交互作用を考えることもできる．この場合の多変量回帰モデルは以下のようになる．

$$
y_i = \beta_0 + \sum_{j=1}^{M} \beta_j x_{ij} + \sum_{k,l(k \neq l)} \gamma_{kl} x_{ik} x_{il} + \epsilon_i
\tag{2.26}
$$

この γ_{kl} は交互作用効果と呼び，座位 k と l の両方に変異アレルが存在する場合のアウトカム y の増加（もしくは減少）分と解釈できる．つまり，これは各多型の効果の和では表せない部分に相当する．ここで，$M = 2$ の簡単な例を考えると，式 (2.26) は以下のようになる．

$$
y_i = \beta_0 + \beta_1 x_{i1} + \beta_2 x_{i2} + \gamma_{12} x_{i1} x_{i2} + \epsilon_i
\tag{2.27}
$$

この場合，座位 2 に変異がなく（$x_{i2} = 0$），座位 1 に変異がある（$x_{i1} = 1$）場合の効果は β_1 であり，座位 1 に変異がなく（$x_{i1} = 0$），座位 2 に変異がある（$x_{i2} = 1$）場合の効果は β_2 である．しかし，両座位に変異アレルがある場合の効果は $\beta_1 + \beta_2 + \gamma_{12}$ となり，各座位の効果の和にはならない．

式 (2.26) の一般の交互作用モデルに含まれる交互作用パラメータ γ_{kl} の数は以下のとおりである．

$$
\binom{M}{2} = \frac{M!}{(M-2)!2!}
\tag{2.28}
$$

ここで，$M!$（「M の階乗」と読む）$= M(M-1)(M-2)\ldots 1$ である．例えば $M = 10$ なら，γ_{kl} の数は $(10 \times 9)/2 = 45$ となる．3 要因や 4 要因の交互作用をこのモデルに組み込めば手に負えなくなるのは明らかであるが，一般に高次の交

互作用を考慮する必要性についてはよくわかっていない．上述した比較的簡単な 2 要因の交互作用モデルでも，パラメータ β と γ の推定値が一意に定まらないことがある．その理由は 2 つある．まず，パラメータ数（式 (2.25) では $(1+M)$，式 (2.26) では $\left(1 + M + \binom{M}{2}\right)$）よりも個体数 n が少ない場合，パラメータは識別不能になる．さらに，複数の SNP 間に**共線性（collinearity）**が存在する場合も，推定値が一意に定まらないことがある．共線性とは説明変数間にみられる強い相関のことであり，第 3 章に示すように遺伝学では SNP 座位間の強い連鎖不平衡として表される．識別不能になるのはデザイン行列が特異である（もしくは特異に近い）ためであると考えられるが，その詳細については Christensen（2002）などの線形モデルの上級テキストを参照のこと（訳註：識別可能とは，ここではパラメータが一意に定まることを指し，線形回帰モデルの場合はデザイン行列が逆行列を持つ＝非特異である場合に成り立つ）．

2.3.2 欠測と観測不能データの検討

欠測や観測不能データが存在する際には，また別の解析上の課題が生じる．例題 1.1 では，SNP の遺伝子型データを解析する際に欠測を無視したが，欠測メカニズムからは有益な情報が得られる可能性がある．例えば，頻度の低いアレルのジェノタイピングが難しいため欠測が生じたのなら，そのアレル頻度の推定値は不正確であることがわかる．**観測不能（unobservable）**データという用語は，本書では技術上の制約のため観測できない情報を指す．遺伝学における観測不能データの代表例は，1 本の染色体上に並ぶアレルの配列を表す**アレルの相（allelic phase）**である．これは，観測しようとして観測できなかった通常の欠測データとは区別される．

アレルの相については 1.2 節で触れたが，第 5 章でさらに詳しく説明する．手短にいうと，同じ相同染色体上に乗る 2 つのアレルは**シス（*incis*）**であり，互いに異なる相同染色体上に乗るアレルは**トランス（*intrans*）**であるという．さらに，1 本の染色体上に並ぶアレルの配列を**ハプロタイプ（*haplotype*）**と呼ぶ．例えば，それぞれアレル A と a，B と b をもつ 2 つの SNP を考えてみよう．1.2 節で触れたように，この 2 つの SNP が取りうるハプロタイプは，$\{(AB),(Ab),(aB),(ab)\}$ の 4 種類ある．ハプロタイプを構成する SNP 数が増えると，取りうるハプロタイプ数は急増する．具体的には，SNP が k 個ある場合に取りうるハプロタイプは 2^k 種類あり，例えば SNP が 3 個なら 8 種類，4 個なら 32 種類のハプロタイプを取りうる．2 つの SNP が取りうるハプロタイプ・ペアの例を図 2.4 に示す．この図では，1 番目の SNP 座位のアレルを A と a，2 番目の SNP 座位のアレルを B と b としている．ここで，ヒトは 2 倍体なので，各個体は 2 本のハプロタイプをもつことを思い出そう．$k = 2$ 個の SNP が取りうるハプロタイプは 4 種類あ

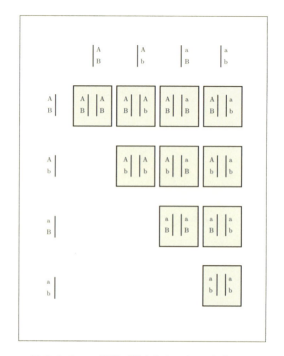

図 2.4 2 つの SNP が取りうるハプロタイプ・ペア

るので，同じハプロタイプを 2 本もつ 4 通りと，異なるハプロタイプを 2 本もつ $\binom{4}{2}$ 通りを合わせると，個体が取りうるハプロタイプ・ペアの組み合わせは全部で $\binom{4}{2} + 4 = 10$ 通りとなる．

　一般集団を用いた関連研究からアレルの相を観測することはできないが，アレルの相からは有益な情報が得られる．つまり，個体がもつハプロタイプ・ペアを 100%確実に知ることはできないが，アレルの相に関する情報は形質との関連を調べるのに役立つ．例えば，2 つの SNP の遺伝子型がいずれもヘテロ接合である Aa と Bb の個体を考えてみよう．個体が取りうるハプロタイプ・ペアはディプロタイプとも呼ばれ，この場合は図 1.2 に示すように (AB, ab) か (Ab, aB) となる．真のディプロタイプは未知であり，知ることはできないが，ディプロタイプが (AB, ab) もしくは (Ab, aB) になる確率は推定することができる．この推定法については第 5 章で詳しく説明する．

　真の疾患原因アレルが AB ハプロタイプのすぐ近くに存在する場合を考えてみよう．この場合，この疾患アレルは A と B の両アレルと強い連鎖不平衡にあると

いえる（連鎖不平衡という概念については3.1節で扱う）．この場合，ディプロタイプ (AB, ab) をもつ個体は疾患形質を示し，(Ab, aB) をもつ個体は疾患形質を示さない可能性が高い．ここで，疾患アレルがあるからといって，必ず疾患形質が現れるとは限らないことに注意しよう．疾患アレルをもつ場合に，どれくらい疾患形質が生じるかを**浸透率（penetrance）**と呼ぶ．**表現型コピー（phenocopy）**（疾患アレルをもたない個体が疾患形質を示すこと）などの浸透率に関わる概念や，浸透率が低い場合の遺伝子型リスク比の推定法については Ziegler and Koenig (2007) を参照のこと．複合疾患の場合における，これらの遺伝学概念についての簡潔な入門書としては Lander and Schork (1984) を参照のこと．

上述のように，ヒトの個体は2本の相同染色体をもつ．ある種の動植物は**多倍性（polyploidy）**を示すが，これは相同染色体を2本以上もつことを意味する．一方，ウイルスは1本鎖 DNA や1本鎖 RNA をもつことが多い．しかし，HIV の例で見たとおり，宿主に感染する複数のウイルス株全体を調べる場合は，各ウイルス株のアレルの相も同様に観測不能になる．観測不能データは，欠測データの特殊な場合と見なすことができる．本書では，観測不能なアレルの相を扱う手法については第5章で詳しく説明し，7.1.2項でも取り上げる．縦断研究における追跡不能のような古典的メカニズムで生じる欠測については，本書では特に扱わない．欠測は一般集団を用いた研究にはつきものなので，欠測データの問題点やその対処法を扱った文献はたくさんある．欠測に関する考察やその対処法を網羅した文献としては Little and Rubin (2002) を参照のこと．

2.3.3 人種と民族

一般集団を用いた研究で，被験者の自己申告で得られる人種や民族というカテゴリは明確なものではない．しかし，遺伝的関連研究で人種や民族を考慮に入れることは有益であり，分集団構造の意味を理解することは，一般集団を用いた研究から正しい結論を得るのに必須である．まず，**集団層別化（population stratification）**という用語は，集団がサブグループに分かれ，サブグループ内では任意交配が行われるが，サブグループをまたぐ交配もしくは遺伝子流動がほとんどみられない現象を指す．一方，**混合集団（admixed population）**という用語は，サブグループ間に交配がみられる集団を指す．しかし，両者は互いに区別しないで用いられることが多く，本書では両者を総称して**分集団構造（population substructure）**という用語を用いる．

人種や民族を解析で考慮すべき理由には様々なものがあり，次章以降で詳しく説明する．まず，アレルの分布が人種や民族ごとに異なる場合がある．実際，座位によってはアレル頻度が人種や民族により異なる．このため，3.1節で触れるように，サンプルの分集団構造を無視することによって，連鎖不平衡ついて誤った

60　第 2 章　統計学の基本原理

結論を導く可能性がある．さらに，形質の現れ方が人種や民族により大きく異な
る可能性がある．例えば，非ヒスパニック系黒人は非ヒスパニック系白人に比べ，
脂質代謝機能が良好であることが多い．主にこの 2 つの現象のせいで，人種や民
族は交絡を引き起こしがちであり，人種や民族による交絡について解析で適切に
調整する必要がある．人種や民族による交絡については第 3 章で詳しく説明する．
　人種や民族に認められるもう 1 つの違いは，連鎖不平衡ブロックの長さである．
連鎖不平衡ブロックとは，過去数世代にわたり受け継がれてきた DNA 領域のこ
とであり，3.1 節で詳しく触れる．連鎖不平衡ブロックの長さが人種や民族で異
なるため，連鎖不平衡ブロックを標識する SNP（tag SNP）も人種や民族により
異なりうる．したがって，ハプロタイプ解析では，一般に人種や民族ごとの層別
解析が必要になる．最後に，人種や民族は，生育歴や食事などの人口統計的・環
境的因子に関する非測定情報を反映する．そのため，測定された臨床的因子など
と同じく，人種や民族も解析に役立つ．以上まとめると，人種や民族を主効果も
しくは効果修飾因子として回帰モデルに含めることによって，最適な関連モデル
が得られる．

2.3.4　遺伝モデルと関連モデル

　本書では，遺伝モデルと関連モデルとを区別している．**関連モデル（model of
association）**という用語は，遺伝子型変数と形質を結びつける数式を指す．関連
モデルの例としては，2.3.1 項の式 (2.25) に示した相加的関連モデルがある．関
連モデルは，決定論的・確率論的成分の両方を含む非常に複雑なものになること
もある．例えば，第 6 章で扱う分類・回帰木における関連モデルは，一連の条件
付き関連で構成される．
　関連モデルに加え，いわゆる**遺伝モデル（genetic model）**についても慎重に
検討する必要がある．遺伝モデルとは，相同染色体上の 2 つのアレル間の生物学
的交互作用を定式化したものである．よく見られる遺伝モデルの例としては，優
性・劣性・相加モデルがある．簡単な例として，アレル A と T をとる SNP 座位
があり，A が野生型（メジャー）アレルで T が変異型（マイナー）アレルであり，
量的形質 y との関連を調べる場合を考えてみよう．相加モデルとは，この SNP 座
位に T アレルが 1 つあれば y が β 増え，2 つあれば y が 2β 増えることを表す．
ここで，個体 i の k 番目の相同染色体上のアレル（$k = 1, 2$）が T であることを
示す指示変数を $I(x_{i,k} = T)$ とすれば，この SNP 座位の相加遺伝モデルは以下の
ように定式化される．

$$y_i = \alpha + \beta[I(x_{i,1} = T) + I(x_{i,2} = T)] + \epsilon_i \tag{2.29}$$

一方，優性遺伝モデルでは，この SNP 座位に T アレルが少なくとも 1 つあれば

y が β 増えると仮定し，以下のよう定式化される．

$$y_i = \alpha + \beta I(x_{i,1} = T \text{ or } x_{i,2} = T) + \epsilon_i \qquad (2.30)$$

最後に，劣性遺伝モデルでは，この SNP 座位に T アレルが2つある場合のみ y が β 増えると仮定し，以下のように定式化される．

$$y_i = \alpha + \beta I(x_{i,1} = T) * I(x_{i,2} = T) + \epsilon_i \qquad (2.31)$$

ここで，いずれの関連モデルも遺伝モデルと共に使われることに注意しよう．例として，式 (2.30) の優性遺伝モデルを考えることにする．M 座位のすべてが優性遺伝モデルである場合の相加的関連モデルは，以下のように表すことができる．

$$y_i = \alpha + \sum_{j=1}^{M} \beta_j I(x_{ij,1} = T \text{ or } x_{ij,2} = T) + \epsilon_i \qquad (2.32)$$

ここで，$x_{ij,k}$ は個体 i の j 番目の座位における k 番目の相同染色体上のアレルを指す．これまで見てきたように，説明変数をモデルに組み込む際には，遺伝モデルと関連モデルの両方に暗黙裡に仮定を置く．しかし多くの場合，両モデルともに未知であり，知ることができない．誤った遺伝モデルや関連モデルを使えば解析結果の解釈が困難になるため，こうしたモデルの仮定を理解しておくことは極めて重要になる．

問題

2.1. 以下の用語の定義を述べ，互いに比較検討せよ．（1）交絡，（2）効果媒介，（3）効果修飾，（4）因果パスウェイ，（5）交互作用，（6）条件付き関連．

2.2. FAMuSS データの akt2 遺伝子内の4つの SNP のいずれかが，非利き腕筋力のパーセント変化率（変数 NDRM.CH）と関連するか検定せよ．まず共変量による調整なしで解析し，次いで変数 Race，Gender，Age で調整せよ．また，この3つの共変量で調整する解析の R コードを記し，この解析法が正しいことを示せ（この問題では，多重比較の調整は必要ない）．

2.3. FAMuSS データと R の lm( ) 関数を用いて，非利き腕筋力のパーセント変化率（変数 NDRM.CH）に対し変数 actn3_r577x の変異アレル数が線形傾向を示すか検定せよ．ただし，男女を層別化する場合としない場合のそれぞれについて解析すること（ヒント：まず変数 actn3_r577x を数値型変数にコードする）．

2.4. FAMuSS データの resistin_c180g SNP の野生型ホモ接合個体を基準に

62   第 2 章　統計学の基本原理

して，変異型ホモ接合個体が「ベースライン BMI 値（変数 pre.BMI）> 25」と
なるオッズ比を推定せよ．

2.5.　行列表記を用いて，3 群の一元配置分散分析（one-way ANOVA）モデル
を記せ．ただし，サンプルサイズを n とし，各群の個体数をそれぞれ n_1, n_2, n_3
とする．また，量的目的変数を y とする．

2.6.　劣性遺伝モデルを仮定する場合の相加的関連モデルを明記せよ．

2.7.　5 つの仮説検定を，それぞれ有意水準 $\alpha = 0.05$ で行うとする．この場合の
第 1 種の過誤率の上限を求めよ．また，50 個の検定を，それぞれ有意水準 α で行
う場合の第 1 種の過誤率の上限を求めよ．

第3章
遺伝データの概念とその検定

　この章では，連鎖不平衡と Hardy-Weinberg 平衡という一般集団を用いた関連研究における 2 つの重要な概念を概説する．両概念はデータ内の遺伝情報に関するものであり，形質情報には関係しない．しかし，形質との関連を扱うのに先立つデータ処理の段階では，連鎖不平衡や Hardy-Weinberg 平衡を考慮する必要があるので，ここで取り扱う．連鎖不平衡と Hardy-Weinberg 平衡はともにアレルの関連を示す指標であるが，連鎖不平衡は 1 本の染色体上の 2 座位間のアレルの関連を示す指標であるのに対し，Hardy-Weinberg 平衡は 1 座位における 2 本の相同染色体間のアレルの関連を示す指標である．

3.1　連鎖不平衡

　候補遺伝子研究で興味のある仮説は，着目した遺伝子が疾患の原因パスウェイに関与するかどうかである．この場合，その遺伝子内の特定の SNP 座位は機能的ではなく，直接疾患を引き起こさないかもしれない．しかしその場合でも，その SNP が機能的な変異と**連鎖不平衡**（**linkage disequilibrium: LD**）にあるために，疾患との関連を示す可能性がある．ここで連鎖不平衡とは，1 本の染色体上の 2 座位間のアレルの関連と定義される．ここで注意すべきは，連鎖不平衡は連鎖解析で用いられる**連鎖**（**linkage**）という用語とは別概念であることである．連鎖解析は，家系データと遺伝子の位置情報を用いて，特定の遺伝子の染色体上の位置を見つけるための解析法である．連鎖解析では，遺伝子間の距離が離れるほど，その遺伝子間で組換えが生じやすくなるという現象を基本原理に用いる．ここで，遺伝学における組換えの定義は，親の染色体が子へ受け継がれる際に，一旦切断された母方と父方由来の 2 本の DNA 鎖が再結合して両親とは異なるアレルの配列（ハプロタイプ）が生じることである．減数分裂にともなう組換えについての詳細は 1.3.1 項を参照のこと．

　連鎖解析により同定された染色体領域をさらに詳しく調べるため，ファインマッピング研究が行われることが多い．ファインマッピング研究でも特定の遺伝子の位置の同定を目指すが，その精度は連鎖解析よりずっと高い．ファインマッピン

64 第 3 章 遺伝データの概念とその検定

グ研究と連鎖解析の目的は疾患原因遺伝子の染色体上の**位置を特定する（map**）ことだが，候補遺伝子研究と候補多型研究の目的は所定の位置にある変異アレルと疾患表現型との関連を特定することである．一方，連鎖と関連を同時に推測する手法も提案されている．連鎖解析の詳細については Thomas（2004）を参照のこと．

次項では，互いに密接に関係する D' と r^2 という連鎖不平衡の指標を紹介する．この 2 つの指標は，第 2 章で述べた Pearson の χ^2 検定統計量とも関係する．これ以外の連鎖不平衡の指標も提案されているが，それぞれ利点と欠点を有する．これらの連鎖不平衡指標の詳細については，Devlin and Risch（1995）や Thomas（2004）の第 8 章，Ziegler and Koenig（2007）の第 9 章を参照のこと．

3.1.1 連鎖不平衡の指標： D' と r^2

まずは，n 個体が 2 座位でとるアレルの分布を考えてみよう．この 2 座位は互いに独立であると仮定する，すなわち，一方の座位のアレルがもう一方の座位のアレルに影響を与えないものとする．さらに，座位 1 のアレルを A と a，座位 2 のアレルを B と b とし，アレル A, a, B, b の集団頻度をそれぞれ p_A, p_a, p_B, p_b とする．各個体は相同染色体を 2 本もつため，サンプルサイズが n ならば合計で $N = 2n$ 本の相同染色体が存在する．座位 1 と座位 2 の間に独立性を仮定した場合のアレルの期待度数を表 3.1 に示す．この 2×2 表の各セルの数値は，各ハプロタイプ数 n_{ij} $(i, j = 1, 2)$ である．例えば，n_{11} は座位 1 のアレルが A，座位 2 のアレルが B である染色体，つまり AB ハプロタイプをもつ染色体の期待度数を表す．2.1.1 項で見たように，両座位が独立の場合，AB の頻度は A の頻度と B の頻度の単純な積となり，数学的には，$p_{AB} = p_A p_B$ と表すことができる．ただし，p_{AB} は A と B がそろって現れる同時確率である．以上より，AB ハプロタイプの期待度数は $n_{11} = N p_{AB} = N p_A p_B$ となる．

観測データが表 3.1 のようになる場合は，座位 1 と座位 2 とは連鎖平衡となる．反対に，座位 1 と座位 2 とが関連する場合は，その観測度数は表 3.1 の値から乖離する．その場合の乖離の程度を表 3.2 ではスカラー D で表す．D を使えば，座位間の独立性が成り立たない場合もこの表で表すことができる．ここで $D = 0$ の場合，表 3.2 は表 3.1 に帰着する．直感的にいえば，スカラー D の値は，連鎖平衡からの乖離の程度を表す．例えば，D が比較的大きければ連鎖平衡からの乖離が大きく，座位間の独立性を仮定する場合よりも，表 3.2 の n_{11} と n_{22} は大きくなり，n_{12} と n_{21} は小さくなる．反対に，D の絶対値が 0 に近ければ，連鎖平衡からの乖離はほとんどなく，表 3.2 の観測度数は座位間の独立性を仮定した場合の期待度数に近くなる．本章では D' と r^2 という 2 つの指標を扱うが，両方ともスカラー D の関数である．

3.1 連鎖不平衡   65

表 3.1　独立性の下でのハプロタイプの期待度数

		座位 2		
		B	b	
座位 1	A	$n_{11} = Np_Ap_B$	$n_{12} = Np_Ap_b$	$n_{1.} = Np_A$
	a	$n_{21} = Np_ap_B$	$n_{22} = Np_ap_b$	$n_{2.} = Np_a$
		$n_{.1} = Np_B$	$n_{.2} = Np_b$	$N = 2n$

表 3.2　連鎖不平衡の下でのハプロタイプの観測度数

		座位 2		
		B	b	
座位 1	A	$n_{11} = N(p_Ap_B + D)$	$n_{12} = N(p_Ap_b - D)$	$n_{1.}$
	a	$n_{21} = N(p_ap_B - D)$	$n_{22} = N(p_ap_b + D)$	$n_{2.}$
		$n_{.1}$	$n_{.2}$	$N = 2n$

D は，以下のようにアレル A と B の同時確率と各アレル (A/B) の存在確率の積を用いて表すことができる．

$$D = p_{AB} - p_Ap_B \tag{3.1}$$

実際に D を推定するには，各推定確率をこの式へ代入すればよい．p_A と p_B の推定値は，$\hat{p}_A = n_{1.}/N$ および $\hat{p}_B = n_{.1}/N$ と簡単に得られるが，アレル A と B をもつ染色体数は観測できないため，p_{AB} の推定は簡単ではない．すなわち，1.3.1 項や 2.3.2 項で触れたように，非血縁個体からなる一般集団のデータからは AB ハプロタイプ数は定まらないのだ．

この状況で p_{AB} を推定するために，まず観測データに基づくパラメータ $\boldsymbol{\theta} = (p_{ab}, p_{Ab}, p_{aB}, p_{ab})$ の尤度を表してみよう．2.1.1 項で，尤度は観測データ（この場合はセル度数）の同時確率として表せたことを思い出そう．これより，

66　第 3 章　遺伝データの概念とその検定

表 **3.3**　2 つの 2 アレル型座位の遺伝子型度数

		座位 2		
		BB	Bb	bb
座位 1	AA	n_{11}	n_{12}	n_{13}
	Aa	n_{21}	n_{22}	n_{23}
	aa	n_{31}	n_{32}	n_{33}

$$
\begin{aligned}
\log L(\boldsymbol{\theta}|n_{11},\ldots,n_{33}) \propto{} & (2n_{11} + n_{12} + n_{21}) \log p_{AB} \\
& + (2n_{13} + n_{12} + n_{23}) \log p_{Ab} + (2n_{31} + n_{21} + n_{32}) \log p_{aB} \\
& + (2n_{33} + n_{32} + n_{23}) \log p_{ab} + n_{22} \log(p_{AB}p_{ab} + p_{Ab}p_{aB})
\end{aligned}
\tag{3.2}
$$

となる. ここで, $n_{ij}\ (i,j = 1,2,3)$ は, 表 3.3 に示した遺伝子型の観測度数である. この尤度は, 関係式 $p_{Ab} = p_A - p_{AB}$, $p_{aB} = p_B - p_{AB}$, $p_{ab} = 1 - p_A - p_B - p_{AB}$ を用いて, p_{AB}, p_A, p_B の関数として書き直せる. 最後に, p_{AB} の最尤推定値は解析的に得られないため, Newton-Raphson 法のような数値アルゴリズムを用いて求める. 一般に, 2 座位以上のハプロタイプ頻度を推定する数値アルゴリズムは使いにくいので, 第 5 章で扱う EM アルゴリズムなどを用いる.

D の値には, p_A, p_a, p_B, p_b が負の値をとらないように制約が付く. このため, D を尺度変換した値 D' が連鎖不平衡の指標として用いられることが多い. これは正確には,

$$
D' = \frac{|D|}{D_{\max}}
\tag{3.3}
$$

となる. ここで, $D_{\max}$ は D の上限を示し,

$$
D_{\max} =
\begin{cases}
\min(p_A p_b, p_a p_B) & D > 0 \\
\min(p_A p_B, p_a p_b) & D < 0
\end{cases}
\tag{3.4}
$$

となる. ただし, $0 \le D' \le 1$ である. D' の値は 1 に近いほど連鎖不平衡が強く, 0 に近いほど連鎖不平衡が弱いことを表す. ここで, 連鎖不平衡が 0 という帰無仮説を検定する際には, D の計算に用いるハプロタイプ頻度が推定値であるという事実を考慮する必要がある. この検定を行うには, ハプロタイプ頻度の推定に

3.1 連鎖不平衡　67

よってもたらされる分散の増加に対処しなければならないのだ．相の不確定性に
よって連鎖不平衡の検定に生じるこの課題については Schaid（2004）を参照のこ
と．以下の 2 つの例題を用いて，R を用いた SNP ペア間の D' の推定法について
説明する．

例題 3.1（D' を用いた連鎖不平衡の推定）　この例では，R の genetics パッ
ケージを用いる．このパッケージを読み込むには，R の標準インストール（base
パッケージ）には含まれない MASS や combinat, gdata, gtools, mvtnorn
パッケージなどが必要になる（訳註：genetics パッケージに必要なその他の
パッケージが未インストールであれば，genetics パッケージをインストール
すれば自動的にそれらのパッケージもインストールされる）．必要なパッケー
ジを読み込むには，以下のように library( ) 関数を用いる．

```
> library(genetics)
```

ここでは，FAMuSS 研究データの alpha-actinin 3（actn3）遺伝子内の 2 つ
の SNP に関する連鎖不平衡の指標 D' を計算するものとしよう．このデータの
詳細については 1.3.3 項を参照のこと．変数を読み込むため，まずはこのデー
タに attach( ) 関数を用いる．

```
> attach(fms)
```

次に，各 SNP 変数の genotype のオブジェクトを作る．SNP r577x と
rs540874 の最初の 10 個体分のデータは，表 1.1 より以下のようになることを
思い出そう．

```
> actn3_r577x[1:10]

 [1] CC CT CT CT CC CT TT CT CT CC
Levels:  CC CT TT

> actn3_rs540874[1:10]

 [1] GG GA GA GA GG GA AA GA GA GG
Levels:  AA GA GG
```

genotype オブジェクトを作るには，以下のように genotype( ) 関数を用いる．

68   第 3 章　遺伝データの概念とその検定

```
> Actn3Snp1 <- genotype(actn3_r577x,sep="")
> Actn3Snp2 <- genotype(actn3_rs540874,sep="")
```

このデータには SNP のアレル間の区切りがないため，`sep = ""`と指定している．例えば，1 番目の個体がもつ 1 番目の SNP の遺伝子型は CC と，アレル間に区切り文字は入らない．一方，デフォルトのアレルの区切り文字は " / " なので，1 番目の SNP に関する最初の 10 個体分のデータを表示すれば，以下のようになる．

```
> Actn3Snp1[1:10]
  [1] "C/C" "C/T" "C/T" "C/T" "C/C" "C/T" "T/T" "C/T" "C/T" "C/C"
Alleles: C T
```

このオブジェクトのクラスを表示するには以下のようにすればよい．

```
> class(Actn3Snp1)

[1] "genotype" "factor"
```

これで，D' を計算するのに適した形にデータが整ったので，`genetics` パッケージの LD( ) 関数を用いて D' を計算する．

```
> LD(Actn3Snp1,Actn3Snp2)$"D'"

[1] 0.8858385
```

$D' = 0.89$ というこの結果より，actn3 遺伝子内の SNP r577x と rs540874 の間には強い連鎖不平衡があることが示唆される．

　一方，2 つの SNP がそれぞれ異なる遺伝子内にある場合は，D' は比較的小さな値をとると予想される．例えば，estrogen receptor 1 遺伝子（esr1）内にある rs1801132 SNP を考えてみよう．この SNP と actn3 遺伝子の 1 番目の SNP との D' はずっと低い値をとるので，両 SNP 間には強い連鎖不平衡はないことが示唆される．これを示すには，以下の R コードを用いればよい．

3.1 連鎖不平衡　　69

```
> Esr1Snp1 <- genotype(esr1_rs1801132,sep="")
> LD(Actn3Snp1,Esr1Snp1)$"D'"

[1] 0.1122922
```

例題 3.2（複数 SNP のペアごとの連鎖不平衡の推定）　ここでは，actn3 遺伝子内にある複数の SNP に対して，ペアごとに連鎖不平衡の指標を推定したいものとする．この場合にも，先ほどと同じく LD( ) 関数を使えばよい．まず最初に，先ほどの SNP に加えてさらに 2 つの SNP を遺伝子型変数として読み込み，4 つの SNP に関するデータフレームを作る．

```
> Actn3Snp3 <- genotype(actn3_rs1815739,sep="")
> Actn3Snp4 <- genotype(actn3_1671064,sep="")
> Actn3AllSnps <- data.frame(Actn3Snp1,Actn3Snp2,Actn3Snp3,Actn3Snp4)
```

この場合，SNP のペアごとの連鎖不平衡指標は，D' 行列の上三角成分に示される．

```
> LD(Actn3AllSnps)$"D'"

          Actn3Snp1 Actn3Snp2 Actn3Snp3 Actn3Snp4
Actn3Snp1        NA 0.8858385 0.9266828 0.8932708
Actn3Snp2        NA        NA 0.9737162 0.9556019
Actn3Snp3        NA        NA        NA 0.9575870
Actn3Snp4        NA        NA        NA        NA
```

これらの SNP はすべて同じ遺伝子内にあるため，予想通りすべてのペアで強い連鎖不平衡を示す．言い換えると，一方の SNP 座位にある特定のアレルがあれば，もう一方の SNP 座位のアレルはある程度決まっている．この結果は，LDheatmap パッケージの LDheatmap( ) 関数を用いて，以下のように図示することもできる．

70　第 3 章　遺伝データの概念とその検定

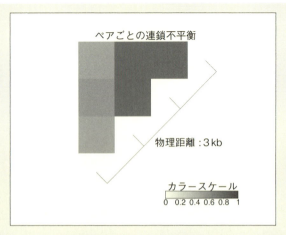

図 3.1　ペアごとの連鎖不平衡マップ

```
> install.packages("LDheatmap")
> library(LDheatmap)
> LDheatmap(Actn3AllSnps, LDmeasure="D'")
```

こうして得られたのが図 3.1 であり，色の濃淡は関連の強さを表す．

　直感的にわかりやすいもう 1 つの連鎖不平衡の指標は r^2 である．この指標は，表 3.2 のような $r \times c$ 分割表の行と列の間の関連の有無を検定するのに用いる Pearson の χ^2 検定統計量と密接に関係し，具体的には以下のように定められる．

$$r^2 = \chi_1^2 / N \tag{3.5}$$

2.2.1 項で述べたように，Pearson の χ^2 検定統計量は，

$$\chi_1^2 = \sum_{i,j} \frac{(O_{ij} - E_{ij})^2}{E_{ij}} \tag{3.6}$$

であり，O_{ij} と E_{ij} はそれぞれ $r \times c$ 分割表の (i, j) セルの観測度数と期待度数である $(i = 1, 2, \ldots, r, j = 1, 2, \ldots, c)$．この期待度数は，独立性を仮定したモデルの下で定まり，表 3.2 の場合は $r = c = 2$ となる．
　面白いことに，式 (3.5) の r^2 はスカラー D を使って表すこともできる．これ

を確認するには，まず表 3.1 と表 3.2 のすべての i と j のペアについて，以下の式が成り立つことに注意しよう．

$$(O_{ij} - E_{ij})^2 = (ND)^2 \qquad (3.7)$$

これより，

$$
\begin{aligned}
\chi_1^2 &= \sum_{i,j} \frac{(ND)^2}{E_{ij}} \\
&= (ND)^2 \left(\frac{1}{Np_A p_B} + \frac{1}{Np_A p_b} + \frac{1}{Np_a p_B} + \frac{1}{Np_a p_b} \right) \\
&= ND^2 \left(\frac{p_a p_b + p_a p_B + p_A p_b + p_A p_B}{p_A p_B p_a p_b} \right) \\
&= \frac{ND^2}{p_A p_B p_a p_b}
\end{aligned}
\qquad (3.8)
$$

と表すことができるが，この最後の式は $p_a + p_A = 1$，$p_b + p_B = 1$ より得られる．以上より，

$$r^2 = \chi_1^2 / N = \frac{D^2}{p_A p_B p_a p_b} \qquad (3.9)$$

が得られる．

ここで，D' と r^2 の違いはスカラー D の尺度変換法の違いであることに注意しよう．D はアレルの周辺頻度の関数なので，両者の尺度変換にもアレルの周辺頻度が使われる．分割表の解析でよく使われる χ^2 検定と単純な関係があるため，研究者は r^2 の方を好む傾向がある．しかし，一般集団を用いた関連研究で Nr^2 の値と χ_1^2 分布とを比較するには注意が必要である．一般集団を用いた関連研究ではハプロタイプが直接観測できないため，分割表の各セル度数は未知である．そのため，EM アルゴリズムのような推定法を用いる必要があるが，これによって連鎖不平衡指標の推定値の分散が増えてしまう．さらに，Pearson の χ^2 検定では観測値の独立性を仮定するが，この分割表には 1 人あたり 2 つのアレルの観測値が含まれるため，後述する Hardy-Weinberg 平衡が成り立たない場合には，この観測値の独立性も成り立たない可能性がある．この問題については Sasieni（1997）を参照のこと．以下の例では，r^2 を用いた連鎖不平衡の推定法を説明する．

72   第 3 章　遺伝データの概念とその検定

例題 3.3（r^2 と χ^2 検定統計量を用いた連鎖不平衡の推定）　ここでは，FAMuSS データの actn3 遺伝子内の SNP r577x と rs540874 の間の連鎖不平衡を推定するものとする．r^2 の計算には，例題 3.1 や例題 3.2 の時と同じく LD( ) 関数を使えばよい．ここでも，まず SNP 変数を genotype オブジェクトに変換する必要がある．

```
> attach(fms)
> library(genetics)
> Actn3Snp1 <- genotype(actn3_r577x,sep="")
> Actn3Snp2 <- genotype(actn3_rs540874,sep="")
> LD(Actn3Snp1,Actn3Snp2)$"R^2"

[1] 0.6179236
```

この指標を用いた場合も，例題 3.1 と同じくこの 2 つの SNP 座位間には連鎖不平衡が存在することが強く示唆される．

この結果は，両 SNP の観測値がそろう $n = 725$ 個体のデータによるものであり，これより χ^2 検定統計量が $0.6179236 * 725 * 2 = 896$ となることがわかる．さらに，以下に示すように LD( ) 関数を使っても，この統計量とそれに対応する p 値が得られる．

```
> LD(Actn3Snp1,Actn3Snp2)

Pairwise LD
-----------
                     D         D'        Corr
Estimates: 0.1945726 0.8858385 0.7860811

              X^2 P-value   N*
LD Test: 895.9891       0  725

(*note: N in this output is represented by n in the textbook notation.)
```

しかし，連鎖不平衡の正式な検定としてこの統計量を解釈するには，（このパッケージのドキュメントに示されるように）2 つの理由から注意が必要である．まず第一に，この統計量は 1 個体あたり 2 つのアレルの観測値を用いる．すなわち，サンプルサイズを n とすれば，セル度数の合計は $N = 2 * n$ となる．第二に，セル度数は推定値であり，その推定にともない分散が増える．以上より，

通常の χ^2 検定をこの例で用いるのは正しくない.

 D' と r^2 は両方とも 2 座位間の連鎖不平衡の指標であるが，これは 2 座位間の関連の強さの推定値に他ならない．両指標から得られる情報はとても役立つが，結論を導くには注意が必要である．両指標は関連の推定値であり，これを正式な検定統計量と解釈するにはいくつか制約がある．まず，例題 3.3 に示した通り，LD( ) 関数を使って得られた χ^2 検定統計量は相関データ（この場合は 1 個体あたり 2 アレルの観測値）の 2 × 2 分割表から得られたものである．第二に，ハプロタイプ数は観測不能なため推定により求められる．しかし，ハプロタイプ数の推定にともなう誤差が座位間の関連（連鎖不平衡）の検定に影響をもたらす．以上より，この検定統計量は通常の分割表の検定の場合と同じように解釈することはできない.

3.1.2 連鎖不平衡ブロックと SNP のタグ付け

前項では，2 座位間の連鎖不平衡をペアごとに考慮したが，より一般には，複数の座位全体における連鎖不平衡に興味がある．複数の SNP を含む領域全体における直感的にわかりやすい連鎖不平衡の指標は，すべてのペアごとの D' の単なる平均である．例えば，$\mathcal{L}$ をある領域内の座位の集合とし，D'_{ij} を座位 i と j $(i,j \in L)$ 間の連鎖不平衡の指標だとすると，この領域全体の連鎖不平衡の指標は，以下のように与えられる.

$$\bar{D}' = \frac{1}{n_{\mathcal{L}}} \sum_{i,j \in \mathcal{L}} D'_{ij} \tag{3.10}$$

ここで，n_L は集合 $\mathcal{L}$ から 2 座位を選ぶ組み合わせの数であり，すべての座位ペアについて和をとるものとする．この計算は以下の例題に示すように簡単に行うことができる.

例題 3.4（複数 SNP の平均連鎖不平衡の計算） 再び FAMuSS データの actn 遺伝子に目を向けると，この遺伝子内のすべての SNP ペアに関する D' は，例題 3.2 で見たように LD( ) 関数を使って簡単に計算することができる.

```
> LDMat <- LD(Actn3AllSnps)$"D'"
```

ここで，`Actn3allSNPs` データフレームの各列は，actn 遺伝子内の各 SNP 座

位を表す genotype オブジェクトである．連鎖不平衡指標 D' の平均値を計算するには，以下のように mean( ) 関数を用いればよい．ここで，欠損値を除くために na.rm = T と指定する必要があることに注意.

```
> mean(LDMat,na.rm=T)

[1] 0.9321162
```

　より詳細な連鎖不平衡の推定値もファインマッピング研究から得られる．連鎖不平衡の強い領域を明らかにすることによって，最終的にヒトゲノムはいくつかの**連鎖不平衡ブロック（LD block）**に分割することができる．連鎖不平衡ブロックは，組換えが起こりやすい**ホットスポット（hotspot）**という領域で区切られる．連鎖不平衡ブロックや組換えホットスポットの詳細については Balding (2006) を参照のこと．組換えホットスポットで区切られた 2 つの連鎖不平衡ブロックを図3.2 に示す．一般に，座位間の相関は連鎖不平衡ブロックをまたぐ場合よりも，連鎖不平衡ブロックの内部の方が強い．連鎖不平衡の強い領域を同定できたら，次にこの領域内のハプロタイプの多様性を反映する最小限の SNP を得ることが目標となる．遺伝データに含まれる冗長性を減らすこの一連の作業は **SNP のタグ付け（SNP tagging）**と呼ばれる．ここで完全な連鎖不平衡（$r^2 = 1$）にあるSNP のペアを考えてみる．この場合，両 SNP の関係は決定論的なものなので，両 SNP をジェノタイピングする必要はない．つまり，連鎖不平衡の定義からして，一方の SNP の遺伝子型がわかれば，もう一方の遺伝子型も完全に決まるため両座位を調べる必要はないわけである．このように，うまくタグ SNP を選べば連鎖不平衡ブロック内の遺伝的多様性のほとんどを捉えることができる．

　連鎖不平衡ブロックのタグ SNP を図 3.2 に示す．この図に示すように，タグSNP は真の疾患原因変異と相関するが，多くの場合タグ SNP 自身は機能変化をもたらさない．さらに，連鎖不平衡ブロックは人種や民族によって大きく異なり，白人やヒスパニックよりも非ヒスパニック系黒人の方が，連鎖不平衡ブロックは短い傾向がある．そのため，ある人種では疾患原因変異の情報をうまく反映するタグ SNP が，別の人種では反映しない可能性がある．複数の人種や民族からなる一般集団を用いた関連研究の解析を行う際には，この現象を考慮に入れ適切な解析法を用いることが極めて重要となる．次項では，連鎖不平衡の指標に分集団構造が及ぼす影響について説明する．ここで重要なのは，人種や民族によって連鎖不平衡ブロックの情報を反映する SNP が異なるので，人種や民族ごとに異な

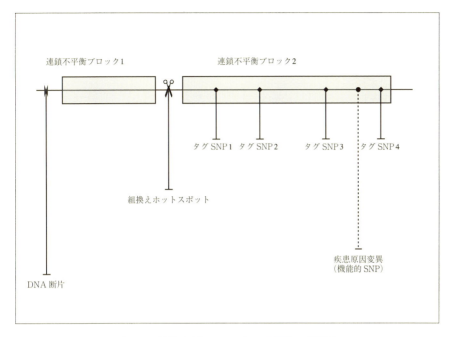

図 3.2 連鎖不平衡ブロックとタグ SNP の説明図

るタグ SNP を用いる必要があるということである．

3.1.3 連鎖不平衡と集団層別化

2.3.3 項で触れたように，集団層別化とは分集団をまたぐ交配や遺伝子流動がほとんどみられない複数の分集団が存在することである．サンプル内に存在する集団層別化を無視することによって，2 つの SNP 間の連鎖不平衡の有無について誤った結論を導く可能性があり，その例を以下に示す．

例題 3.5（分集団構造と連鎖不平衡） 2 つの SNP のアレル頻度が，ある集団では $p_A = p_B = 0.8$ で，もう一方の集団では $q_A = q_B = 0.2$ だとする．さらに，両集団ともにこの 2 つの SNP には関連がない（連鎖不平衡はない）ものとする．関連がないというモデルの下で，各集団のサンプルサイズを $n = 100$ 個体（ハプロタイプ数は $N = 2 * 100$）と仮定した場合，各集団の観測度数はそれぞれ表 3.4(a) と (b) のようになる．もし両集団のデータを併合して 1 つ

76 第3章 遺伝データの概念とその検定

表 3.4 連鎖平衡を仮定した場合のハプロタイプの分布

(a) A と B のアレル頻度が 0.8 の場合

集団1		座位2		
		B	b	
座位1	A	$200*0.8^2 = 128$	$200*0.8*0.2 = 32$	160
	a	$200*0.8*0.2 = 32$	$200*0.2^2 = 8$	40
		160	40	$N = 200$

(b) A と B のアレル頻度が 0.2 の場合

集団2		座位2		
		B	b	
座位1	A	$200*0.2^2 = 8$	$200*0.8*0.2 = 32$	40
	a	$200*0.8*0.2 = 32$	$200*0.8^2 = 128$	160
		40	160	$N = 200$

の 2×2 分割表にすれば，その観測度数は表 3.5 のようになる．まずは，この観測度数の行列を作ってから，R の chisq.test( ) 関数を用いて期待度数を計算する．

```
> ObsCount <- matrix(c(136,64,64,136),2)
> ObsCount

     [,1] [,2]
[1,]  136   64
[2,]   64  136

> ExpCount <- chisq.test(ObsCount)$expected
> ExpCount

     [,1] [,2]
[1,]  100  100
[2,]  100  100
```

観測度数と期待度数の差の絶対値を計算し，N で割れば $D = 36/400 = 0.09$

3.2 Hardy-Weinberg 平衡 77

表 3.5　集団層別化がある場合の見かけ上の連鎖不平衡

集団 1 と 2		座位 2		
		B	b	
座位 1	A	$128 + 8 = 136$	$32 + 32 = 64$	200
	a	$32 + 32 = 64$	$8 + 128 = 136$	200
		200	200	$N = 400$

が得られる．さらに，併合集団の観測度数より $p_A = p_a = p_B = p_b = 0.5$ となるので，$D_{\max} = 0.25$ および $D' = 0.09/0.25 = 0.36$ となる．以上より，分集団構造を考慮せずに両集団の併合データを解析すれば，座位 1 と座位 2 の間に弱い連鎖不平衡が存在するという誤った結論が導かれる．

連鎖不平衡に対する分集団構造の効果は，生物統計学や疫学のテキストでよくとり上げられる概念であり，Simpson のパラドックスと呼ばれる（この詳細については Pagano and Gauvreau, 2001 などを参照のこと）．Simpson のパラドックスが生じるのは，交絡変数が存在するのに解析で適切に対処しない場合である．この例では，「集団」によって座位 1 と座位 2 の関係に交絡が生じており，この交絡因子を無視することによって，どちらの集団にも存在しない座位間の関連が現れている．解析における調整法など交絡に関する詳細については第 2 章を参照のこと．最後に，分集団構造は必ずしも存在するとは限らないので，交絡を補正する統計手法を安易に用いるのは良くない．

3.2　Hardy-Weinberg 平衡

一般集団を用いた遺伝的関連研究において，連鎖不平衡と並ぶもう 1 つの重要な概念は **Hardy-Weinberg 平衡**（**Hardy-Weinberg equilibrium**）である．連鎖不平衡は 1 本の染色体上の 2 座位間のアレルの関連を指すが，Hardy-Weinberg 平衡は 1 座位における 2 本の相同染色体上のアレルの独立性を指す．例として，2 アレル型 SNP が遺伝子型 AA, Aa, aa をとる場合を考えてみよう．Hardy-Weinberg 平衡とは，一方の相同染色体上にある特定のアレルが生じる確率が，もう一方の相同染色体上のアレルの影響を受けないことを意味する．この例での独立性を正確に言うと，アレル A と a の同時確率 p_{Aa} が，個々のアレルの存在確率 p_A

78　第3章　遺伝データの概念とその検定

と p_a の積に等しいことに他ならない．数式で記せば，アレル A と a の集団頻度をそれぞれ p_A と $p_a = 1 - p_A$ とした場合，独立性とは $p_{AA} = p_A^2$，$p_{Aa} = p_A p_a$，$p_{aa} = p_a^2$ が成り立つことを意味する（訳註：後述のように $p_{aA} = p_a p_A$ となるが，これは p_{Aa} と区別できない）．次項では，Hardy-Weinberg 平衡に関する 2 つの検定法を紹介する．

3.2.1　Pearson の χ^2 検定と Fisher の正確確率検定

Hardy-Weinberg 平衡の検定法には，Pearson の χ^2 検定と Fisher の正確確率検定がある．χ^2 検定は計算が容易だが漸近理論に依拠するため，5 未満の期待度数が全セルの 20%以上ある場合は Fisher の正確確率検定の方が望ましい．ここで，表 3.6 に示した 1 座位の遺伝子型に関する 2×2 表を考えてみよう．この中の n_{11} と n_{22} は，それぞれ遺伝子型 AA と aa をもつ観測個体数である．遺伝子型 Aa と aA は，一般集団を用いた研究では区別できないため，各セルの度数 n_{21} と n_{12} ではなく，その合計 $n_{12}^* = n_{21} + n_{12}$ しか観測できないことに注意しよう．

この 3 つの観測度数 n_{11}, n_{12}^*, n_{22} に対応する期待度数は，それぞれ $E_{11} = Np_A^2$，$E_{12} = 2Np_A(1 - p_A)$，$E_{22} = N(1 - p_A)^2$ である．ここで，p_A はアレル A の存在確率であり，観測度数から $\widehat{p_A} = (2n_{11} + n_{12}^*)/(2N)$ と推定できる．これより，χ^2 検定統計量を 2.2.1 項で述べたように計算することができる．

$$\chi^2 = \sum_{(i,j) \in \mathcal{C}} \frac{(O_{ij} - E_{ij})^2}{E_{ij}} \sim \chi_1^2 \tag{3.11}$$

この式では，3 つのセルの観測度数の集合 $\mathcal{C}$ について和をとる．帰無仮説の Hardy-Weinberg 平衡を棄却するか決めるには，自由度 1 の χ^2 分布（χ_1^2）の棄却域にこの統計量が入るか調べればよい．ここで，自由度が 1 なのは，周辺度数が所与の場合，$\mathcal{C}$ の 3 つのセルのどれか 1 つの度数がわかれば，残りのセルの度数が完全に決まるからである．例えば，n_{12}^* がわかれば，n_{11} と n_{22} が決まる．なぜなら，

表 3.6　2 本の相同染色体上のアレルと遺伝子型頻度

		相同染色体 2		
		A	a	
相同染色体1	A	n_{11}	n_{12}	$n_{1.}$
	a	n_{21}	n_{22}	$n_{2.}$
		$n_{.1}$	$n_{.2}$	n

$n_{11} + n_{12} = n_{1\cdot}$ と $n_{11} + n_{21} = n_{\cdot 1}$ より $2n_{11} + n_{12}^* = n_{1\cdot} + n_{\cdot 1}$ となり，これより $n_{11} = (n_{1\cdot} + n_{\cdot 1} - n_{12}^*)/2$ が得られる．したがって，n_{11} を知るには，n_{12}^* と周辺度数 $n_{1\cdot}$ と $n_{\cdot 1}$ がわかれば十分であることがわかる．同じことが n_{22} についても言える．

Hardy-Weinberg 平衡に関する検定結果が統計的に有意ならば，その SNP が **Hardy-Weinberg 不平衡（Hardy-Weinberg disequilibrium）** であることを示す．Hardy-Weinberg 不平衡は **非任意交配（non-random mating）** によって生じるため，Hardy-Weinberg 不平衡という用語は非任意交配と区別しないで使われることが多い．　Hardy-Weinberg 平衡と分集団構造との関係については 3.2.2 項で扱う．ピアソンの χ^2 検定を用いて Hardy-Weinberg 平衡を検定する例題を以下に示す．

例題 3.6（Pearson の χ^2 検定を用いた Hardy-Weinberg 平衡の検定）　ここでは，HGDP データの `AKT1.C0756A` SNP の Hardy-Weinberg 平衡について検定する．まずは，遺伝子型の観測度数と期待度数を求める必要がある．

```
> attach(hgdp)
> Akt1Snp1 <- AKT1.C0756A
> ObsCount <- table(Akt1Snp1)
> Nobs <- sum(ObsCount)
> ObsCount

Akt1Snp1
 AA  CA  CC
 48 291 724

> FreqC <- (2 * ObsCount[3] + ObsCount[2])/(2*Nobs)
> ExpCount <- c(Nobs*(1-FreqC)^2, 2*Nobs*FreqC*(1-FreqC),Nobs*FreqC^2)
> ExpCount

[1]   35.22319 316.55362 711.22319
```

この観測度数と期待度数のベクトルの成分は，それぞれ遺伝子型 AA, CA, CC についてのものである．このとき，χ^2 検定統計量は式 (3.11) と以下の R コードを用いて計算できる．

```
> ChiSqStat <- sum((ObsCount - ExpCount)^2/ExpCount)
> ChiSqStat

[1] 6.926975
```

80 第 3 章 遺伝データの概念とその検定

この統計量は自由度 1 の χ^2 分布にしたがう. $\alpha = 0.05$ の場合, $1 - \alpha$ に相当する χ_1^2 値 (棄却限界値) は以下のようになる.

```
> qchisq(1-0.05,df=1)

[1] 3.841459
```

6.93 > 3.84 であるため, この SNP 座位における Hardy-Weinberg 平衡の帰無仮説は棄却され, 2 本の相同染色体上のアレルは関連すると結論できる. もう 1 つの手法として, genetics パッケージの HWE.chisq( ) 関数を用いてこの統計量を計算することもできる. その場合は以下のように, まず genotype( ) 関数を用いて genotype オブジェクトを作る必要がある.

```
> library(genetics)
> Akt1Snp1 <- genotype(AKT1.C0756A, sep="")
> HWE.chisq(Akt1Snp1)

        Pearson's Chi-squared test with simulated p-value (based on
        10000 replicates)

data:  tab
X-squared = 6.927, df = NA, p-value = 0.007199
```

これより, 同じ χ^2 値が得られ, その $p = 0.0072$ となる (訳註:モンテカルロ法による計算のため, この p 値と完全に一致しないことがある). この結果より, 再び帰無仮説の Hardy-Weinberg 平衡は棄却され, 非任意交配がありそうだと結論できる. 後の 3.2.2 項でこの例題を再び取り上げ, このサンプルに含まれる様々な民族を考慮した解析を行う.

Fisher の正確確率検定は, 対立仮説の方向に観測度数以上に極端な観測値が得られる正確な確率を合計して行われる. Fisher は, 表 3.6 のような分割表の正確な確率が以下のようになることを示した.

$$p_A = \frac{\binom{n_1.}{n_{11}} \binom{n_2.}{n_{21}}}{\binom{N}{n_{.1}}} = \frac{n_1.!n_2.!n_{.1}!n_{.2}!}{N!n_{11}!n_{12}!n_{21}!n_{22}!} \tag{3.12}$$

さらに Emigh (1980) は, 遺伝学では $n_1 = 2 * n_{11} + n_{12}^*$ となるので, 正確確率が以下のようになることを示した.

$$p_A = \frac{\binom{n}{n_{11}, n_{12}^*, n_{22}}}{\binom{2n}{n_1}} 2^{n_{12}^*} \tag{3.13}$$

以下の例題で，Hardy-Weinberg 平衡の検定における正確な確率と p 値の計算法を示す．

例題 3.7（Fisher の正確確率検定を用いた Hardy-Weinberg 平衡の検定）
ここでは，Maya 集団だけを用いて，例題 3.6 と同じ SNP の Hardy-Weinberg 平衡の検定を行うものとする．この分集団には $N = 25$ 個体が含まれ，その遺伝子型の観測度数と期待度数は以下のように求められる．

```
> attach(hgdp)
> Akt1Snp1Maya <- AKT1.C0756A[Population=="Maya"]
> ObsCount <- table(Akt1Snp1Maya)
> ObsCount

Akt1Snp1Maya
AA CA CC
 1  6 18

> Nobs <- sum(ObsCount)
> FreqC <- (2 * ObsCount[3] + ObsCount[2])/(2*Nobs)
> ExpCount <- c(Nobs*(1-FreqC)^2, 2*Nobs*FreqC*(1-FreqC),Nobs*FreqC^2)
> ExpCount

[1]  0.64  6.72 17.64
```

最初のセルの期待度数が 5 より小さいので，Hardy-Weinberg 平衡の検定には Fisher の正確確率検定を用いるべきである．この観測度数が得られる正確な確率は，式 (3.13) より以下のコードの FisherP1 で与えられる．

```
> n11 <- ObsCount[3]
> n12 <- ObsCount[2]
> n22 <- ObsCount[1]
> n1 <- 2*n11+n12
> Num <- 2^n12 * factorial(Nobs)/prod(factorial(ObsCount))
> Denom <- factorial(2*Nobs) / (factorial(n1)*factorial(2*Nobs-n1))
> FisherP1 <- Num/Denom
> FisherP1
```

82 第3章 遺伝データの概念とその検定

```
[1] 0.4011216
```

Fisher の正確確率検定の p 値は，観測データ以上に極端なデータが得られるすべての場合の確率を合計することで得られる．したがって，その p 値を得るには，観測データよりも極端な $n_{11} = 19$, $n_{11} = 20$, $n_{11} = 21$ の場合についても計算する必要がある．

この p 値を計算するには，以下に示すように genetics パッケージの HWE.exact( ) 関数を使うこともできる．

```
> library(genetics)
> Akt1Snp1Maya <- genotype(AKT1.C0756A[Population=="Maya"], sep="")
> HWE.exact(Akt1Snp1Maya)

        Exact Test for Hardy-Weinberg Equilibrium

data: Akt1Snp1Maya
N11 = 18, N12 = 6, N22 = 1, N1 = 42, N2 = 8, p-value = 0.4843
```

この出力結果より，この正確確率検定の p 値は 0.4843 であり，この集団では帰無仮説の Hardy-Weinberg 平衡を棄却できないことがわかる．

3.2.2 Hardy-Weinberg 平衡と分集団構造

Hardy-Weinberg 平衡と分集団構造の両概念は互いに密接に関係している．この項では，後の章で扱う解析法を理解するのに役立つ Hardy-Weinberg 平衡と分集団構造の間にある重要な関係を取り上げる．特に，（1）Hardy-Weinberg 平衡では世代を超えてアレル頻度が一定である．（2）Hardy-Weinberg 平衡は集団混合があれば成り立たない．（3）Hardy-Weinberg 平衡は集団層別化があれば成り立たないという3点についてここで説明する．

まず，Hardy-Weinberg 平衡を仮定すれば，世代間でアレル頻度が一定であることを示す．例として，親のもつ2アレル型座位を1つ考えることにする．Hardy-Weinberg 平衡を仮定した場合，2つのアレルが存在する同時確率はそれぞれのアレルの存在確率の積となるが，これは 2.1.1 項で触れたように，統計的独立性とも呼ぶ．このとき，遺伝子型 AA, Aa, aa の存在確率は，それぞれ $p_{AA} = p_A^2$,

$p_{Aa} = 2p_A(1 - p_A)$, $p_{aa} = (1 - p_A)^2$ となる．また，子が親から A アレルを受け継ぐ確率は，遺伝子型 AA の親からは 1 であり，遺伝子型 Aa の親からは $1/2$，遺伝子型 aa の親からは 0 である．これは，親の遺伝子型が X である場合に子供が A アレルを受け継ぐ条件付き確率 $P_r(A \mid X)$ を用いて，以下のように表すことができる．

$$
\begin{aligned}
Pr(A|AA) &= 1 \\
Pr(A|Aa) &= 1/2 \\
Pr(A|aa) &= 0
\end{aligned}
\tag{3.14}
$$

これより，親の遺伝子型と A アレルを受け継ぐ同時確率は，2.1.1 項で触れた式を使えば，以下のようになる．

$$
\begin{aligned}
Pr(A, AA) &= Pr(A|AA)Pr(AA) = p_A^2 \\
Pr(A, Aa) &= Pr(A|Aa)Pr(Aa) = p_A(1 - p_A) \\
Pr(A, aa) &= Pr(A|aa)Pr(aa) = 0
\end{aligned}
\tag{3.15}
$$

新しい世代における A アレルの頻度は，式 (3.15) の確率の和に等しく，$P_r(A) = P_r(A, AA) + P_r(A, Aa) + P_r(A, aa) = p_A$ となり，親世代と同じになる．この結果より，Hardy-Weinberg 平衡の下では世代を超えてアレル頻度が一定になることがわかる．

一方，**集団混合（population admixture）**があれば Hardy-Weinberg 平衡からの乖離が見つかる可能性がある．集団混合とは，アレル頻度が異なる 2 つの集団間で交配が生じる状況を指すことを 2.3.3 項ですでに述べた．例えば，ある集団では $P_r(A) = p_A$ であり，もう 1 つの集団では $P_r(A) = q_A$（ただし $p_A \neq q_A$）であるものとする．さらに，各集団からランダムに 1 人選び，その 2 人が交配するものとする．このとき，その子供が AA 遺伝子型をもつ確率は $p_A q_A$，Aa 遺伝子型をもつ確率は $p_A(1 - q_A) + q_A(1 - p_A)$，$aa$ 遺伝子型をもつ確率は $(1 - p_A)(1 - q_A)$ となる．ここで，一方の分集団では $P_r(A) = p_A = 0.8$，もう一方の分集団では $P_r(A) = q_A = 0.4$ という混合集団の計 $n = 200$ 個体からなるサンプルを考えてみよう．この場合，観測度数は表 3.7 のようになる．

この観測データは，$n_{11} = 64$，2 つの非対角セルの和は $n_{12}^* = 96 + 16 = 112$，$n_{22} = 24$ となる．Hardy-Weinberg 平衡の仮定の下での各期待度数は，$E_{11} = Np_0^2 = 72$，$E_{12} = 2Np_0(1 - p_0) = 96$，$E_{22} = N(1 - p_0^2) = 32$ となる．ここで，p_0 は A アレル頻度の推定値であり，$p_0 = (2 * 64 + 96 + 16)/(2 * 200) = 0.6$ である．以上より，この例での Hardy-Weinberg 平衡の χ^2 検定統計量は以下のようになる．

84 第 3 章 遺伝データの概念とその検定

表 **3.7** Hardy-Weinberg 平衡に集団混合が及ぼす影響の例

集団 1	集団 2		
	A	a	
A	$np_A q_A = 64$	$np_A(1 - q_A) = 96$	$np_A = 160$
a	$n(1 - p_A)q_A = 16$	$n(1 - p_A)(1 - q_A) = 24$	$n(1 - p_A) = 40$
	$nq_A = 80$	$n(1 - q_A) = 120$	$n = 200$

$$\chi_1^2 = \left(\frac{(72 - 64)^2}{72} + \frac{(96 - 112)^2}{96} + \frac{(32 - 24)^2}{32} \right) = 5.56 \quad (3.16)$$

この結果と自由度 1 の χ^2 分布とを比較すれば，帰無仮説の Hardy-Weinberg 平衡は棄却される．言い換えれば，異なるアレル頻度をもつ 2 つの集団間の交配（集団混合）は，見かけ上 Hardy-Weinberg 平衡からの乖離を生じる．

同様の結果は集団層別化の場合も見られる．集団層別化とは，集団が複数の分集団に分かれ，交配が分集団内だけで生じ，分集団間では生じない状況であることを思い出そう．例として，表 3.8(a) と 3.8(b) に示す 2 つの集団の遺伝子型度数を考えることにする．ここで，A アレルの頻度はそれぞれ $P_r(A) = 0.8$ と $P_r(A) = 0.4$ である．各集団内では，遺伝子型観測度数は任意交配の下での期待度数と等しく，Hardy-Weinberg 平衡が成りたつ．しかし，この 2 つの集団のデータを併合して表 3.9 のようにすれば，Hardy-Weinberg 平衡が成り立たないことが示される．これは，この概念を最初に報告したスウェーデンの遺伝学者にちなんで Wahlund 効果と呼ばれる（Wahlund, 1928）．この現象を確認するには，セルの各度数に欠測がないと仮定し，R の chisq.test( ) 関数を使えばよい．

```
> ObsDat <- matrix(c(160,80,80,80),2)
> chisq.test(ObsDat,correct=FALSE)

        Pearson's Chi-squared test

data:  ObsDat
X-squared = 11.1111, df = 1, p-value = 0.0008581
```

ここで指定した correct = FALSE とは，セルの期待度数がすべて 5 以上であるため，Yates の連続補正を行わないことを示す．この解析結果より，帰無仮説の Hardy-Weinberg 平衡は棄却され，この層別化集団は Hardy-Weinberg 不平衡で

表 **3.8** アレル頻度が異なる場合の遺伝子型の分布

(a) $P_r(A) = 0.8$ の場合

集団 1		相同染色体 2		
		A	a	
相同染色体 1	A	$200 * 0.8^2 = 128$	$200 * 0.8 * 0.2 = 32$	160
	a	$200 * 0.8 * 0.2 = 32$	$200 * 0.2^2 = 8$	40
		160	40	$n = 200$

(b) $P_r(A) = 0.4$ の場合

集団 1		相同染色体 2		
		A	a	
相同染色体 1	A	$200 * 0.4^2 = 32$	$200 * 0.4 * 0.6 = 48$	80
	a	$200 * 0.4 * 0.6 = 48$	$200 * 0.6^2 = 72$	120
		80	120	$n = 200$

表 **3.9** 集団層別化がある場合の Hardy-Weinberg 不平衡

集団 1 と 2		相同染色体 2		
		A	a	
相同染色体 1	A	$128 + 32 = 160$	$32 + 48 = 80$	240
	a	$32 + 48 = 80$	$8 + 72 = 80$	160
		240	160	$n = 400$

あると結論できる．これは，3.1.3 項で触れた連鎖不平衡に関する結果と非常によく似ている．以下の例題では，HGDP データに含まれる SNP の Hardy-Weinberg 平衡に対し，出生地がどのような影響を与えるかについて説明する．

例題 3.8（Hardy-Weinberg 平衡と出生地） 1.3.3 項で扱った HGDP データに再び目を向けると，複数の地域から個体がサンプリングされていることがわかる．$n = 1064$ 個体の地域分布は以下の通りである．

86　第 3 章　遺伝データの概念とその検定

```
> attach(hgdp)
> table(Geographic.area)

Geographic.area
 Central Africa Central America          China         Israel
           119             50            184            148
         Japan     New Guinea Northern Africa Northern Europe
            31             17             30             16
      Pakistan         Russia   South Africa  South America
           200             67              8             58
Southeast Asia Southern Europe
            11            125
```

各地域ごとに Hardy-Weinberg 平衡の検定を行うには，tapply( ) 関数
と HWE.chisq( ) 関数を使えばよい．以下のコードを使えば，地域ごとの
AKT1.C0756A SNP の検定結果が表示される．

```
> library(genetics)
> Akt1Snp1 <- genotype(AKT1.C0756A, sep="")
> HWEGeoArea <- tapply(Akt1Snp1,INDEX=Geographic.area,HWE.chisq)
> HWEGeoArea$"Central Africa"

        Pearson's Chi-squared test with simulated p-value (based on
        10000 replicates)

data:  tab
X-squared = 0.2322, df = NA, p-value = 0.6589

> HWEGeoArea$"South America"

        Pearson's Chi-squared test with simulated p-value (based on
        10000 replicates)
data:  tab
X-squared = 27.2386, df = NA, p-value = 9.999e-05
```

すべての地域の検定結果より，南アメリカ（**South American**）とロシア
（**Russian**）のサンプルには集団混合もしくは集団層別化が存在する可能性が
高いことがわかる．他の地域では，有意水準 $\alpha = 0.05$ における（多重比較に
ついて調整しない）χ^2 検定より，Hardy-Weinberg 平衡からの乖離は見られ
ない．

　Hardy-Weinberg 平衡の検定は，実際には集団混合もしくは集団層別化の存在
を調べるのに使われる．さらに，Hardy-Weinberg 平衡の検定は，3.3.2 項で後述

する通り，ジェノタイピング・エラーを同定するのにも使われる．混合と層別化が表す現象は異なり，前者は分集団間に交配があり後者は分集団間に交配がないことを指す．しかし，どちらの場合も Hardy-Weinberg 平衡は成り立たない．したがって，解析上は両者のもつ意味合いはほとんど等しく，互いに区別しないで使われることが多い．以下では，集団混合と集団層別化の両方を総称するのに**分集団構造（population substructure）**という用語を用いる．

3.3 クオリティコントロールと前処理

本書の第 4 章以降では，複数の SNP と形質との関連を同定するための手法を取り上げる．しかしその解析を行う前に，クオリティ・コントロール指標を用いてデータ内にエラーが含まれる可能性について注意深く検討することが不可欠となる．これは，膨大なデータを測定するゲノムワイド関連研究では特に必要となる．本節では，SNP チップ（3.3.1 項）とジェノタイピング・エラーの同定法およびその対処法（3.3.2 項），分集団構造（3.3.3 項と 3.3.5 項），近縁性（3.3.4 項）について概説する．

3.3.1 SNP チップ

SNP チップ技術の出現は，国際 HapMap 計画の成功と相まって，一般にゲノムワイド関連研究と呼ばれるゲノム全体を調べる新たな研究の爆発的増加をもたらした．Affymetrix 社や Illumina 社のチップなどの高速大量 SNP ジェノタイピング技術は，50 万〜100 万 SNP を同時にジェノタイピングすることを可能にする．ヒトゲノムは約 30 億個の塩基からなるが，ゲノム全体の多様性を捉えるには，明確に定まる連鎖不平衡ブロックのおかげで一部の SNP を使うだけでよい．実際，ある特定の集団の遺伝的多様性を捉えるには約 100 万個の SNP チップで十分であることが示されている．

チップ技術の詳細については Kennedy *et al.* (2003) や Affymetrix (2006) を参照のこと．SNP アレイから得られる出力結果は，チップ上の各 SNP がとりうるアレルのペアに対する **4 つ組みプローブ（probe quartet）** の測定値である．この 4 つ組みプローブの測定値は連続量であり，それぞれのアレルにパーフェクトマッチするプローブの測定強度 2 つと，ミスマッチするプローブの測定強度 2 つからなる．例えば，アレル A と T をとる SNP では，(1) アレル A のパーフェクトマッチ，(2) アレル T のパーフェクトマッチ，(3) アレル A のミスマッチ，(4) アレル T のミスマッチのそれぞれに対するプローブの測定強度を測定する．分類アルゴリズムを使えば，これらの測定強度データから，*AA*, *AT*, *TT* などの **遺伝子型コール（genotype call）** が得られる．そのようなアルゴリズムのうち

88 第 3 章 遺伝データの概念とその検定

比較的高い性能を示すものとしては, Rabbee and Speed (2006) による robustly fitted linear model and an application of Mahalanobis distance (RLMM) がある. データの正規化を行い, この手法を用いるには, R の RLMM パッケージの `normalize_Rawfiles( )` 関数と `Classify( )` 関数を使えばよい. Rabbee and Speed (2006) らの洗練された RLMM アルゴリズムを使えば遺伝子型コールと真の遺伝子型とはかなり一致するが, 遺伝子型コールのエラーもいくらか混入する. これ以外のジェノタイピング・エラー (**genotyping error**) を同定する手法は, 以下の 3.3.2 項で扱う.

本書では候補遺伝子研究に焦点を当てるが, ここで扱う統計手法は GWAS にも同じく適用できる. GWAS の解析に要する計算量を考慮に入れた上で, これらの統計手法を用いるためのソフトウェアがいくつか開発されている. 中でも注目すべきは, フリーのオープンソース・パッケージ PLINK であり, PLINK のウェブサイト http://pngu.mgh.harvard.edu/~purcell/plink/から Linux 版や Windows 版, Mac OS 版をダウンロードできる. PLINK は本書で扱う手法の多くを用いることができるだけではなく, Rserve パッケージを用いることで, R のたくさんの統計ツールと PLINK の優れたデータ処理能力とを組み合わせて利用することができる (訳註:Windows 版 (MS-DOS 版) ver1.07 PLINK では, Rserve パッケージとの連動はサポートされない). PLINK の詳細については Purcell *et al.* (2007) を参照のこと. R パッケージの SNPassoc, GenABEL, snpMatrix も, 特に GWAS データを扱うために開発されたものである. snpMatrix パッケージは, ゲノムデータ解析用のオープンソース・ソフトウェア開発計画 Bioconductor に含まれるソフトウェアの 1 つであり, 詳細は Clayton and Leung (2007) を参照のこと. 本書では, これらのパッケージに含まれる関数の使い方について個別には説明しないが, その背後にある概念については説明を行う.

GWAS は近年大変な人気を博している. しかし, 候補遺伝子研究や候補遺伝子間の交互作用を調べる研究だけでなく, 人口統計データや臨床データが効果修飾や交絡をもたらす可能性を調べる研究も依然として必要である. GWAS による知見がこうした研究に役立つのは, 疾患パスウェイに関する新しい仮説を提示できるからである. こうした研究によって新しい候補遺伝子の特徴もより一層明らかになるが, その解明をさらに進めるには伝統的な疫学研究が必要になる.

3.3.2 ジェノタイピング・エラー

ジェノタイピング・エラーとは, 真の遺伝子型と観測した遺伝子型との乖離と定義される. ジェノタイピング・エラーが生じる頻度は用いるジェノタイピング技術により異なり, その発生原因には様々なものがある. ジェノタイピング・エラーの原因と頻度の詳細については Ziegler and Koenig (2007) を参照のこと. 非血縁

個体からなる一般集団を用いた研究においてジェノタイピング・エラーを同定するためにもっともよく使われる統計手法は，各 SNP における Hardy-Weinberg 平衡に関する検定である（Hosking *et al.*, 2004）．これを行うには，3.2.1 項で述べたように χ^2 検定や Fisher の正確確率検定を用いる．この手法には以下に述べるように大きな欠点がいくつかあるので，この解析に基づき SNP を除外する際には留意が必要である．

　1つ目の欠点として，疾患をもつ個体群（症例群）での Hardy-Weinberg 平衡からの乖離は，遺伝子型と罹患状態との関連に起因する可能性がある．この可能性を考慮して，対照群でのみ Hardy-Weinberg 平衡の検定を行うことを推奨する研究者もいる．しかし，このやり方も誤りをもたらす可能性がある．というのも，実際に集団全体が Hardy-Weinberg 平衡である場合に，Hardy-Weinberg 平衡の解析から症例群を除外すれば見かけ上 Hardy-Weinberg 平衡からの乖離が生じる可能性があるからである．症例対照研究におけるこの問題の解決策としては，もっとも可能性が高い遺伝モデル（優性・劣性・相加・相乗モデルなど）を見つけるために適合度検定を行うことである（Wittke-Thompson *et al.*, 2005）．この手法を使えば，Hardy-Weinberg 平衡からの乖離が遺伝モデルに由来するのか，ジェノタイピング・エラーなどその他の原因で生じるのか区別することができる．

　ジェノタイピング・エラーを同定するために Hardy-Weinberg 平衡の検定を用いることのもう1つの欠点は，3.2.2 項で触れたように Hardy-Weinberg 平衡からの乖離が分集団構造からも起こりうることである．したがって，Hardy-Weinberg 平衡の検定で有意となった SNP を解析から除外すれば，結果的に分集団構造を反映するデータを失う可能性がある（そのような情報を用いて分集団構造を同定する手法は以下の 3.3.3 項で扱う）．そのため，ジェノタイピング・エラーを同定するのに Hardy-Weinberg 平衡を使うには，一般に再ジェノタイピングと組み合わせることが推奨されている．しかし残念なことに，再ジェノタイピングは，コストや労力がかかるため行えないことが多い．

　最後に，多重性も問題となる．2.3.1 項で触れたように，多重比較によって第1種の過誤率が増大する．したがって，複数の SNP に対して Hardy-Weinberg 平衡の検定を個別に行えば，帰無仮説を誤って棄却する（Hardy-Weinberg 不平衡であると結論する）可能性は，特に GWAS の場合かなり高くなる．SNP 間の連鎖不平衡によって検定間に相関が生じるせいで，第1種の過誤率の増大はある程度は抑えられる．しかしその場合でも，多重比較の調整を考慮する必要があり，0.005 や 0.0001 のようなかなり厳しい有意水準が使われることが多い．多重検定法の詳細については第4章を参照のこと．

　ある SNP で Hardy-Weinberg 平衡からの乖離が見つかり，詳しく調べることによってジェノタイピング・エラーが本当に存在することが確認できた場合，そ

90 第 3 章 遺伝データの概念とその検定

の SNP 全体を解析から除外する. すなわち, この手法はジェノタイピング・エラーの入った個体データを特定するためのものではない. この場合, その遺伝子型情報はサンプル内の全個体について不正確であるとして, 解析を行う前にデータ内の該当する列をすべて除外する.

3.3.3 分集団構造の同定

2.1.2 項と 2.3.3 項で述べた通り, 分集団構造があれば偽の関連が生じる可能性がある. 大まかにいって, 関連研究で分集団構造に対処するには 2 つの手法がある. 1 つ目は, 人種や民族で層別化して解析することである. ただし, 特に層のサンプルサイズが小さい場合は外れ値となる個体を除外してから関連解析を行うこともある. 2 つ目の手法は, 分集団構造を考慮した上で関連解析を行うことである. 人種や民族は明確に定められないため, どちらの手法も複雑なものとなる. 一般集団を用いた研究でよく使われる自己申告による人種や民族の情報は, いわゆる潜在変数 (latent variable) であり, 本来は観測不能なものである. 本項では, 分集団構造を同定する手法に焦点を当てる. 次に, そこから得られた解析結果を用いて, (1) 層別解析またはサブグループ解析を行うか, (2) 2.2.3 項で触れた多変量解析による分集団構造の補正を行う.

主成分分析 (principal components analysis: PCA) や多次元尺度構成法 (multidimensional scaling: MDS, 主座標分析とも呼ばれる) を使えば, 分集団構造を視覚的に見分けることができる. 両手法の背後にある考え方は, 全 SNP に関する個体間のバラつきに関する情報を低次元で表現するというものである. 両手法の詳細については, 例えば Johnson and Wichern (2002) などの多変量解析のテキストを参照のこと. 簡単にいうと, MDS の目的は, (高次元空間での) 元の個体間の距離を保ったまま, より低次元空間 (座標系) にデータを当てはめることである. 一方, PCA の目的は, データ全体のバラつきを反映する $k\,(k < p)$ 個の説明変数の線形結合 (一般に主成分と呼ばれる) を同定することにある. ただし, p は変数 (SNP) の数である.

まず MDS では, 全個体ペア間の類似度 (similarity) を定める. 例えば, 各 SNP の遺伝型を変異アレル数の 0, 1, 2 で表すものとする. この場合, 2 個体間の類似度は, 各データベクトル間の距離として定義される. もっともよく使われるのはユークリッド距離だが, マンハッタン距離やバイナリ距離などそれ以外の距離が使われることもある. 以下の例題を用いて, 類似度行列の作成法を説明する.

例題 3.9 (類似度行列の作成) この例では, FAMuSS データの akt1 遺伝子内の 24 個の SNP すべてを用いて, 全個体ペア間の距離を求める. これには,

R の dist( ) 関数を用いればよい．まず，この遺伝子内にあるすべての SNP
名を成分にもつベクトルを以下のように作成する．

```
> attach(fms)
> NamesAkt1Snps <- names(fms)[substr(names(fms),1,4)=="akt1"]
> NamesAkt1Snps

 [1] "akt1_t22932c"          "akt1_g15129a"
 [3] "akt1_g14803t"          "akt1_c10744t_c12886t"
 [5] "akt1_t10726c_t12868c"  "akt1_t10598a_t12740a"
 [7] "akt1_c9756a_c11898t"   "akt1_t8407g"
 [9] "akt1_a7699g"           "akt1_c6148t_c8290t"
[11] "akt1_c6024t_c8166t"    "akt1_c5854t_c7996t"
[13] "akt1_c832g_c3359g"     "akt1_g288c"
[15] "akt1_g1780a_g363a"     "akt1_g2347t_g205t"
[17] "akt1_g2375a_g233a"     "akt1_g4362c"
[19] "akt1_c15676t"          "akt1_a15756t"
[21] "akt1_g20703a"          "akt1_g22187a"
[23] "akt1_a22889g"          "akt1_g23477a"
```

substr( ) 関数は，引数の文字列の一部を抽出する．この substr( ) 関数を
ベクトルに適用すれば，ベクトルの各成分から目的とする文字列部分を抽出し，
ベクトルとして返す．ここでは，先ほど作った SNP 名ベクトルの各文字列の
1 番目から 4 番目の文字を取り出すよう指定している．

次のステップでは，data.matrix( ) 関数を用いて，遺伝子型データを因子
型変数から数値型変数に変換する．以下のコードではさらに，欠測データに数
値 4 を割り当てている．

```
> FMSgeno <- fms[,is.element(names(fms),NamesAkt1Snps)]
> FMSgenoNum <- data.matrix(FMSgeno)
> FMSgenoNum[is.na(FMSgenoNum)] <- 4
```

これより，各 SNP の値は 1，2，3，4 のいずれかになる．いずれの場合も，数
字の 4 は欠測（NA）に相当し，数字の 2 はヘテロ接合の遺伝子型に相当する．
一方，数字の 1 と 3 は野生型ホモ接合か変異型ホモ接合のいずれかに相当する．
最後に，このデータフレームに dist( ) 関数を適用し距離行列を求める．そ
の結果得られた最初の 5 人分の距離行列を以下に示す．

92　第 3 章　遺伝データの概念とその検定

```
> DistFmsGeno <- as.matrix(dist(FMSgenoNum))
> DistFmsGeno[1:5,1:5]

          1        2        3        4        5
1 0.000000 4.795832 5.291503 3.741657 3.162278
2 4.795832 0.000000 2.236068 3.872983 3.000000
3 5.291503 2.236068 0.000000 3.162278 3.741657
4 3.741657 3.872983 3.162278 0.000000 2.449490
5 3.162278 3.000000 3.741657 2.449490 0.000000
```

この表より，例えば個体 1 と 2 の間のユークリッド距離は 4.796 であり，個体 1 と 5 の間の距離は 3.162 であることがわかる．

　MDS 分析を行うための R の関数はいくつか用意されている．例えば，cmdscale( ) 関数は古典的 MDS の解析を行う関数である．さらに，その拡張版は，MASS パッケージ内の sammon( ) 関数と isoMDS( ) 関数や，vegan パッケージと SensoMineR パッケージ内のいくつかの関数によって計算できる．例えば，sammon( ) 関数と isoMDS( ) 関数は，距離の順位を用いて非計量的 MDS 法による解析を行う．上にあげた 3 つの関数では，入力情報として類似度行列を用いる．古典的 MDS を用いた例題を以下に示し，続いて PCA を用いた例題を示す．

例題 3.10（多次元尺度構成法による分集団構造の同定）　ここでは，FAMuSS データの akt1 遺伝子の SNP を用いて分集団構造の有無を調べるものとする．例題 3.9 で作ったデータセット FMSgenoNum とその距離行列 DistFMSGeno を使い，MDS 解析で得られる 1 番目と 2 番目の座標を以下のように図示する．

```
> plot(cmdscale(DistFmsGeno),xlab="C1",ylab="C2")
> abline(v=0,lty=2)
> abline(h=4,lty=2)
```

得られた図 3.3 より，データ内に複数のクラスターが存在する可能性が示唆さ

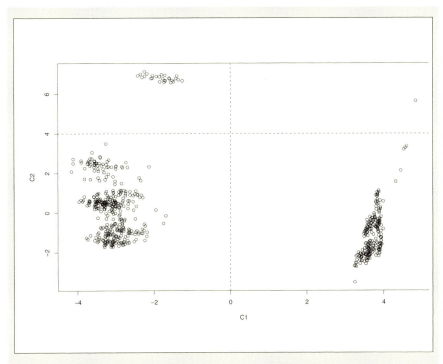

図 3.3 多次元尺度構成法による分集団構造の同定

れる.特に,図の左下の四角形にはクラスターが3つもあり,左上と右下の四角形には輪郭がもっとはっきりしたクラスターが合わせて2つある.注意すべきは,このクラスターの形成に用いたデータには,かなりの欠測が存在する点である.さらに,この欠測メカニズムは人種や民族と関係するようなので,この結果の解釈には注意が必要である.

例題 3.11(主成分分析による分集団構造の同定) PCAを使っても同様な結果が得られる.例題 3.9 で作った SNP データセットから主成分を求め,その第1主成分と第2主成分を用いてデータを図示する.

```
> PCFMS <- prcomp(FMSgenoNum)
> plot(PCFMS$"x"[,1],PCFMS$"x"[,2],xlab="PC1",ylab="PC2")
```

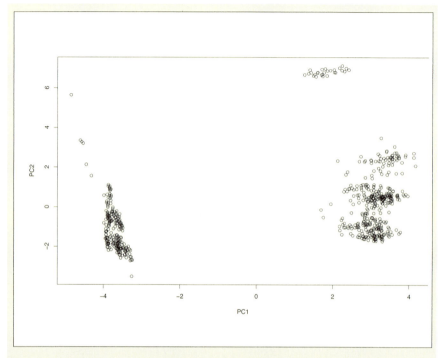

図 3.4　主成分分析による分集団構造の同定

得られたグラフを図 3.4 に示す．この図には，図 3.3 と同じ情報が示される．

3.3.4　近縁性

本書で扱う手法では，個体間に血縁関係がないことを仮定する．この仮定が成り立たない場合に妥当な推測を行うには，1.1.3 項で述べたように家系内相関を考慮に入れる必要がある．しかし残念なことに，一般集団を用いた大規模研究では個体間に近縁性（relatedness）を生じることが多いが，その存在は必ずしも明らかではない．サンプルに含まれる個体間の血縁関係を見つけるための手法がいくつか提案されているが，ここでは血縁関係エラーのグラフ表示法（graphical representation of relationship error: GRR）という比較的簡単で直感的にわかりやすい手法（Abecasis et al. 2001）を説明する．GRR の背後にある考え方は，一定の血縁関係にある個体ペア（例えば，同胞，親子，非血縁個体など）は，互いに共有する同一（**identical-by-state: IBS**）アレル数がほぼ等しいというも

のである．IBS アレルは，DNA 組成は等しいが同じ祖先に由来するとは限らない．一方，**同祖（identical-by-descent: IBD）**アレルは，同じ祖先に由来する．これらの概念の詳細については，Ziegler and Koening（2007）や Thomas（2004）を参照のこと．

GRR では，特定の血縁関係にある個体ペアの間で共有される IBS アレル数を調べる．一般集団を用いた研究では，すべての個体には血縁関係がないと仮定するため，「血縁関係がない」という 1 種類の血縁関係しか存在しない．ここで，個体 i と j $(i \neq j)$ とが 2 アレル型 SNP k $(k = 1, \ldots, K)$ に共有する IBS アレル数を $x_{ij,k}$ とすると，$x_{ij,k}$ は 0，1，2 のいずれかの値しかとらない．このとき，K 個の SNP について個体 i と j とが共有する IBS アレル数の平均値と分散は，それぞれ以下のように推定できる．

$$\widehat{\mu_{ij}} = \frac{1}{K} \sum_{k=1}^{K} x_{ij,k} \tag{3.17}$$

$$\widehat{\sigma_{ij}^2} = \frac{1}{K-1} \sum_{k=1}^{K} (x_{ij,k} - \mu_{ij})^2 \tag{3.18}$$

これより，すべての個体ペアに関する (μ_{ij}, σ_{ij}) の散布図を描けば，潜在的な血縁関係が明らかになる．一般に，非血縁個体では，同胞や親子ペアよりも IBS アレル数の平均値は小さく，分散は大きいと予想される．この手法を実行するにはフリーソフトウェア GRR（http://csg.sph.umich.edu//abecasis/GRR/）を用いるか，GRR を実行する R スクリプトを書けばよいが，後者は読者への課題とする．

血縁関係にある個体を同定したあとの解析の進め方には，いくつか選択肢がある．まず最初の手法は，各家系内からランダムに 1 個体を選び，残りの個体はサンプルから除外するというものである．本書で扱う手法はすべて観測値間の独立性を前提とするため，血縁関係のある個体を除外することで，その手法を用いることができるようになる．これとは別に，観測値間に相関のあるデータを扱うために開発された手法を用いて利用可能なすべてのデータを用いてもよい．2.2.3 項で触れた手法を相関データ向けに拡張したものとしては，一般化推定方程式や混合効果モデルなどがあるがその詳細については，Fitzmaurice *et al.*（2004）や Demidenko（2004），McCulloch and Searle（2001），Diggle *et al.*（1994）などの上級テキストを参照のこと．このうち混合効果モデルについては，多重性を調整する代わりに用いられる包括検定の枠組みの中で概説する（4.4.2 項）．このモデルでは，各家系にクラスター指標を割り当てることによって，家系内に複数の個体がいるデータを扱うことができる．

3.3.5 観測不能な分集団構造への対処法

3.3.3項と3.3.4項では，サンプル内の分集団構造や近縁性を同定するのにMDSやPCA，GRRを用いた．その解析結果より，それ以降の解析でサンプルを層別化するか，特定の人種や民族から逸脱する個体を除外することになる．しかし，これが必ずしもいつもうまくいくとは限らない．というのも，人種や民族には明確な境界がなく，人種や民族からの逸脱の程度は連続的なものだからである．さらに，効果修飾がない場合に層別解析すれば真の関連を同定する検出力が低下する．したがってこの場合，分集団構造や近縁性を交絡因子として扱えばよい．しかし，両現象とも一般に観測不能なため，これには解析上の課題が生じる．この問題を症例対照研究において解決するため提案されたのが，ゲノミック・コントロール（genomic control, Devlin and Roeder 1999）や構造化関連（structured association, Pritchard *et. al* 2000），主成分分析（Price *et al.* 2006），層別化スコア法（stratification-score approach, Epstein *et al.* 2007）などである．

ここでは，最近提案された層別化スコア法を簡単に紹介する．この直感的にわかりやすい手法は，分集団構造を反映する一連の座位を用いて2段階で解析を行う．分集団構造Uは交絡因子となる可能性があるため，Uで調整しないで遺伝子型の効果を推定するのは正しくない．しかし，Uは観測できないため直接調整できない．その代わりに，層別化スコア法では，分集団構造を反映する座位によって層を定めれば，その層内では遺伝子型の効果について正しく推定や検定することができるという事実を用いる．Zを分集団を反映する座位とし，Xを遺伝子型とする．まず第1段階では，Zを与えた場合に疾患が生じるオッズ（θ_Zと記す）を，例えば単変量ロジスティック回帰モデルを使って計算する（もっと洗練されたモデルを使うこともできる）．ここで，観測不能な変数UがXと統計的な意味で交互作用しないと仮定できれば，疾患が生じるオッズに対するXの効果は，定数θ_Zの層内で推定することができる．次の第2段階では，θ_Zの5分位点に基づく5つの層を用いてXと罹患状態との関連について検定する．層別化スコア法のソフトウェア情報については http://genetics.emory.edu/labs/epstein/software/ を参照のこと．

測定されていない交絡因子に関する課題は観察（非ランダム化）研究に共通するものであり，統計学研究において大きな注目を集めている．因果推論や操作変数法に関する様々な先行研究は，観測不能な分集団構造への対処法を開発する際の柱となりうる．因果推論の序論や概説については，Pearl（2000）やGelman and Meng（2004）などを参照のこと．

問題

3.1. 以下の用語を定義し, 比較検討せよ：(a) 連鎖不平衡, (b) Hardy-Weinberg 平衡, (c) 集団層別化, (d) 集団混合, (e) タグ SNP.

3.2. FAMuSS データの akt1_t10726c_t12868cSNP について Hardy-Weinberg 平衡からの乖離があるか判定せよ. さらに, 変数 Race で層別することにより解析結果が変わるか確かめよ. 最後に, 解析結果を解釈せよ.

3.3. FAMuSS データの esr1 遺伝子内にある全 SNP の連鎖不平衡全体を表す指標を求めよ. また, この指標は全 SNP ペアの連鎖不平衡の推定値を適切に要約するものであるか答えよ.

3.4. HGDP データの akt1 遺伝子内にある全 SNP ペアの連鎖不平衡を推定せよ. 得られた推定値は変数 Geogprahic.area の値により異なるか答えよ. 最後に, 解析結果を解釈せよ.

3.5. HGDP データの akt1 遺伝子にジェノタイピング・エラーが存在するか調べよ. さらに, そのように判断した理由を説明せよ.

3.6. FAMuSS データのアフリカ系アメリカ人に分集団構造が存在するか判定せよ. さらに, そのように判断した理由を説明せよ.

3.7. 全個体ペアの間で共有される IBS アレル数の平均値と標準偏差を求める R スクリプトを記述せよ. さらに, データを 1 例用意して解析した結果を図示し, 解釈せよ.

第4章
多重比較法

　前章では，遺伝子型と形質との関連を検定する伝統的な統計手法をいくつか説明した．一般にこれらの手法では，帰無仮説が正しいという仮定の下で観測値以上に極端な値が観測される確率（これを p 値と呼ぶ）を求めるのに，検定統計量の既知の（もしくはシミュレーションで得られた）分布と検定統計量の観測値とを比較する必要がある．このとき，帰無仮説を受容するか棄却するかは，事前に定めた過誤の許容水準と p 値とを比較して決定する．一般集団を用いた関連研究では，一般に複数の遺伝子型と形質との関連について検定するが，2.3 節で触れたように複数の帰無仮説を検定すれば過誤率が増大するので，その制御が必要になる．本章では，この課題に対処する**同時検定法**（**simultaneous test procedure, STP**）と呼ばれる手法のうち，4.2 節でシングルステップ法とステップダウン法を，4.3 節でリサンプリング法を扱う．また，最初の 4.1 節では過誤に関する重要な指標をいくつか定める．上級者は，多重比較法の理論や最新の動向について，Dudoit and van der Laan（2008）や Dudoit *et al.*（2003），Gentleman *et al.*（2005）の第 16 章を参照のこと．これらの文献には，遺伝子発現研究や遺伝的関連研究，HIV の遺伝研究での応用事例が含まれている．

4.1　過誤の指標

　多重比較の調整法に関する先行研究の多くは，**FWER**（**family-wise error rate**，帰無仮説のファミリー単位の過誤率）と **FDR**（**false discovery rate**，偽発見率）のいずれかを制御するものである．本節ではこの 2 つの指標を定め，一般集団を用いた関連研究におけるそれぞれの解釈について説明する．FWER と FDR の詳細については，それぞれ Westfall and Young（1993）および Benjamini and Hochberg（1995）を参照のこと．多重検定における過誤の制御法は 4.2 節と 4.3 節で扱う．

4.1.1　FWER

　表 4.1 は，仮説検定の 4 つのシナリオと，その結果生じる過誤のタイプを図示

100　第 4 章　多重比較法

表 4.1　仮説検定における第 1 種と第 2 種の過誤

		検定	
		有意でない	有意
真	H_0	真陰性	**第 1 種の過誤**
	H_A	**第 2 種の過誤**	真陽性

したものである．この表の列は（観測不能な）真の結果を表し，列は検定結果を表す．1 つの帰無仮説の検定では，(1) 帰無仮説が実際には正しい場合に，誤りだと結論する**第 1 種の過誤**（**type-1 error**）と，(2) 帰無仮説が実際には誤りの場合に，帰無仮説を棄却しない**第 2 種の過誤**（**type-2 error**）という 2 種類の過誤が起こりうる．例として，遺伝子型 1 の形質の平均値（μ_1）が遺伝子型 2 の形質の平均値（μ_2）と等しいという帰無仮説を考えてみよう．正確には，この帰無仮説は $H_0 : \mu_1 = \mu_2$ と表せる．さらに，この帰無仮説について 2 サンプル t 検定を行うものとし，その検定統計量を T とする．第 1 種の過誤が生じるのは，実際には帰無仮説が正しい場合に，この検定統計量が有意であると判定する場合である．この例では，実際には 2 群の平均値が等しいのに，事前に定めた棄却限界値より T が大きい場合に相当する．一方，第 2 種の過誤が生じるのは，実際には帰無仮説が誤りである場合に，帰無仮説を棄却できない場合である．この例では，実際には 2 群の平均値が異なるのに，事前に定めた棄却限界値より T が小さい場合に相当する．

　伝統的に，統計的検定では第 1 種の過誤率を制御することに重きを置く．検定で制御する第 1 種の過誤率のことを**有意水準**（**significance level**）と呼び α と表すが，有意水準 α としては 0.05 が使われることが多い．帰無仮説を棄却するか否か判断するには，通常は p 値と α とを比較する．ここで，p 値の正確な定義は，帰無仮説が正しい場合に検定統計量が観測値以上に極端な値を取る確率である．例えば，帰無仮説 $\mu_1 = \mu_2$ が正しい場合を考えてみよう．ただし，μ_i は遺伝子型 i をもつ個体群が示す形質の平均値とする．さらに，遺伝子型 1 と遺伝子型 2 の集団からそれぞれ n_1 個体と n_2 個体を取り出して作ったサンプルが 1000 セットあるものとしよう．今，各サンプルに検定を行えば，得られる検定統計量は検定ごとにわずかに異なるはずである．例えば，この検定統計量が正規分布するなら，この検定統計量の絶対値 ≥ 1.96 となるのは，サンプル 1000 セット中の割合で言うと 0.05 となる．つまり，検定統計量の観測値 1.96 に相当する p 値は 0.05 となる．

表 **4.2** 複数の仮説検定における過誤

		検定 有意でない	有意	
真	H_0	U	V	m_0
	H_A	T	S	$m - m_0$
		$m - R$	R	m

次に，m 個の帰無仮説 $H_0^1, \ldots, H_0^m$ の検定を考えてみよう．この場合も，m 個の検定ごとに表 4.1 に記した 2 種類の過誤が生じうる．この検定結果についてまとめたものが表 4.2 である．ただし，V は第 1 種の過誤数であり，T は第 2 種の過誤数である．ここで，**FWER**（**Family-wise error rate**，帰無仮説のファミリー単位の過誤率）とは，第 1 種の過誤を少なくとも 1 度生じる確率であり，正確には，

$$FWER = Pr(V \geq 1) \tag{4.1}$$

と定義される．FWER は，複数の帰無仮説のどれが実際に正しいかという点からさらに詳しく定義される．すべての帰無仮説が正しい場合に，第 1 種の過誤が少なとも 1 度生じる確率は，**FWEC**（**FWER under the complete null hypothesis**，完全帰無仮説の下での FWER）と呼び，

$$FWEC = Pr(V \geq 1 | H_0^C \text{ true}) \tag{4.2}$$

と定義される．ここで，$H_0^C = [H_0^1, \ldots, H_0^m]$ は，すべての帰無仮説からなる集合（完全集合）である．一方，帰無仮説のファミリーの部分集合（部分帰無仮説）$H_0^{P1} = [H_0^1, \ldots, H_0^k]$ が正しい場合に，第 1 種の過誤が少なくとも 1 度生じる確率は，**FWEP**（**FWER under the partial null hypothesis**，部分帰無仮説の下での FWER）と呼び，

$$FWEP = Pr(V \geq 1 | H_0^{P1} \text{ true}) \tag{4.3}$$

と定義される（訳註：完全帰無仮説も部分帰無仮説に含まれる点に注意．Westfall and Young（1993）を参照）．

検定における FWER の制御には，強い制御と弱い制御の 2 つがある．FWEC $\leq \alpha$ の場合は，有意水準 α における FWER の**弱い制御**（**weak control**）と呼ぶ．一方，完全帰無仮説も含めて，あらゆる部分帰無仮説について FWEP $\leq \alpha$

の場合は，FWER の**強い制御**（**strong control**）と呼ぶ．例として，$m = 2$ つ
の帰無仮説 H_0^1 と H_0^2 を検定するものとしよう．完全帰無仮説の下では，表 4.2
の $m_0 = m = 2$ となる．この場合，全部で 4 つの部分帰無仮説

$$
\begin{aligned}
H_0^{P_1} &= [H_0^1, H_0^2] \\
H_0^{P_2} &= H_0^1 \\
H_0^{P_3} &= H_0^2 \\
H_0^{P_4} &= \emptyset
\end{aligned}
\tag{4.4}
$$

がある．このとき，FWER の強い制御とは，この 4 つの帰無仮説の組合せ（部
分帰無仮説）が正しい場合，そのすべてについて FWEP $\leq \alpha$ となることである．
一般には，どの帰無仮説が実際に正しいのかわからないので FWER の強い制御
の方が望ましい．

4.1.2 FDR

仮説検定に関する過誤の指標としては **FDR**（**false discovery rate**, 偽発見
率）も，この 10 年人気を博している．正確に言うと，FDR の定義は，「有意であ
ると判定した帰無仮説の中で本当は正しかったものの期待割合」である．表 4.2
の表記に戻り，検定数 $R > 0$ と仮定すると，FDR は，

$$
FDR = E\left[\frac{V}{R}\right]
\tag{4.5}
$$

と表すことができる．ここで，$E(\cdot)$ は 2.1.1 項で定めた期待値を表す．$R = 0$ の
場合は誤って帰無仮説を棄却することもないので，割合 V/R は 0 に等しいもの
とする．以上より FDR は，

$$
\begin{aligned}
FDR &= E(V/R | R > 0) Pr(R > 0) + E(V/R | R = 0) Pr(R = 0) \\
&= E(V/R | R > 0) Pr(R > 0)
\end{aligned}
\tag{4.6}
$$

と表すことができる．4.2.4 項ではこの定義に立ち返り，これに少し修正を加えた
pFDR（**positive false discovery rate**）を扱うことにする．

FDR と FWER との間には明確な関係がある．これを示すために，まずはすべ
ての帰無仮説が正しいものとしよう．この場合，$V = R$ となるので，

$$
V/R = \begin{cases} 0 \text{ if } V = 0 \\ 1 \text{ if } V \geq 1 \end{cases}
\tag{4.7}
$$

となる．これより，

$$E(V/R) = 0 * Pr(V = 0) + 1 * Pr(V \geq 1)$$
$$= Pr(V \geq 1) \tag{4.8}$$
$$= FWER$$

となる．つまり，すべての帰無仮説が正しい場合には，FDR は FWER と等しい．言い換えると，FDR を制御すれば FWER を弱く制御することにもなる．一方，すべての帰無仮説が必ずしも正しくない場合には，$V < R$ より $V/R < 1$ となるので，

$$E(V/R) = (V/R)Pr(V \geq 1) + (0/R)Pr(V = 0)$$
$$= (V/R)Pr(V \geq 1)$$
$$< Pr(V \geq 1) \tag{4.9}$$
$$= FWER$$

となる．以上 2 つの場合をまとめると，FDR $\leq$ FWER という結論が得られる．これより，FWER を制御すれば FDR も制御されるが，逆は成り立たないことがわかる．つまり，FDR を制御しても一般に FWER を制御することにはならない．

　FDR の制御は，多変数を解析する場合にますます人気を博するようになってきている．その主な理由としては，帰無仮説の多くが誤りであると想定されることがあげられる．誤った帰無仮説の数 $m - m_0$ が増えれば，真陽性の数 S も増えるので V/R は小さくなり，FDR と FWER との差は大きくなる．どちらの過誤の指標を使うべきかは，研究目的と研究結果の見込みにより決まってくる．例として，主要な研究目的が新しい遺伝子を見つける探索的なものであり，検証のための研究がその後に行われる場合を考えてみよう．この場合，関連を同定する検出力はきわめて高いことが望ましく，その後の研究で誤りを見つけられるので誤って有意と判定しても許される．したがって，この場合には有意な検定中に占める誤った判定割合を示す FDR を用いるのは自然な選択となる．一方，誤った帰無仮説の数が少ない場合や，有意であると誤判定することで重大な損失がもたらされる場合は FWER を用いる方が望ましい．

4.2　シングルステップ法とステップダウン法

　本節では，多重検定を調整するための 2 種類の手法を扱う．1 番目の手法は，すべての検定統計量もしくはその p 値の有意性を評価するのに，共通する 1 つの基準を用いるシングルステップ法（**single-step adjustment**）である．2 番目の手法は，検定統計量もしくは p 値を大きさの順に並べ，その順位に応じて異なる基

準を用いる**ステップダウン法**（**step-down adjustment**）である．Bonferroni 法や Tukey 法（1977），Scheffe 法（1999）はシングルステップ法であり，後述する Benjamini-Hochberg 法（1995）はステップダウン法である．Westfall and Young（1993）や Pollard and van der Laan（2004）によるリサンプリング法には，シングルステップ法とステップダウン法の両方があり，4.3 節で扱う．

4.2.1 Bonferroni 法

ここで，各検定の有意水準を α として，m 個の帰無仮説 $H_0^1, \ldots H_0^m$ の検定を行うものとする．これは，各検定で帰無仮説を誤って棄却する確率（第 1 種の過誤率）が α 以下であるという意味であり，正確には，

$$Pr(H_0^i \text{ を棄却} \mid H_0^i \text{ は真}) \leq \alpha \tag{4.10}$$

と表せる（$i = 1, \ldots, m$）．ここで，ある部分帰無仮説 $H_0^{P_1} = [H_0^1, \ldots, H_0^k]$ が正しい場合に少なくとも 1 つの帰無仮説を誤って棄却する確率 FWEP は，誤って有意とした検定数を V とすると，

$$
\begin{aligned}
FWEP &= Pr(V \geq 1 \mid H_0^{P_1} \text{ は真}) \\
&= Pr\left(\bigcup_{i=1}^{k} H_0^i \text{ を棄却} \mid H_0^{P_1} \text{ は真} \right) \\
&\leq \sum_{i=1}^{k} Pr(H_0^i \text{ を棄却} \mid H_0^{P_1} \text{ は真}) \\
&= \sum_{i=1}^{k} Pr(H_0^i \text{ を棄却} \mid H_0^i \text{ は真}) \leq k \times \alpha \leq m \times \alpha
\end{aligned}
\tag{4.11}
$$

となる（訳註：この式の 2 行目では m 個の事象 $E_i(i = 1, 2, \ldots, m)$ に関する Bonferroni の不等式 $Pr(\cup_{i=1}^{m} E_i) \leq \sum_{i=1}^{m} Pr(E_i)$ を用いている．この場合，各事象 E_i が独立である必要はない．つまり，帰無仮説が互いに独立でなくともこの式が成り立つことに注意．また，$\sum_{i=1}^{k} Pr(H_0^i \text{ を棄却} \mid H_0^{P_1} \text{ は真}) = \sum_{i=1}^{k} Pr(H_0^i \text{ を棄却} \mid H_0^i \text{ は真})$ となるのは，帰無仮説 H_0^i の棄却に関与するのは部分帰無仮説 $H_0^{P_1}$ の中の H_0^i だけだからである）．この不等式はあらゆる部分帰無仮説について成り立つので，Bonferroni 法は FWER を強く制御することがわかる．さて，$m = 1$ の場合，この式は $FWEP \leq \alpha$ となる．しかし，$m = 2$ つの検定を各検定の有意水準 $\alpha = 0.05$ で行えば，第 1 種の過誤が少なくとも 1 度生じる確率は $2 \times 0.05 = 0.1$ 以下となる．さらに，この検定を 10 回行えば FWEP は $10 \times 0.05 = 0.5$ 以下となる．これより，各検定を有意水準 $\alpha = 0.05$ に制御し

ても，10回の検定全体として50%もの過誤が生じうることがわかる．

多重比較の **Bonferroni 法**（**Bonferroni adjustment**）はシングルステップ法であり，おそらく一番簡単な多重比較の調整法である．この手法では，各検定の有意水準として α の代わりに $\alpha' = \alpha/m$ を使うだけである（m は検定数）．例として $m = 10$ 個の仮説検定を行う際に検定全体の有意水準を $\alpha = 0.05$ に制御したければ，$\alpha' = 0.05/10 = 0.005$ とすればよい．この場合，式 (4.11) より，あらゆる部分帰無仮説について

$$
\begin{aligned}
FWEP &\leq m \times \alpha' \\
&= 10 \times 0.005 = 0.05
\end{aligned}
\tag{4.12}
$$

となる．つまり，m 個の各検定を有意水準 α/m に制御すれば，検定全体の FWER は有意水準 α に強く制御されるのだ．しかし，Bonferroni 法はかなり保守的であり，多くの遺伝学研究において関連を同定する検出力は限定的となる．R における Bonferroni 法の使い方を以下の例題に示す．

例題 4.1（Bonferroni 法） この例題では，Virco データを用いて，HIV ゲノムのプロテアーゼ領域のアミノ酸変異とインジナビル（IDV）およびネルフィナビル（NFV）の倍数耐性の差との関連について検定する（このデータセットの詳細については 1.3.3 項を参照のこと）．IDV と NFV の倍数耐性を表す変数はそれぞれ IDV.Fold と NFV.Fold であり，プロテアーゼ領域の各座位に存在するアミノ酸を表す変数は P1，...，P99 であることを思い出そう．遺伝子型変数は 2 値化し，少なくとも 5%以上の個体にアミノ酸変異がみられる座位だけを考えることにする．さらに，簡単のため，遺伝子型の欠測値は野生型であると仮定する．

```
> attach(virco)
> PrMut <- virco[,23:121]!="-" & virco[,23:121]!="."
> NObs <- dim(virco)[1]
> PrMutSub <-data.frame(PrMut[ , apply(PrMut,2,sum) > NObs*.05])
> Trait <- IDV.Fold - NFV.Fold
```

各座位での変異の有無と両形質の差との関連について t 検定を行う．この検定結果の p 値のベクトルを昇順に並べると以下のようになる．

106   第 4 章　多重比較法

```
> TtestP <- function(Geno){
+        return(t.test(Trait[Geno==1],
+        Trait[Geno==0], na.rm=T)$"p.value")
+        }
> Pvec <- apply(PrMutSub, 2, TtestP)
> sort(Pvec)

          P30            P76            P88            P55            P48
3.732500e-12 9.782323e-10 1.432468e-06 2.286695e-06 5.749467e-06
          P89            P11            P82            P60            P85
8.924013e-05 4.171618e-04 9.500604e-04 1.115441e-03 1.219064e-03
          P54            P43            P61            P46            P67
1.489381e-03 2.025621e-03 2.556156e-03 4.198935e-03 7.765537e-03
          P69            P84            P47            P35            P32
1.113762e-02 1.557464e-02 1.574864e-02 2.392427e-02 2.508445e-02
          P33            P14            P16            P72            P13
2.722251e-02 3.441981e-02 5.570492e-02 5.748494e-02 6.375590e-02
          P15            P34            P53            P64            P90
1.089171e-01 1.167541e-01 1.556130e-01 2.540249e-01 2.618606e-01
          P36            P63            P37            P77            P24
2.896151e-01 2.945370e-01 3.257741e-01 3.356589e-01 3.441678e-01
          P93            P71            P10            P74            P73
3.619516e-01 3.761893e-01 4.268153e-01 4.480744e-01 4.906612e-01
          P20            P19            P58            P62            P41
5.311825e-01 5.342250e-01 5.440101e-01 6.677043e-01 6.998280e-01
          P12            P57
8.050362e-01 9.938846e-01
```

多重比較について未調整なこの解析結果と $\alpha = 0.05$ より，以下に示す複数の座位の変異が IDV と NFV の倍数耐性の差と関連すると結論できる．

```
> names(PrMutSub)[Pvec < 0.05]

 [1] "P11" "P14" "P30" "P32" "P33" "P35" "P43" "P46" "P47" "P48" "P54"
[12] "P55" "P60" "P61" "P67" "P69" "P76" "P82" "P84" "P85" "P88" "P89"
```

Bonferroni 法による調整 p 値は，p.adjust( ) 関数を使って以下のように求める．

```
> PvecAdj <- p.adjust(Pvec, method="bonferroni")
> sort(PvecAdj)

          P30           P76           P88           P55           P48
1.754275e-10  4.597692e-08  6.732600e-05  1.074747e-04  2.702250e-04
          P89           P11           P82           P60           P85
4.194286e-03  1.960660e-02  4.465284e-02  5.242573e-02  5.729603e-02
          P54           P43           P61           P46           P67
7.000090e-02  9.520419e-02  1.201393e-01  1.973500e-01  3.649803e-01
          P69           P84           P47           P10           P12
5.234681e-01  7.320083e-01  7.401862e-01  1.000000e+00  1.000000e+00
          P13           P14           P15           P16           P19
1.000000e+00  1.000000e+00  1.000000e+00  1.000000e+00  1.000000e+00
          P20           P24           P32           P33           P34
1.000000e+00  1.000000e+00  1.000000e+00  1.000000e+00  1.000000e+00
          P35           P36           P37           P41           P53
1.000000e+00  1.000000e+00  1.000000e+00  1.000000e+00  1.000000e+00
          P57           P58           P62           P63           P64
1.000000e+00  1.000000e+00  1.000000e+00  1.000000e+00  1.000000e+00
          P71           P72           P73           P74           P77
1.000000e+00  1.000000e+00  1.000000e+00  1.000000e+00  1.000000e+00

          P90           P93
1.000000e+00  1.000000e+00
```

これは元の p 値に検定数の 47 を掛けた数値であることは簡単にわかる．例え
ば，最小の p 値 3.73×10^{-12} に 47 を掛ければ，調整 p 値の 1.75×10^{-10} が
得られる．ただし，$0 \leq p$ 値 ≤ 1 であるため 1 より大きい調整 p 値は 1 とす
る．この調整結果より，先に棄却した帰無仮説の一部しか棄却できないことが
わかる．

```
> names(PrMutSub)[PvecAdj < 0.05]

[1] "P11" "P30" "P48" "P55" "P76" "P82" "P88" "P89"
```

4.2.2 Tukey 法と Scheffe 法

Tukey のスチューデント化範囲検定（**Tukey's studentized range test**，
以下 Tukey 法と呼ぶ）はもう 1 つの多重検定法であり，複数群間の平均値を比較
するのに役立つ（Tukey, 1977）．例として以下の分散分析モデルを取り上げる．

$$Y_{ij} = \alpha + \mu_i + \epsilon_{ij} \tag{4.13}$$

ここで，Y_{ij} は j 番目の個体に処置 i を施した場合の形質の測定値であり，α は全平均，μ_i は処置 i を受けた群の全平均からの偏差を表すものとする（$i = 1, \ldots, m$ および $j = 1, \ldots, n_i$）．この場合，通常は処置群間で平均値が等しいか調べる F 検定を行うが，これは正式には帰無仮説 $H_0 : \mu_1 = \mu_2 = \ldots = \mu_m$ に関する検定に他ならない．この検定が有意となり帰無仮説の誤りがわかれば，次に平均値の異なる処置群の同定に興味が移る．この場合，「M 群から 2 群を選ぶ」組合せの数だけ帰無仮説 $H_0 : \mu_i = \mu_j (i \neq j)$ を検定することになる．

この場合には Tukey 法を用いるのが適当である．元々この手法は処置群のサンプルサイズがすべて等しい場合に向けて考案されたので，ここでもまずは $n_i = n \, (i = 1 \ldots m)$ と仮定する．このとき，各帰無仮説 $H_0 : \mu_i = \mu_j \, (i \neq j)$ の検定統計量は以下のようになる．

$$t_s = \frac{\sqrt{2\widehat{D}}}{\sqrt{\mathrm{Var}[\widehat{D}]}} \sim q_{m,(m \times n)-m} \tag{4.14}$$

ここで，$\widehat{D}$ は i 群と j 群のサンプル平均の差である．この t_s は以下のように表すこともできる．

$$t_s = \frac{\sqrt{n}\widehat{D}}{\sqrt{MSE}} \sim q_{m,(m \times n)-m} \tag{4.15}$$

ここで，MSE は分散分析モデルにおける平均二乗誤差である．この検定統計量は，自由度 m および $(m \times n) - m$ をとるスチューデント化範囲の分布に従う．この統計量は，独立した 2 群の平均値を比較するのに用いる 2 サンプル t 検定で用いる統計量によく似ている．特に，2 サンプル t 検定で 2 群のサンプルサイズが等しい場合の統計量を t とすると，$t_s = \sqrt{2}t$ となる．Tukey 法における検定数の調整は，スチューデント化範囲の統計量 t_s の自由度の部分で行われる．自由度 m が増えるほど $q_{m,(m \times n)-m}$ の棄却限界値も大きくなり，帰無仮説を棄却しにくくなる．言い換えると，検定数が増えるほど偶然による検定統計量の変動も増すので，それに対処するため棄却する基準が厳しくなる．

一般集団を用いた関連研究では，すべての遺伝子型の間で形質が等しいか検定するのが一般的である．例として乳がんの発症年齢を形質とし，遺伝子型 $A_1 A_1$，$A_1 A_2$，$A_2 A_2$ をもつ SNP を考えることにする．ここで，各遺伝子型をもつ個体の乳がん発症年齢の母平均をそれぞれ μ_1，μ_2，μ_3 とすれば，帰無仮説は $H_0 : \mu_1 = \mu_2$，$H_0 : \mu_2 = \mu_3$，$H_0 : \mu_1 = \mu_3$ となる．この場合，各遺伝子型をもつ個体数が等しいことは普通ないので，Tukey 法を拡張した Tukey-Kramer 法が必要になるが，これは式 (4.15) の n を 2 つのサンプルサイズの調和平均 $n_{ij} = 2(1/n_i + 1/n_j)^{-1}$

に置き換えたものにすぎない．この手法の使い方を以下の例題に示す．

例題 4.2（Tukey 法） 再び例題 2.5 に戻り，FAMuSS データを用いて，運動トレーニング前後での非利き腕筋力のパーセント変化率を示す変数 NDRM.CH と resistin_c180g SNP との関連を考えることにする．R の ptukey( ) 関数と qtukey( ) 関数は，群間のサンプルサイズが等しいとする仮定を置くため，アンバランスデータにも使える TukeyHSD( ) 関数を使うことにする．多重検定を調整する前の解析結果は以下のようであった．

```
> attach(fms)
> Trait <- NDRM.CH
> summary(lm(Trait~resistin_c180g))

Call:
lm(formula = Trait ~ resistin_c180g)

Residuals:
    Min      1Q  Median      3Q     Max
-56.054 -22.754  -6.054  15.346 193.946
Coefficients:
                  Estimate Std. Error t value Pr(>|t|)
(Intercept)         56.054      2.004  27.973   <2e-16 ***
resistin_c180gCG    -5.918      2.864  -2.067   0.0392 *
resistin_c180gGG    -4.553      4.356  -1.045   0.2964
---
Signif. codes:  0 *** 0.001 ** 0.01 * 0.05 . 0.1   1

Residual standard error: 33.05 on 603 degrees of freedom
  (791 observations deleted due to missingness)
Multiple R-squared: 0.007296,      Adjusted R-squared: 0.004003
F-statistic: 2.216 on 2 and 603 DF,  p-value: 0.1100
```

この出力結果より，平均筋力変化率を野生型ホモ接合の CC 遺伝子型と CG 遺伝子型をもつ個体とで比較する Wald 検定によって，有意な p 値 $= 0.039$ が得られることがわかる．この回帰係数の推定値 -5.92 より，平均筋力変化率は CC 遺伝子型より CG 遺伝子型をもつ個体の方が低いことが示される．ここで，Tukey 法を用いることで多重検定に対する調整 p 値が得られる．

110   第 4 章　多重比較法

```
> TukeyHSD(aov(Trait~resistin_c180g))

  Tukey multiple comparisons of means
    95% family-wise confidence level

Fit: aov(formula = Trait ~ resistin_c180g)

$resistin_c180g
          diff        lwr       upr    p adj
CG-CC -5.917630 -12.645660  0.8103998 0.0977410
GG-CC -4.553042 -14.788156  5.6820721 0.5486531
GG-CG  1.364588  -8.916062 11.6452381 0.9478070
```

この結果でも，CG 遺伝子型と CC 遺伝子型をもつ個体間の平均値の差は -5.92 である．しかし，Tukey 法を用いた検定結果（p 値 $= 0.098$）からは両遺伝子型間に有意な差は認められない．

　FWER を制御する手法としてよく使われるもう 1 つの手法として Scheffe 法がある．この手法と Tukey 法とでは用いる仮説の集合が異なる．Tukey 法はすべての群間の平均値の差に関する多重検定法であったが，Scheffe 法は，すべての群の平均値の対比（contrast）に関する多重検定法である．Scheffe 法では平均値に関するあらゆる対比を考えるため，Tukey 法より扱う帰無仮説の集合はずっと大きい．一元配置分散分析での**対比**（**contrast**）は，各群の平均を表すパラメータの線形結合のうち，パラメータに掛かる係数の和がゼロになるものと定義される．これは，正式には以下のように表せる．

$$l = \sum_{i=1}^{m} \lambda_i \mu_i \tag{4.16}$$

ただし，$\sum_{i=1}^{m} \lambda_i = 0$ とする．例えば，上述の例では帰無仮説 $H_0 : \mu_i = \mu_j$ を考えたが，これは，$H_0 : \mu_i - \mu_j = 0$ に等しい．さらに，この帰無仮説は $H_0 : \boldsymbol{\lambda}^T \boldsymbol{\mu} = 0$ と書き直せる．ただし，$\boldsymbol{\mu} = (\mu_1, \ldots, \mu_m)^T$ は各群の平均値からなるベクトルであり，$\boldsymbol{\lambda}$ は i 番目の成分に 1，j 番目に成分に -1，それ以外の成分に 0 を取るベクトルである（つまり，$\lambda_i = 1$ かつ $\lambda_j = -1$）．このベクトル $\boldsymbol{\lambda}$ は係数ベクトルと呼ばれ，この例ではその成分の和はゼロとなる．以上より，$l = \boldsymbol{\lambda}^T \boldsymbol{\mu}$ は対比であると言える．対比を用いて検定できる仮説はたくさんある．例えば，対比に関する帰無仮説としては，

$$H_0 : \frac{\mu_i + \mu_j}{2} - \frac{\mu_k + \mu_l}{2} = 0, \quad i \neq j \neq k \neq l \tag{4.17}$$

があげられる. この例では, $\lambda_i = \lambda_j = 1/2$ かつ $\lambda_k = \lambda_l = -1/2$ と定める. ここで, 各群の平均値のあらゆる対比からなる集合を $\mathcal{L}$ とする. 上述したように, この集合にはあらゆる群間の平均値の差や, 式 (4.17) など様々な対比が含まれる. Scheffe 法は FWER を制御する多重検定法であり, $\mathcal{L}$ の成分がゼロとなる (訳注: つまり, あらゆる対比 = 0 となる) 帰無仮説を検定する場合に使える.

Scheff 法の F 検定統計量を考える前に, 比較のため式 (4.13) で考えた通常の分散分析モデルの F 検定統計量を取り上げる. 帰無仮説 $H_0 : \mu_1 = \mu_2 = \ldots = \mu_m$ の検定に関する F 検定統計量は以下のようであった.

$$F = \frac{\sum_i^m n_i (\bar{y}_i - \bar{y})^2 / (m-1)}{\mathrm{MSE}} \sim F_{m-1, \Sigma_i n_i - m} \tag{4.18}$$

ここで, $\bar{y}_i$ は i 群のサンプル平均, $\bar{y}$ はサンプルの全平均である. また, MSE は分散分析モデルから得られた平均二乗誤差である. 次に, ある 1 つの対比: $H_0 : \boldsymbol{\lambda}^T \boldsymbol{\mu} = 0$ の検定に関する Scheffe 法の F 検定統計量を作るため, まずベクトル $\boldsymbol{\rho}$ を以下のように定める.

$$\boldsymbol{\rho}^T = \left(\frac{\lambda_1}{n_1} \mathbf{1}_{n_1}^T, \ldots, \frac{\lambda_m}{n_m} \mathbf{1}_{n_m}^T \right) \tag{4.19}$$

ここで, $\mathbf{1}_{n_i}$ は 1 を成分にとる $n_i \times 1$ 行列 (ベクトル) であり, n_i は i 群の個体数である. このとき, Scheffe 法では式 (4.18) を少し改変した以下のような F 統計量を用いる.

$$F_s = \frac{\frac{(\boldsymbol{\rho}^T \boldsymbol{Y})^2}{\boldsymbol{\rho}^T \boldsymbol{\rho}} / (m-1)}{\mathrm{MSE}} \sim F_{m-1, \Sigma_i n_i - m} \tag{4.20}$$

ここでも, 多重比較の調整は検定統計量の分子の自由度 $m-1$ を通じて行われる (訳註: 式 (4.20) の分子の $(\boldsymbol{\rho}^T \boldsymbol{Y})^2 / \boldsymbol{\rho}^T \boldsymbol{\rho} = (\sum_i^m \lambda_i \bar{y}_i)^2 / (\sum_i^m \lambda_i^2 / n_i)$ と表せる). ここで例として, $m = 5$ 群で各群のサンプルサイズが $n = 20$ の場合を考えてみよう. このとき, 通常の分散分析で, 帰無仮説 $H_0 : \mu_1 = \mu_2 = \cdots = \mu_5$ を有意水準 $\alpha = 0.05$ で検定するものとする. この場合の F 統計量の棄却限界値は, 式 (4.18) より $F_{4, 100-5} = 2.47$ である. 次に, 帰無仮説 $H_0 : \mu_1 = \mu_2$ (μ_3, μ_4, μ_5 には制約なし) を考える. この検定を $\lambda_1 = 1$ かつ $\lambda_2 = -1$, $\lambda_3 = \lambda_4 = \lambda_5 = 0$ の Scheffe 法を用いて検定する場合も, その棄却限界値は分散分析の場合と同じく $F_{4, 100-5} = 2.47$ となる. つまり, 群の数と各群のサンプルサイズが等しければ, Sheffe 法で用いる対比がどのようなものであろうと両検定で用いる棄却限界

112 第4章 多重比較法

値は等しい. ここで, 「式 (4.19) の $F_s \leq$ 式 (4.18) の F」は常に成り立つので, 分散分析で有意なら Scheffe 法でも必ず有意になることに注意が必要である (訳註: シュワルツの不等式を用いて証明できる). R で Scheffe 法を実行する関数を入手するのは難しいが, 既存の関数と上述の数式を用いて Scheffe 法の解析を行うのは簡単であり, これは読者への課題とする.

4.2.3 FDR の制御

4.1.2 項で触れたように, 遺伝学研究において直感的にわかりやすいもう 1 つの過誤率の指標が FDR である. ここでは FDR を制御する手法として, まずは, その考案者名に由来する BH 法 (Benjamini and Hochberg 1995) を説明する. ここでも, まずは独立した帰無仮説 $H_0^1, H_0^2, \ldots H_0^m$ の検定を考え, その p 値をそれぞれ $p_1, p_2, \ldots, p_m$ とする. さらに, ここでは FDR を有意水準 q に制御したいものとする. BH 法は以下の 3 ステップにまとめられる.

アルゴリズム 4.1：FDR 制御法 (BH 法)

1. 以下のように昇順に並べた p 値を $p_{(1)}, \ldots, p_{(m)}$ とし,

$$p_{(1)} \leq \ldots \leq p_{(m)}$$

各 p 値に対応する帰無仮説を $H_0^{(1)}, H_0^{(2)}, \ldots H_0^{(m)}$ とする.

2. k を以下のように定める.

$$k = \max\left\{i : p_{(i)} \leq \frac{i}{m}q\right\} \tag{4.21}$$

3. $H_0^{(1)}, H_0^{(2)}, \ldots H_0^{(k)}$ を棄却する.

(訳註：式 (4.5) より FDR $= \mathrm{E}(V/R)$ であった. 表 4.2 より m_0 個ある真の帰無仮説についての検定から得られた p 値は一様分布となる. ここで有意水準 $\alpha = p_{(i)}$ の検定を考えると, 有意となる帰無仮説は i 個なので $R = i$ となる. また, 真の帰無仮説 m_0 個のうち誤って有意とする仮説数 $V = \alpha \times m_0 = p_{(i)} \times m_0$ となる. ここで, m_0 の正確な値はわからないが, $m_0 \leq m$ より FDR $= p_{(i)} \times m_0/i \leq p_{(i)} \times m/i$ となる. したがって, $p(i) \times m/i \leq q$ が成り立てば FDR が q に制御できることになる. これより式 (4.21) が得られる).

例えば, 10 個の SNP と疾患の有無との関連について検定したいものとする.

簡単のため，各 SNP は別々の遺伝子にあり，各検定は独立だと仮定する．さらに，SNP の主効果のみに関心があり，交互作用には関心がないものとする．この場合，各 SNP（$i = 1, \ldots, 10$）に関する 2×3 分割表を作り，2.2.1 項で述べた帰無仮説 $H_0 : OR_i = 1$ に関する χ^2 検定統計量を計算する．こうして得られた p 値を昇順に並べれば，

$$0.001 \quad 0.012 \quad 0.014 \quad 0.122 \quad 0.245$$
$$0.320 \quad 0.550 \quad 0.776 \quad 0.840 \quad 0.995$$

となるものとする．Bonferroni 法では調整後の有意水準は $\alpha^* = 0.05/10 = 0.005$ となり，$H_0^{(1)}$ のみが棄却される．一方，BH 法では昇順に並べた i 番目の p 値を，以下の $\alpha_i^* = 0.05(i/10)$ と比較する．

$$0.005 \quad 0.010 \quad 0.015 \quad 0.020 \quad 0.025$$
$$0.030 \quad 0.035 \quad 0.040 \quad 0.045 \quad 0.050$$

式 (4.21) の k は，$p_{(i)} \leq \alpha_i^*$ を満たす i の最大値である．この例では $p_{(3)} = 0.014 < 0.015$ であり，$i > 3$ では $p_{(i)} > \alpha_i^*$ となるので，$k = 3$ となる．これより，BH 法では，帰無仮説 $H_0^{(1)}$, $H_0^{(2)}$, $H_0^{(3)}$ が棄却される．ここで，$p_{(2)} = 0.012$ は $\alpha_i^* = 0.010$ より小さくないが，これより上の $p_{(3)}$ が棄却域に入るため $k = 3$ の判定には関係しないことに注意が必要である．この手法は，各検定ごとに有意水準が異なるため，**ステップダウン法**（**step-down adjustment**）と呼ばれる．

棄却域を決める代わりに，調整 p 値を計算することもできる．その計算は 2 ステップからなる．まず，調整 p 値を $p_{(i)}^{adj} = p_{(i)} m/i$ より計算する．次に，調整 p 値が昇順に並ぶように，$p_{(i)}^{adj} = min_{j \geq i}(p_{(j)}^{adj})$ にしたがい調整 p 値を更新する．BH 法の応用と調整 p 値の計算について以下の例題に示す．

例題 4.3（BH 法） ここでは，例題 4.1 の Vicro データの解析結果をふり返ることにする．例題 4.1 では，複数の t 検定を行い，その未調整 p 値からなるベクトルを Pvec と名づけた．BH 法による調整 p 値を求めるには，上述の 2 ステップを Pvec に当てはめる．以下のスクリプトでは，まず降順に調整 p 値を並べ替えてから $(m/m.m/(m-1), \ldots, m/2, m/1)$ を掛けているが，これは，調整 p 値を大きさの順に並べるのに cummin( ) 関数を使うためである．

114　第 4 章　多重比較法

```
> Pvec <- as.vector(Pvec)
> m <- length(Pvec)
> BHp <- sort(Pvec,decreasing=T)*m/seq(m,1)
> sort(cummin(BHp))
 [1] 1.754275e-10 2.298846e-08 2.244200e-05 2.686866e-05 5.404499e-05
 [6] 6.990477e-04 2.800943e-03 5.581605e-03 5.729603e-03 5.729603e-03
     ...
[41] 5.946157e-01 5.946157e-01 5.946157e-01 7.132296e-01 7.309314e-01
[46] 8.225370e-01 9.938846e-01
```

BH 法で有意となる座位を以下に記す．ここでは，調整 p 値を元の順番に戻していることに注意．

```
> BHp[order(Pvec,decreasing=T)] <- cummin(BHp)
> names(PrMutSub)[BHp < 0.05]
 [1] "P11" "P30" "P43" "P46" "P47" "P48" "P54" "P55" "P60" "P61" "P67"
[12] "P69" "P76" "P82" "P84" "P85" "P88" "P89"
```

BH 法で有意になるのは名目上有意であった座位の一部にすぎないが，この解析法は例題 4.1 のボンフェローニ法ほど保守的ではない．最後に，上と同じ調整 p 値は，p.adjust( ) 関数で method = "BH" と指定しても得られる．

```
> sort(p.adjust(Pvec, method="BH"))
 [1] 1.754275e-10 2.298846e-08 2.244200e-05 2.686866e-05 5.404499e-05
 [6] 6.990477e-04 2.800943e-03 5.581605e-03 5.729603e-03 5.729603e-03
     ...
[41] 5.946157e-01 5.946157e-01 5.946157e-01 7.132296e-01 7.309314e-01
[46] 8.225370e-01 9.938846e-01
```

□

FDR を制御する BH 法は，帰無仮説が正しい場合に各検定統計量が独立であることを仮定する．後に Benjamini and Yekutieli (2001) は，この手法は帰無仮説が正しい場合に検定統計量が positively regression dependent (PRD) である場合にも FDR を制御することを示した．PRD という概念は本書の守備範囲を超えるが，やる気のある読者には引用文献を読むことを勧める．Benjamini and Yekutieli (2001) は PRD が成り立たない場合にも FDR を制御するよう BH 法を拡張した．その手法は，式 (4.21) の q を $\tilde{q} = q/\sum_{i=1}^{m}(1/i)$ で置き換えるだけであり，Benjamini and Yekutieli (BY) 法と呼ぶ．この手法の使い

4.2 シングルステップ法とステップダウン法　　115

方を以下の例題に示す.

例題 4.4（BY 法）　ここでも，例題 4.1 の p 値ベクトルを使い，以下のように `p.adust( )` 関数を用いて BY 法を用いる.

```
> BYp <- p.adjust(Pvec, method="BY")
> sort(BYp)
 [1] 7.785410e-10 1.020220e-07 9.959678e-05 1.192422e-04 2.398497e-04
 [6] 3.102348e-03 1.243048e-02 2.477096e-02 2.542777e-02 2.542777e-02
     ...
[41] 1.000000e+00 1.000000e+00 1.000000e+00 1.000000e+00 1.000000e+00
[46] 1.000000e+00 1.000000e+00
```

こうして得られた p 値は，例題 4.3 の BH 法から得られた p 値より保守的であり，有意な関連を示す座位は以下のようになる.

```
> names(PrMutSub)[BYp < 0.05]
 [1] "P11" "P30" "P43" "P48" "P54" "P55" "P60" "P61" "P76" "P82" "P85"
[12] "P88" "P89"
```

□

4.2.4　q 値

　q 値は FDR 概念に基づくもう 1 つの有意性の指標であり，最近 GWAS 向けに提案されたものである（Storey 2002 2003; Storey and Tibshirani 2003）. q 値を定める前に，まず **pFDR（positive FDR）**を導入する. pFDR は正式には，

$$pFDR = E\left[\frac{V}{R} \;\middle|\; R > 0\right] \tag{4.22}$$

と定義され，式 (4.6) を振り返ればわかるように，FDR と異なるのは $Pr(R > 0)$ を掛けていない点である. FDR とは異なるこの指標が考案されたのは，少なくとも 1 度は有意な結果が生じるという条件を付けるのが直感的にわかりやすいからである. しかし，帰無仮説が正しい割合（表 4.2 の m_0/m）が 1 の場合，pFDR も同じく 1 となるため，伝統的な意味で pFDR を制御することはできない. つ

まり，すべての帰無仮説が正しい場合には pFDR < 1 となることはない（訳註：伝統的な検定では，帰無仮説が正しいという条件の下で帰無仮説を棄却する確率（FWER）を制御する．したがって，すべての帰無仮説が正しい場合に常に 1 となる pFDR は FWER を制御できない）．FDR にはこのような欠点がないが，q 値もこの欠点をもたない．具体的には，まず許容できる過誤率を設定し，それに応じた棄却限界値を求めるのではなく，pFDR を用いた場合の p 値に対応する値として q 値を定めるのだ．

p 値の定義は，帰無仮説が正しい場合に，検定統計量が観測値以上に極端な値を取る確率であることを思い出そう．正式には，検定統計量の観測値 $T = t$ に対応する p 値は以下のように表すことができる．

$$p(t) = \inf_{\{\Gamma : t \in \Gamma\}} Pr(T \in \Gamma | H_0) \qquad (4.23)$$

ここで，inf は集合の下限であり，$\{\Gamma : t \in \Gamma\}$ は，検定統計量の観測値 t を含む棄却域の集合である．例えば，$c < t$ を満たすすべての実数値については，$\{\Gamma\} = [c, \infty)$ と定められる（訳註：ここでは片側検定を考えている）．つまり，p 値とは，帰無仮説の下で棄却域がとる確率のうち検定統計量の観測値が棄却域に含まれる場合の最小確率（第 1 種の過誤率の最小値）とみなせる．反対に，p 値の棄却域の集合は，$\{\Gamma\} = \{[0, \gamma] : \gamma \geq 0\}$ となる．この詳細については Lehmann (1997) を参照のこと．

q 値も同様に，検定統計量の観測値を棄却できる pFDR の下限と定義でき，正式には以下のように表すことができる．

$$q(t) = \inf_{\{\Gamma : t \in \Gamma\}} pFDR(\Gamma) \qquad (4.24)$$

直感的に言えば，q 値は検定統計量の観測値 $T = t$ を棄却できる最小の pFDR に該当し，検定統計量を棄却できる第 1 種の過誤率の最小値という p 値の定義にうまく対応する．興味のある読者は，q 値をベイズ流の p 値とみなす解釈について Storey (2003) を参照のこと．

FDR 法と同じく，q 値が最も有効に使えるのは検定数（表 4.2 の m）が多い場合である．この場合，少なくとも 1 つの検定が有意となる確率 $Pr(R > 0)$ は 1 に近づく．帰無仮説の中で正しい仮説の割合 m_0/m を指すチューニングパラメータ λ を 0 にすれば，q 値は FDR 法 (4.2.3 項) による調整 p 値と等しくなる．しかし，この q 値は保守的なので最適な λ を選ぶべきである．R で q 値を計算するには，qvalue パッケージの qvalue( ) 関数を以下のように用いればよい．

例題 4.5(q 値の計算) q 値は,qvalue パッケージの qvalue( ) 関数を使って求める.ここでも例題 4.1 の p 値ベクトルを使い,チューニングパラメータ λ をゼロに設定すれば例題 4.3 と同じ調節 p 値が得られる.

```
> library(qvalue)
> sort(qvalue(Pvec,lambda=0)$qvalues)

 [1] 1.754275e-10 2.298846e-08 2.244200e-05 2.686866e-05 5.404499e-05
 [6] 6.990477e-04 2.800943e-03 5.581605e-03 5.729603e-03 5.729603e-03
               ...
[41] 5.946157e-01 5.946157e-01 5.946157e-01 7.132296e-01 7.309314e-01
[46] 8.225370e-01 9.938846e-01
```

λ を使わずに,ブートストラップ法を使うと(pi0.method="bootstrap"),上の例ほど保守的でない q 値が以下のように推定できる.

```
> sort(qvalue(Pvec,pi0.method="bootstrap")$qvalues)

 [1] 2.488334e-11 3.260774e-09 3.183262e-06 3.811158e-06 7.665956e-06
 [6] 9.915570e-05 3.972969e-04 7.917170e-04 8.127096e-04 8.127096e-04
               ...
[41] 8.434265e-02 8.434265e-02 8.434265e-02 1.011673e-01 1.036782e-01
[46] 1.166719e-01 1.409765e-01
```

この場合,IDV と NFV の倍数耐性の差について有意な関連を示す座位がより多く得られる.また,表 4.2 に示すとおり m_0 と m をそれぞれ真の帰無仮説数および帰無仮説の総数とすれば,以下のように qvalue( ) 関数を使って正しい帰無仮説の推定割合 m_0/m を得ることもできる.

```
> qvalue(Pvec,pi0.method="bootstrap")$pi0

[1] 0.1418440
```

□

4.3 リサンプリング法

リサンプリング法は,これまでに述べてきたシングルステップ法やステップダ

ウン法とは異なり，観測データから何度も標本抽出を繰り返す手法である．リサンプリング法の利点は，複数の帰無仮説間の未知の相関構造を考慮に入れられることである．まず，Westfall and Young（1993）による **FSDR（free step-down resampling）法** という人気の手法について説明し，一般集団を用いた関連研究で共変量をともなう場合に FSDR 法をどのように用いるかについて述べる．この手法は部分帰無仮説不変性という強い仮定を前提とするが，これが成立しない状況もある．そこで，この仮定を緩めた，Pollard and van der Laan（2004）による手法についても論じる．

4.3.1 FSDR 法

ここでも，m 個の帰無仮説 $H_0^1, H_0^2, \ldots H_0^m$ の検定を考える．例えば，この j 番目の帰無仮説としては，「j 番目の SNP と疾患重症度指標とは関連がない」などが考えられる．リサンプリング法の考え方とは，観測データから標本抽出を繰り返すことで，完全帰無仮説 H_0^C の下での検定統計量（もしくは p 値）の分布をシミュレートできるというものである．ここで，完全帰無仮説の定義は，

$$H_0^C = H_0^1 \cap H_0^2 \cap \ldots \cap H_0^m \tag{4.25}$$

であることを思い出そう．ここで，$\cap$ は共通集合を表す．つまり，完全帰無仮説とは，すべての帰無仮説が正しい状況を指す．次に，こうして得られた検定統計量（または p 値）の経験分布とその観測値とを比較することで，検定の有意性を判定できる．さて，**部分帰無仮説不変性（subset pivotality）** 条件とは，どのような帰無仮説の組合せが正しい場合にも検定統計量の分布が等しくなることを指す．つまり，この条件下ではどの部分帰無仮説が正しい場合にも検定統計量の分布は不変となる．特に，この仮定の下では帰無仮説の真偽についてのあらゆるシナリオの下で，複数の検定統計量間の共分散が等しくなる．ここで重要なのは，部分帰無仮説不変性を前提とすれば，完全帰無仮説の下で過誤を制御すれば，真のデータ発生分布の下で過誤を制御できるということである．FSDR 法ではこの条件を前提にしており，ここではまず量的形質について説明を行い，次いで 2 値形質への応用と交絡因子や効果修飾因子を含める場合について述べる．

FSDR 法は以下の 3 ステップを踏む．

アルゴリズム 4.2：FSDR（MaxT）法

1. このステップでは，検定統計量と p 値の「観測値」を定める．まず，遺伝子型変数を $x_j (j = 1, \ldots, m)$ とし，表現型変数を y とする．観測データに

基づき，以下の線形モデル $(i = 1, \ldots, n)$

$$y_i = \beta_0 + \beta_1 x_{i1} + \ldots + \beta_m x_{im} + \epsilon_i \qquad (4.26)$$

を設ける．ただし，n はサンプルサイズで $\varepsilon_i \sim N(0, \sigma^2)$ とする（これ以外のモデルについては後述）．第 2 章で述べた最小二乗法を用いて，パラメータベクトル $\boldsymbol{\beta} = (\beta_0, \beta_1, \ldots, \beta_m)^T$ の推定値 $\widehat{\boldsymbol{\beta}}$ を得る．さらに，各 β_j に対して，帰無仮説 $H_0 : \beta_j = 0$ に関する検定統計量 T_j とその p 値 p_j を求める．例えば，T_j が 2.2.3 項で述べた Wald 検定統計量の場合は，$p_j = Pr(|T_j| > t_{(n-1),(1-\alpha)/2})$ となる．この検定統計量と p 値はデータから得られたものなので，検定統計量と p 値の「観測値」と呼ぶことにする．ここで，この検定統計量の絶対値を昇順に並べたものを，$|T|_{(1)}, \ldots, |T|_{(m)}$ とする．

2. このステップでは，完全帰無仮説の下で昇順に並べた検定統計量の（近似）分布を作る．このために，まずステップ 1 で用いたモデルを用いて残差 $\widehat{r_i} = y_i - [1\,\mathbf{x}_i^T]\widehat{\boldsymbol{\beta}}$ を求める．ただし，$\mathbf{x}_i^T = (x_{i1}, \ldots, x_{im})$ とする．ここで，この残差を反復抽出することによってブートストラップサンプルを作る．つまり，$\widehat{r_i^*}$ を元の残差集合 $\widehat{r_1}, \ldots, \widehat{r_n}$ から反復抽出したものとして，$y_i^* = \widehat{r_i^*} (i = 1, \ldots, n)$ とするのだ（訳註：ここでは完全帰無仮説 $\boldsymbol{\beta} = \mathbf{0}$ の条件下なので $y_i^* = [1\,\boldsymbol{x}_i^T]\boldsymbol{\beta} + \widehat{r_i^*} = \widehat{r_i^*}$ となる）．こうして新たに得られたデータ $y_1^*, \ldots, y_n^*$ を新しい目的変数とし，もとのデザイン行列 X と式 (4.26) のモデルを再度用いて検定統計量を求め，その絶対値をもとの検定統計量と同じ順序に並べたものを $|T|_{(1)}^*, \ldots, |T|_{(m)}^*$ と記す（$|T|^*$ は必ずしも昇順にはならないことに注意）．こうして得られた検定統計量は，完全帰無仮説に基づく分布から得られた実現値となる．

3. このステップでは，完全帰無仮説の下での検定統計量の分布とその「観測値」とを比較し，調整 p 値を得る．上記ステップ 2 のリサンプリングを B 回繰り返し，B 個のブートストラップサンプルを得る．次に各サンプル内で以下のように順に最大値をとり，

$$
\begin{aligned}
q_1^* &= |T|_{(1)}^* \\
q_2^* &= \max(q_1^*, |T|_{(2)}^*) \\
q_3^* &= \max(q_2^*, |T|_{(3)}^*) \\
&\ \ \vdots \\
q_m^* &= \max(q_{(m-1)}^*, |T|_{(m)}^*)
\end{aligned}
\qquad (4.27)
$$

$q_j^* > |T|_{(j)}$ であるか判定する．つまり，j 番目の検定統計量の「観測値」が，完全帰無仮説の下で作られた j 番目の検定統計量より小さいか調べるのだ．このとき，調整 p 値 $\tilde{p}_j(j = 1, \ldots, m)$ は，B 個のブートストラップサンプルのうちこの不等式が成り立つ割合として定まり，正確には以下のように表せる．

$$\tilde{p}_{(j)} = \frac{1}{B} \sum_{b=1}^{B} I\left(q_j^{*(b)} > |T|_{(j)}\right) \tag{4.28}$$

ここで，$I(\cdot)$ は指示関数であり，括弧内が真ならば 1，偽なら 0 をとる．また，b はある特定のブートストラップサンプルを示す．最後に，こうして得られた調整 p 値を降順に並べるため，以下の最終ステップを踏む．

$$
\begin{aligned}
\tilde{p}_{(m)}^* &= \tilde{p}_{(m)}^* \\
\tilde{p}_{(m-1)}^* &= \max(\tilde{p}_{(m)}^*, \tilde{p}_{(m-1)}^*) \\
&\vdots \\
\tilde{p}_{(1)}^* &= \max(\tilde{p}_{(2)}^*, \tilde{p}_{(1)}^*)
\end{aligned} \tag{4.29}
$$

ここで特記すべきは，部分帰無仮説不変性条件の下で，この手法により FWER の強い制御が可能であることが Westfall and Young（1993）により示されたことである．この手法は $maxT$ 法とも呼ばれるが，ステップ 3 の式 (4.27) の検定統計量を p 値に置き換え，順に最小値を取れば $minP$ 法となる．以下の例題では，この手法を用いるのに直接プログラムしているが，FSDR 法の計算には multtest パッケージの mt.maxT( ) 関数や mt.minP( ) 関数を使うこともできる．しかし，もともと遺伝子発現データ向けに作られたこれらの関数は，SNP 関連研究データには使いづらい．なぜなら，遺伝子発現データの解析では遺伝子の発現量を表す連続変数が説明変数になるが，SNP 関連解析では SNP を表すカテゴリ変数が説明変数になるからである．

例題 4.6（FSDR 法） FAMuSS データに戻り，actn3 遺伝子の 4 つの SNP の遺伝子型がそれぞれ変異アレルのホモ接合であることと非利き腕筋力変化率との関連を考える．まず，各 SNP に変異アレルが 2 つあることを示す 4 つの指示変数を含む線形モデルを用いる．

4.3 リサンプリング法 121

```
> attach(fms)
> Actn3Bin <- data.frame(actn3_r577x!="TT",actn3_rs540874!="AA",
+              actn3_rs1815739!="TT",actn3_1671064!="GG")
> Mod <- summary(lm(NDRM.CH~.,data=Actn3Bin))
> Mod

Call:
lm(formula = NDRM.CH ~ ., data = Actn3Bin)

Residuals:
    Min      1Q  Median      3Q     Max
-55.181 -22.614  -7.414  15.486 198.786

Coefficients:
                          Estimate Std. Error t value Pr(>|t|)
(Intercept)                 54.700      3.212  17.028   <2e-16 ***
actn3_r577x.....TT.TRUE    -12.891      4.596  -2.805   0.0052 **
actn3_rs540874.....AA.TRUE  10.899     11.804   0.923   0.3562
actn3_rs1815739.....TT.TRUE 27.673     17.876   1.548   0.1222
actn3_1671064.....GG.TRUE  -29.166     17.516  -1.665   0.0964 .
---
Signif. codes:  0 *** 0.001 ** 0.01 * 0.05 . 0.1   1

Residual standard error: 32.93 on 591 degrees of freedom
  (801 observations deleted due to missingness)
Multiple R-squared: 0.01945,     Adjusted R-squared: 0.01281
F-statistic:  2.93 on 4 and 591 DF,  p-value: 0.02037
```

FSDR 法の第 1 ステップは検定統計量の「観測値」を得ることである．この出力結果より，その「観測値」はそれぞれ -2.81, 0.923, 1.55, -1.67 であることがわかる．次に，以下のようにこの絶対値を取り，昇順に並べる．

```
> TestStatObs <- Mod$coefficients[-1,3]
> Tobs <- as.vector(sort(abs(TestStatObs)))
```

この解析では，遺伝子型もしくは形質の欠測により $n = 801$ 個体分のデータが除外されている．したがって，リサンプリングを行う前に解析に使われたデータを取り出す必要がある．さらに，元の検定統計量の絶対値の順位を記録しておく必要もある．これを行うには以下のようにすればよい．

122　第 4 章　多重比較法

```
> MissDat <- apply(is.na(Actn3Bin),1,any) | is.na(NDRM.CH)
> Actn3BinC <- Actn3Bin[!MissDat,]
> Ord <- order(abs(TestStatObs))
```

FSDR 法の第 2 ステップでは，残差のリサンプリングを行い，完全帰無仮説の
下での検定統計量を求める必要がある．これを行うには以下のように for ルー
プを使えばよい．

```
> M <- 1000
> NSnps <- 4
> Nobs <- sum(!MissDat)
> TestStatResamp <- matrix(nrow=M, ncol=NSnps)
> for (i in 1:M){
+       Ynew <- sample(Mod$residuals, size=Nobs, replace=T)
+       ModResamp <- summary(lm(Ynew~., data=Actn3BinC))
+       TestStatResamp[i,] <- abs(ModResamp$coefficients[-1,3])[Ord]
+       }
```

for ループの繰り返しごとに，(1) モデル残差を反復抽出し，(2) そうして得
られたサンプルを新たなアウトカムとして線形モデルを用いた解析を行い，(3)
昇順に並べた検定統計量の観測値 Tobs に対応する検定統計量を保存する．こ
れより，完全帰無仮説の下での検定統計量からなる行列 TestStatResamp が
得られる．最終ステップでは，こうして得られた検定統計量の分布とその観測
値とを比較するために，この行列の行毎に cummax( ) 関数を用いて，順に最
大値をとる．

```
> Qmat <- t(apply(TestStatResamp, 1, cummax))
```

これより，調整 p 値を得るには以下のようにすればよい．

```
# Note that your code will result in slightly different
# values since we took a random sample above.

> Padj <- apply(t(matrix(rep(Tobs,M), NSnps)) < Qmat, 2, mean)
> Padj
[1] 0.310 0.203 0.203 0.034
```

こうして得られた p 値はすでに降順に並んでいるので，これ以上手をかける必

要はない．この解析より，actn_577x SNP の変異アレルのホモ接合個体は，そうでない個体より非利き腕筋力のパーセント変化率が有意に低いと結論できる（調整 p 値 $= 0.034$）．ここで注意すべきは，この解析では actn 遺伝子の他の SNP については調整しているが，人種・民族や年齢，性別など他の説明変数について調整していないということである．これらの説明変数に関する仮説を検定したければ，線形モデルにこれらの説明変数を組み込み，扱う検定統計量を SNP だけではなく共変量にまで広げればよい．

疾患の有無のような 2 値形質の場合は，このアルゴリズムに微修正が必要となる．この場合には，式 (4.26) の線形モデルの代わりに，以下のロジスティックモデルを使えばよい．

$$\mathrm{logit}(\pi_i) = \beta_0 + \beta_1 x_{i1} + \ldots + \beta_m x_{im} \qquad (4.30)$$

ただし，2.2.3 項で触れたように $\pi_i = Pr(y_i = 1 | x_i)$ である．この場合は，残差の集合からリサンプリングする代わりに，2 値変数 $y_i^*(i = 1, \ldots, n)$ を以下のように作る．

$$y_i^* = \begin{cases} 1 \text{ with probability } \widehat{\pi}_i \\ 0 \text{ with probability } 1 - \widehat{\pi}_i \end{cases} \qquad (4.31)$$

ここで，$\widehat{\pi}_i = \exp(\boldsymbol{x}_i^T \widehat{\boldsymbol{\beta}})/(1 + \exp(\boldsymbol{x}_i^T \widehat{\boldsymbol{\beta}}))$ である．ステップ 2 のリサンプリング部分をこのように修正することによって，2 値形質の場合にも上述の手法が使える．しかしここで重要なのは，Westfall and Young（1993）の第 6 章で指摘されるように，この場合には部分帰無仮説不変性が成り立たないことである．FSDR アルゴリズムの 2 値形質への応用は章末問題とする．

4.3.2 帰無仮説に制約を置かないブートストラップ法

上述のように FSDR 法は，完全帰無仮説の下でのリサンプリングを用いて，帰無仮説の下での検定統計量の分布（帰無分布）を正しく定めることができるという仮定を前提とするが，これが成り立つのは部分帰無仮説不変性が成り立つ場合のみである．ここで，部分帰無仮説不変性とは，正しい帰無仮説の組合せがどのような場合でも検定統計量の分布が等しくなることを指す．しかし，この条件が成り立たない場合には，別の多重検定法が必要となる．そこで，ここでは検定統計量の帰無分布を作るのに部分帰無仮説不変性が不要な，Pollard and van der Laan（2004）による**帰無仮説に制約を置かないブートストラップ法**（**null unrestricted**

bootstrap）を説明する．FSDR 法では，完全帰無仮説の下でリサンプリングして得られたデータを用いて検定統計量の分布を作ることを思い出そう．この手法ではその代わりに，元のデータをリサンプリングして得られた検定統計量の分布を中心化もしくは標準化することで，漸近的に（訳註：サンプルサイズが大きい場合に）FWER を強く制御することができる．

　正確に説明するため，データ X の真の発生分布を P とし，この場合における検定統計量 T の真の分布を $Q_n = Q_n(P)$ とする（右辺は Q_n が P の下での分布であることを示す）．検定では Q_n ではなく帰無分布 Q_0 を用いる．この手法で考慮するのは，真のデータ発生分布 P において真となる帰無仮説の集合（部分帰無仮説）だけであり，そのことを明示するため $Q_0 = Q_0(P)$ と記す（すべての部分帰無仮説が正しい場合を考える FSDR 法と異なることに注意）．ここで，真のデータ発生分布 P が未知なので $Q_0(P)$ も未知である．しかし，以下に示すブートストラップ法を使えば，$Q_0(P)$ の一致推定量（サンプルサイズが大きければ $Q_0(P)$ と一致する推定量）の Q_{0n} が得られる．平均値や相関係数の検定，線形および非線形モデル（ロジスティック回帰モデルや Cox 回帰モデルなど）の回帰係数の検定など幅広い検定において，検定統計量を中心化した（検定統計量からその平均を引いた）場合は $Q_0 = MVN(\mathbf{0}, \Sigma(P))$ となることが証明される．さらに，検定統計量を標準化した（中心化に加え，検定統計量の標準偏差で割った）場合は $Q_0 = MVN(\mathbf{0}, \rho(P))$ となる．ここで，MVN は多変量正規分布を表し，Σ は分散共分散行列を，ρ は相関行列を表す（訳註：この式の証明やこれが成り立つ検定統計量の条件，Q_{0n} によって FWER が漸近的に強く制御されることの証明については Pollard and van der Laan（2004）を参照．ただし，ここでの強い制御は真の部分帰無仮説だけに基づく FWER の制御を指すことに注意）．一方，完全帰無仮説の下でのデータ X の分布を P_0 とし，この場合に得られる検定統計量 T の分布を $Q_n(P_0)$ とする．例えば，4.3.1 項で述べた回帰モデルの残差をリサンプリングして得られる検定統計量の分布が $Q_n(P_0)$ に該当する．このとき，$Q_n(P_0) = MVN(\mathbf{0}, \Sigma(P_0))$ となるが，部分帰無仮説不変性が成り立たない $\Sigma(P_0) \neq \Sigma(P)$ の場合，$Q_n(P_0)$ は求めたい $Q_0 = MVN(\mathbf{0}, \Sigma(P))$ と等しくならない．一方，帰無仮説に制約を置かないブートストラップ法では FSDR 法に必要な部分帰無仮説不変性の仮定が不要となる．

　この手法の実際の使い方を見るために，もう一度式 (4.26) の線形モデルを用いて，帰無仮説 $H_0 : \beta_j = 0\,(j = 1, \ldots, m)$ の検定を行うものとする．この時，帰無仮説に制約を置かないブートストラップ法は以下の手順に従う．

> 4.3 リサンプリング法 125

アルゴリズム 4.3：帰無仮説に制約を置かないブートストラップ法

1. 式 (4.26) のモデルを用いて，β の最小二乗推定値 $\widehat{\beta}_n$ を求める.
2. 個体内の結び付きを壊さないように，$(y_i, \mathbf{x}_i)$ を復元抽出する.
3. ブートストラップサンプルを用いて β を推定し，これを $\beta_n^{\#1}$ とする. ただし，この j 番目の成分は j 番目の帰無仮説に対応する.
4. ステップ (2) - (3) を B 回繰り返し，$\beta_n^{\#1}, \ldots, \beta_n^{\#B}$ を保存する.
5. $\beta_n^{\#b}$ を標準化して，以下の検定統計量 $Z_n^{\#1}, \ldots, Z_n^{\#B}$ を得る.

$$Z_{jn}^{\#b} = (\beta_{jn}^{\#b} - \overline{\beta_{jn}^{\#}})/sd(\beta_{jn}^{\#}) \tag{4.32}$$

ただし，$Z_{jn}^{\#b}$ と $\beta_{jn}^{\#b}$ はそれぞれ $Z_n^{\#b}$ と $\beta_n^{\#b}$ の j 番目の成分であり，$\overline{\beta_{jn}^{\#}} = \sum_{b=1}^{B} \beta_{jn}^{\#b}/B$ と $sd(\beta_{jn}^{\#}) = \sum_{b=1}^{B}(\beta_{jn}^{\#} - \overline{\beta_{jn}^{\#}})^2/B$ はそれぞれ $\beta_{jn}^{\#b}$ の平均値と標準偏差の推定値である. この $Z_n^{\#b}$ の分布 $Q_{0n}^{\#b}$ は，データに条件付ければ Q_0 に収束する.
6. 以下を満たすように，有意性を示すカットオフ値のベクトル $c = (c_1, \ldots, c_m)$ を定める.

$$Pr\left[\sum_{j=1}^{m} I\left\{|Z_{jn}^{\#}| > c_j\right\} \geq 1\right] = \alpha \tag{4.33}$$

ここで，α は制御したい FWER の有意水準である.

この手法を以下の例題で示す.

例題 4.7（帰無仮説に制約を置かないブートストラップ法） ここでは，例題 4.6 のデータセットとモデルに対して，帰無仮説に制約を置かないブートストラップ法を用いる. まず，モデル Mod の回帰係数の推定値を定める.

```
> CoefObs <- as.vector(Mod$coefficients[-1,1])
```

次に，以下の for ループを使う. ここで，NSnps と Nobs, MissDat, Actn3BinC は例題 4.6 で定めた変数である.

126   第 4 章　多重比較法

```
B <- 1000
CoefB <- NULL
for (i in 1:B){
            SampID <- sample(1:Nobs,size=Nobs, replace=T)
            Ynew <- NDRM.CH[!MissDat][SampID]
            Xnew <- Actn3BinC[SampID,]
            CoefBoot <- summary(lm(Ynew~.,data=Xnew))
                                        $coefficients[-1,1]
      if (length(CoefBoot)==length(CoefObs)){
            CoefB <- rbind(CoefB,CoefBoot)
          }
      }
MBoot <- apply(CoefB,2,mean)
SEBoot <- apply(CoefB,2,sd)
TestStatBoot <- scale(CoefB,MBoot,SEBoot)
```

このプログラムでは最初に，各個体における形質と遺伝子型の結び付きを壊さ
ずに，ブートストラップサンプルを抽出する．次に，こうして得られたブート
ストラップサンプルに回帰モデルを当てはめ，回帰係数のベクトル $\beta_n^{\#}$ を計算
する．ここで注意すべきは，ブートストラップサンプルに 4 つの回帰係数すべ
てを推定するのに必要なデータが含まれていなければ，その解析結果を保存し
ないことであり，ここでは 1000 個のブートストラップサンプル中 11 個にそれ
が生じている．最終行の scale 関数はデータ行列を標準化するもので，行列
CoefB の各列から平均値ベクトル MBoot の各成分を引き，標準偏差ベクトル
SEBoot の各成分で割る操作を行う．最後に，以下のようにして有意性の閾値
を定める．

```
> for (cj in seq(2.7,2.8,.01)){
+       print(cj)
+       print(mean(apply(abs(TestStatBoot)>cj,1,sum)>=1,na.rm=T))
+       }
# Note that, depending on your sample,
# a different range for cj may be required

[1] 2.7
[1] 0.06471183
```

```
[1] 2.71
[1] 0.06268959
[1] 2.72
[1] 0.05965622
[1] 2.73
[1] 0.0586451
[1] 2.74
[1] 0.05662285
[1] 2.75
[1] 0.05460061
[1] 2.76
[1] 0.05257836
[1] 2.77
[1] 0.05055612
[1] 2.78
[1] 0.04954499
[1] 2.79
[1] 0.04954499
[1] 2.8
[1] 0.04853387
```

この出力結果より，4つの検定すべてについて有意性の閾値を 2.78 にすれば，第 1 種の過誤率が 0.05 未満になることがわかる．この閾値と例題 4.6 に示した検定統計量の観測値を比較することで，**actn3_577x** SNP が非利き腕筋力のパーセント変化率と有意に関連するという結論が再び得られる．

訳註：この解析は Bioconductor の `multtest` パッケージを使って以下のように行うこともできる．multtest パッケージのインストールについては巻末付録を，当パッケージの詳細についてはドキュメントを参照のこと．

```
library(multtest)
Result <- MTP(X= t(Actn3BinC), Y=NDRM.CH[!MissDat], B=1000,
              method="ss.maxT", test= "lm.YvsXZ", get.cutoff=T)
Result@cutoff                    # 棄却限界値 c_j を表示
```

4.4 新たな枠組み

4.1〜4.3 節では，過誤の指標と多重比較の調整法に着目したが，本節では検定数を減らす手法に目を向ける．まず最初に，連鎖不平衡構造を考慮に入れて有効

128 第 4 章 多重比較法

な検定数を求める Cheverud（2001）による手法を紹介する．次に，Goeman *et al.*（2004）と Foulkes *et al.*（2005）が，それぞれ独立に遺伝子発現データと SNP データ解析のために提案した包括検定法を扱うが，これはある特定の状況下で多重検定の調整を不要にする手法である．

4.4.1 有効な検定数

4.2.1 項で触れたように，遺伝的関連研究では Bonferroni 法は保守的となる．これを克服するために，Cheverud（2001）や Nyholt（2004），Li and Ji（2005），Gao *et al.*（2008）により**有効な検定数（effective number of tests, M_{eff}）**が考案された．この手法は，直感的で解釈しやすく計算が容易なため，近年人気を博している．

端的に言うと，この手法では複数の変数に関する相関行列の**固有値（eigenvalue）**の分散が，変数の相関全体の情報を反映するという事実を用いる．固有値とは行列の特性を表す値であり，行列を作用させた場合にその固有ベクトルと同方向のベクトルをどのぐらい伸縮するかを表す．正式には，行列 A の固有ベクトル $\boldsymbol{x}$ は，

$$A\boldsymbol{x} = \lambda\boldsymbol{x} \tag{4.34}$$

と表せる．ここで，λ は $\boldsymbol{x}$ に対応する固有値である．全変数が完全に相関する場合，相関行列は，

$$V_{M \times M} = \begin{pmatrix} 1 & 1 & \dots & 1 \\ 1 & 1 & \dots & 1 \\ \vdots & & & \vdots \\ 1 & 1 & \dots & 1 \end{pmatrix} \tag{4.35}$$

となり，ゼロではない固有値 M が 1 つ定まる（M は変数の数）．この場合，この固有値 $(M, 0, 0, \dots, 0)$ の分散は M に等しい．反対に，変数間にまったく相関がない場合は，

$$V_{M \times M} = \begin{pmatrix} 1 & 0 & \dots & 0 \\ 0 & 1 & \dots & 0 \\ & & \ddots & \\ 0 & 0 & \dots & 1 \end{pmatrix} \tag{4.36}$$

となり，固有値はすべて 1 で，その分散は 0 となる．つまり，M 個の変数の相

関行列の固有値の分散は，すべての変数の相関全体の程度に応じて $0 \sim M$ の値をとる．

この場合，相関による検定数の減少割合は，$\mathrm{Var}[\boldsymbol{\lambda}_{obs}]/M$ と表せる．ただし，$\boldsymbol{\lambda}_{obs}$ は M 個の変数の観測値から求まる相関行列の固有値の集合である．有効な検定数は $1 \sim M$ の値を取り，

$$M_{eff} = 1 + (M-1)\left[1 - \frac{Var(\boldsymbol{\lambda}_{obs})}{M}\right] \tag{4.37}$$

と定義される．例えば，全変数が完全に相関する式 (4.35) の場合は，$\mathrm{Var}[\boldsymbol{\lambda}_{obs}] = M$ より $M_{eff} = 1$ となる．反対に，変数間に相関がまったくない式 (4.36) の場合は，$\mathrm{Var}[\boldsymbol{\lambda}_{obs}] = 0$ より $M_{eff} = M$ となる．最近，Gao et $al.$（2008）により新たに提案された有効な検定数 M_{eff-G} は，データの変動の $100*C\%$ を説明する相関行列の主成分数であり，正式には $\sum_{i=1}^{a} \lambda_i / \sum_{i=1}^{M} \lambda_i > C$ を満たす a の最小値と定義される．ただし，C は事前に定めた閾値である．主成分分析の詳細については3.3.3 項を参照のこと．

いったん有効な検定数が求まれば，多重検定を調整するのに検定数 M の代わりにその値を使うことができる．例えば，Bonferroni 法への応用は簡単であり，棄却限界値として

$$\alpha' = \alpha/M_{eff} \tag{4.38}$$

を使えばよい．この解析法は，どのような相関行列を用いるかによって解析結果が変わりやすい．この手法を最初に提案した Cheverud（2001）は，各マーカーの 3 つの遺伝子型を $(-1, 0, 1)$ とコードし，2.2.1 項で定めた Pearson の積率相関係数を用いる．Gao et $al.$（2008）はマーカー間の複合連鎖不平衡係数（例えば，Weir（1996）を参照）を用いるが，この連鎖不平衡係数は遺伝子型を $(0, 1, 2)$ とコードした場合の Pearson 相関係数に帰着する．一方，Nyholt（2004）は3.1.1 項で触れた r^2 を連鎖不平衡の指標とし，これを成分とする相関行列を用いる．いずれの場合も，相関行列のスペクトル分解によって固有値が得られる．ここで，一般集団を用いた関連研究ではアレルの相は観測不能であるため，r^2 を求めるには，3.1.1 項で触れたようにデータの欠測問題に対処する必要がある点に注意が必要である．

この手法の応用は読者への課題とする．この手法は最近の人気の高まりを受け本書に収めたが，批判も受けていることに注意すべきである．例えば，Salyakina et $al.$（2005）は，連鎖不平衡が強い場合には相関係数として r^2 と Pearson 相関係数のどちらを用いてもこの手法が非保守的となることをシミュレーションで示した．この手法を役立つものにするには，さらなる改良が必要である．

130   第 4 章 多重比較法

4.4.2 包括検定

複数の群間で平均値が等しいか調べる解析法として，2.2.2 項と 4.2.2 項で分散分析を手短に説明した．この手法は複数の遺伝子型の間に差があるかを同時に判定できるため，包括検定法とみなすことができる．例として，3 つの遺伝子型観測値 AA, Aa, aa があり，この遺伝子型間でコレステロールの平均値が等しいか判定するものとしよう．この場合，

$$y_{ij} = \alpha + \mu_i + \epsilon_{ij} \tag{4.39}$$

とモデル化することができる．ここで，y_{ij} は遺伝子型 i $(i = 1, 2, 3)$ をもつ j 番目の個体の形質の観測値（ここではコレステロール値）である．さらに，α は全平均で，μ_i は遺伝子型 i の個体が示す全平均からの偏差である．また，$\varepsilon_{ij} \sim N(0, \sigma^2)$ は測定誤差とする．

遺伝子型と形質との関連に関する包括検定は，以下の帰無仮説の検定として定式化できる．

$$H_0 : \mu_i = 0 \text{ for } i = 1, 2, 3 \tag{4.40}$$

これに対応する検定統計量は群内変動と群間変動の比となり，自由度 $p-1$ と $n-p$ の F 分布に従う．ここで，p は遺伝子型数であり，n はサンプルサイズである．具体的に言うと，H_0 の下では，

$$F = \frac{\text{BSS}/(p-1)}{\text{WSS}/(n-p)} \sim F_{p-1, n-p} \tag{4.41}$$

となる．ここで，BSS は群間平方和で WSS は群内平方和である．この検定統計量の導出などの詳細については 1 変数表記なら Rosner（2006）を，行列表記なら Christensen（2002）を参照のこと．

ここで，複数の遺伝子もしくは 1 遺伝子内の複数の SNP について検定したいものとしよう．これに関する統計モデルと帰無仮説はいくつか設けることができる．例えば，ある遺伝子内に 2 つの SNP があり，$3^2 = 9$ 個の（2 座位の）遺伝子型

$$\begin{aligned} G = \{ &(AA, BB), (AA, Bb), (AA, bb), \\ &(Aa, BB), (Aa, Bb), (Aa, bb), \\ &(aa, BB), (aa, Bb), (aa, bb) \} \end{aligned} \tag{4.42}$$

を取りうるものとしよう．この場合も，式 (4.39) のモデルを考えることができる．

ただし，この場合の遺伝子型は 9 個となる（$i = 1, 2, \ldots, 9$）．この場合，各遺伝子型の効果すべてが 0 の検定（つまり，$H_0 : \mu_i = 0$ の検定）に対応する検定統計量は自由度 $p - 1 = 8$ と $n - 9$ の F 分布に従う．$F_{(8, n-9, 0.95)} < F_{(2, n-3, 0.95)}$ だが，実際には遺伝子型の数が多いほど帰無仮説を棄却するのが難しくなる．その理由は，式 (4.41) の分子を $p - 1$ で割ることから，遺伝子型の数 p が大きいほど検定統計量が小さくなるからである．言い換えれば，遺伝子型数が多いと自由度が急増するので，この検定の検出力は遺伝子型数の制約を受けることになる．ハプロタイプと形質との関連解析における，このよく知られた自由度に関する問題の詳細については，Chapman et $al.$ (2003) や Clayton et $al.$ (2004)，Tzeng et $al.$ (2006)，Foulkes et $al.$ (2008) を参照のこと．

この自由度問題を扱う手法はいくつか提案されている．例えば，Chapman et $al.$ (2003) は，連鎖不平衡構造の情報を用いて解析用のマーカーを一部だけ選び出すことで，自由度を最小化する素晴らしい手法を提案した．また，Tzeng et al (2006) は，クラスタリング・アルゴリズムを用いた次元縮小法とハプロタイプ群を用いた回帰モデルとを組み合わせた手法を提案している．本書では，この自由度問題に対して，式 (4.39) の分散分析モデルを少し拡張したモデルを扱う．この手法の詳細については，遺伝子発現データについては Goeman et $al.$ (2004) を，SNP データについては Foulkes et $al.$ (2005) を参照のこと．

ここで再び式 (4.39) のモデルを考え，さらに遺伝子型の効果 μ_i がある特定の分布（具体的には以下に示すような正規分布）に従うと仮定する．

$$\mu_i \sim N(0, \sigma_\mu^2) \tag{4.43}$$

ただし，σ_μ^2 は未知であり，μ_i は互いに独立で ε_{ij} とも独立である．このモデルは通常ランダム効果モデル（**random effects model**）と呼び，共変量がこれに加わる場合は，より一般に混合効果モデル（**mixed effects model**）と呼ぶ．混合効果モデルは，同一家系からの複数個体のサンプリングや個体の反復測定などから生じる相関データの解析法として確立されており，その推測法や応用例については，Diggle et $al.$ (1994) や Pinheiro and Bates (2000)，Fitzmaurice et $al.$ (2004)，Demidenko (2004) などを参照のこと．

この混合効果モデルでは，式 (4.40) の H_0 の代わりに以下の複合帰無仮説を検定することができる．

$$H_0 : \sigma_\mu^2 = 0 \tag{4.44}$$

この帰無仮説は，各遺伝子型が形質に及ぼす効果にはバラつきがないことを表す．この仮説を検定するには尤度比検定が用いられ，その検定統計量は $\frac{1}{2}\chi_0^2 + \frac{1}{2}\chi_1^2 = \frac{1}{2}\chi_1^2$

分布に従う．これは $\sigma_\mu^2 = 0$ という境界条件下では，この検定統計量の分布が χ_1^2 分布と χ_0^2 分布（= 0）の混合分布になることを表す（訳註：式 (4.41) の $F \leq 1$ の場合は χ_0^2 分布（つまり定数 0）に，$F > 1$ の場合は通常の χ_1^2 となる．ここで，$F \leq 1$ および $F > 1$ となる確率はちょうど半々なので各分布に 1/2 が掛かる．詳細は Visscher PM. Twin Res Hum Genet 2006; 9: 490-5 を参照）．この検定の自由度は，用いる遺伝子型の数にかかわらず 1 になることに注意が必要である．この手法は，R の nlme パッケージの関数 lme ( ) や nlme ( ) を使って簡単に計算できるので，これは読者への課題とする．

経験ベイズ推定値（事後平均）として得られるランダム効果 α_i の予測値および予測区間は，ある特定の遺伝子型の効果について探索的に調べるのに役立つ．混合効果モデルでは遺伝子型の効果に事前分布を仮定するが，これはベイズ推測の特徴でもある．GWAS データに完全なベイズ法を用いるには，混合効果モデルと同様に SNP の効果に確率分布を仮定するが，その詳細については Schumacher and Kraft（2007）を参照のこと（この手法は 7.4 節で扱うベイズ流変数選択法に由来する）．

問題

4.1. 以下の用語の定義を述べ，両者の違いを説明せよ．(a) 完全帰無仮説の下での FWER（FWEC）と部分帰無仮説の下での FWER（FWEP），(b) 第 1 種の過誤と第 2 種の過誤，(c) 強い制御と弱い制御，(d) 完全帰無仮説と部分帰無仮説．

4.2. Bonferroni 法と Benjamini-Hochberg 法を用いて，FAMuSS データの HDL コレステロール値（変数 HDL_C）と actn3 遺伝子内の全 SNP との関連について多重検定せよ．その際には，SNP の遺伝子型変数は変異アレルの有無を示す 2 値の指示変数とする．両多重検定法による解析結果を比較検討せよ．また，多重比較の調整を行った場合と行わなかった場合の解析結果も比較検討せよ．

4.3. FAMuSS データの総コレステロール値（変数 CHOL）と resistin_c180g SNP との間に有意な関連があるか Tukey 法を用いて判定せよ．その際には，性別について層別する場合と，しない場合のそれぞれについて解析を行い，両方の結果を比較検討せよ．

4.4. 問題 4.2 の検定に関する q 値を求めよ．

4.5. Scheffe 法を実行する R スクリプトを記し，それを Virco データに用いて結果を求めよ．

4.6. FAMuSS データの actn3 遺伝子内の 4 つの SNP における変異アレルの有無と，非利き腕筋力パーセント変化率（変数 NDRM.CH）がサンプルの上位 4 分の 1 に入るか示す 2 値形質との間に関連があるか，FSDR（free step-down resampling）法を用いて判定せよ．

4.7. HGDP データを用いて，AKT1 遺伝子内の 4 つの SNP と形質との関連について検定する場合の有効な検定数を求めよ．

4.8. FAMuSS データの非利き腕筋力パーセント変化率（変数 NDRM.CH）に akt2 遺伝子全体が及ぼす効果について，変数 Race と Gender，Age を調整する混合効果モデルを用いて検定せよ．

第5章
観測不能な相に対処する手法

　非血縁個体からなる一般集団を用いた遺伝的関連研究における解析上の一番の課題は，アレルの相が観測不能なことである．この概念については 2.3.2 項で簡単に触れたが，本章では相が未知の状況でハプロタイプとの関連を明らかにするための統計上の課題や解析法について詳しく説明する．**ハプロタイプの相（haplotypic phase）**とは，1 本の染色体上に並ぶアレルの配列のことを言い，非血縁個体からなる一般集団を用いた関連研究では一般に観測不能であることを思い出そう．SNP は往々にして真の疾患原因変異のマーカーにすぎないため，個々の遺伝子型よりハプロタイプの方が疾患形質と強く関連することが多い．ハプロタイプの相を推定するための統計手法はいくつか提案されているが，その目的は一般に 2 つある．まず 1 つ目は集団におけるハプロタイプ頻度を推定することであり，もう 1 つはハプロタイプと形質との関連を推定することである．本章ではこの 2 つの目的を 2 節に分けて扱う．5.1 節では，形質情報を使わずにハプロタイプ頻度を推定する手法に焦点を当てる．5.2 節では，ハプロタイプ頻度の推定とハプロタイプと形質との関連の検定を同時に行う手法に焦点を当てる．

　5.1 節では，(1) EM アルゴリズムと (2) ベイズ流のハプロタイプ再構成法の 2 つを扱う．両手法とも遺伝子型情報だけを用いてハプロタイプ推定を行い，形質情報については考慮しない．これらの手法の詳細については，Excoffier and Slatkin (1995) や Hawley and Kidd (1995)，Long *et al.* (1995)，Stephens and Donnelly (2000)，Stephens *et al.* (2001)，Stephens and Donnelly (2003) を参照のこと．両手法を用いて各個体のハプロタイプを推定してから，ハプロタイプと形質との関連を検定することがある．しかし，その際には推定データに持ち込まれる不確定性について十分に注意する必要があり，これについては 5.2 節で説明する．5.2 節ではハプロタイプ推定法に形質情報を組み込む完全尤度法も扱う．この手法の詳細については，Lake *et al.* (2003) や Lin and Zeng (2006) を参照のこと．この手法は，ハプロタイプと形質との関連に関する統計的検定の自然な枠組みとなる．

136   第5章 観測不能な相に対処する手法

5.1 ハプロタイプ推定

本節では，個体のハプロタイプと集団におけるハプロタイプ頻度とを推定する2つの手法を扱う．1つ目は EM アルゴリズムを用いた手法であり，まずハプロタイプ頻度を推定してから，その推定値を用いてサンプルに含まれる各個体の未知のハプロタイプを推定する．2つ目はベイズ流の手法であり，まず個体の未知のハプロタイプを再構成し，その再構成ハプロタイプデータを用いて集団におけるハプロタイプ頻度を推定する．これらの手法の数学的詳細を理解するには初等解析学の知識が必要であり，章末の補足説明を参照のこと．本節で主眼を置くのは，手法の背後にある直感的な意味と手法を用いるためのツールである．以上の解析結果を用いてハプロタイプと形質との関連を調べる手法については 5.2 節で扱う．

5.1.1   EM アルゴリズム

EM アルゴリズム（expectation-maximization algorithm: EM algorithm）は，欠測データがある場合にパラメータ推定を行う自然な手法である．最初に考案されたアルゴリズムと，その直感的な意味については Dempster *et al.* (1977) を参照のこと．このアルゴリズムの原理を直感的に理解するには，まず最尤推定値とはデータ $\mathbf{X} = (x_1, \ldots, x_n)$ の関数を最大化して得られるパラメータ $\boldsymbol{\theta}$ の推定値であることを思い出そう．具体的に言うと，最尤推定値とは以下に示すデータの**尤度（likelihood）**を最大化するパラメータ値のことである．

$$L(\boldsymbol{\theta}|\mathbf{X}) = \prod_{i=1}^{n} Pr(x_i|\boldsymbol{\theta}) \tag{5.1}$$

ここで，$Pr(x_i|\boldsymbol{\theta})$ は x_i の確率密度関数である．この関数を最大化するパラメータはその対数を最大化するパラメータと等しいため，解析的に扱いやすくなるよう尤度の対数を取る．欠測データがある場合はデータ $\mathbf{X}$ のすべてが観測されないので，式 (5.1) の尤度は計算できない．観測データ $\mathbf{X}^{obs}$ と欠測データの両方からなるデータセットは**完全データ（complete data）**と呼び $\mathbf{X}^c$ と記す．

EM アルゴリズムでは，まず観測データとその時点におけるパラメータ推定値に基づき完全データの対数尤度の期待値を取る．これは **E ステップ（E-step）**と呼び，観測値とその時点での推定値 $\widehat{\boldsymbol{\theta}}^{(t)}$ に基づき完全データの尤度が最も取りうる値を決めるステップとなる．このステップでは正確には，

$$E\left(\log L(\boldsymbol{\theta}|\mathbf{X}^c)|\mathbf{X}^{obs}, \widehat{\boldsymbol{\theta}}^{(t)}\right) \tag{5.2}$$

という計算を行う．ただし，$E(\cdot)$ は 2.1.1 項で定義した期待値を表す．EM アル

ゴリズムの2段階目は **M ステップ**（**M-step**）と呼び，パラメータ $\boldsymbol{\theta}$ に関して式 (5.2) を最大化するステップである．これによって，新たな推定値 $\widehat{\boldsymbol{\theta}}^{(t+1)}$ が得られる．最後に，収束基準が満たされるまで E ステップと M ステップを繰り返すことで $\boldsymbol{\theta}$ の最尤推定値を得る．

ここで興味があるのはハプロタイプ頻度 $\boldsymbol{\theta}$ を推定することである．ただし，$\boldsymbol{\theta}$ は各ハプロタイプの存在確率を成分にとるベクトルである．ここで，観測データはサンプル内の全個体の遺伝子型に相当し，欠測データはハプロタイプ・ペアに相当する．言い換えれば，観測データとは各塩基座位における2つの塩基のことであり，欠測データとは各相同染色体上の塩基の配列を指す．以上より，完全データは遺伝子型の観測値とハプロタイプ・ペアの両方で構成されることになる．しかし，ハプロタイプ・ペアがわかれば遺伝子型についてもわかるので，端的に言うと完全データとはハプロタイプ・ペアのことに他ならない．

EM アルゴリズムでは，まず各ハプロタイプについて完全データの対数尤度を作り，次いで遺伝子型の観測値の下でこの対数尤度関数の条件付き期待値を取る．この期待値は，各個体の遺伝子型観測値と整合性のある全ハプロタイプ・ペアの重み付き和のことであり，正確には，

$$
E\left(\log L(\boldsymbol{\theta}|\mathbf{X}^c)|\mathbf{X}^{obs},\widehat{\boldsymbol{\theta}}^{(t)}\right) = E\left(\log L(\boldsymbol{\theta}|H_1,\ldots,H_n)|G_1,\ldots,G_n,\widehat{\boldsymbol{\theta}}^{(t)}\right)
$$
$$
= \sum_{i=1}^{n} \sum_{H_i \in \mathcal{S}(G_i)} \widehat{p}_{H_i}^{(t)} \log Pr(H_i|\boldsymbol{\theta})
$$
(5.3)

と表せる．ここで，G_i は個体 i の遺伝子型観測値であり，H_i はそれに対応するハプロタイプ・ペア，$\mathcal{S}(G_i)$ は遺伝子型観測値と整合性のある全ハプロタイプ・ペアの集合である．例えば，個体 i における2つの塩基座位の遺伝子型観測値を $G_i = AaBb$ とすると，遺伝子型と整合性のある全ハプロタイプ・ペアは $\mathcal{S}(G_i) = \{(AB, ab), (Ab, aB)\}$ となる．このとき，個体 i における重み $\widehat{p}_{H_i}^{(t)}$ は，この個体の遺伝子型および $\widehat{\boldsymbol{\theta}}^{(t)}$ に基づく H_i の推定確率であり，正確には

$$
\widehat{p}_{H_i}^{(t)} = Pr(H_i|G_i,\widehat{\boldsymbol{\theta}}^{(t)}) = \frac{Pr(H_i, G_i|\widehat{\boldsymbol{\theta}}^{(t)})}{Pr(G_i|\widehat{\boldsymbol{\theta}}^{(t)})} = \frac{Pr(H_i|\widehat{\boldsymbol{\theta}}^{(t)})}{\sum_{H_i \in \mathcal{S}(G_i)} Pr(H_i|\widehat{\boldsymbol{\theta}}^{(t)})}
$$
(5.4)

と表せる．

直感的に言うと，E ステップの背後にある考え方は，その時点でのパラメータ推定値を考慮に入れたうえで欠測データの解として取りうるすべての値の平均を

138 第 5 章 観測不能な相に対処する手法

取るというものである．例えば，個体の遺伝子型が Aa と Bb という簡単な場合
を考えてみよう．E ステップでは，ハプロタイプ・ペア頻度の推定値が大きいほ
ど大きな重みをとる．例えば，現時点でのパラメータ推定値の下では，ハプロタ
イプ AB と ab の頻度は比較的高く，ハプロタイプ Ab と aB の頻度は低いものと
しよう．この場合，この個体ではハプロタイプ・ペア（AB, ab）が真のハプロタ
イプ・ペアである可能性が高いため，このハプロタイプ・ペアの方に大きな重み
を付けたいが，この情報を表すのが式 (5.4) の推定確率なのだ．M ステップでは
式 (5.3) の期待値を最大化してパラメータ推定値を更新し，以後このプロセスが
繰り返される．ここで重要なのは，この手法は Hardy-Weinberg 平衡を前提とす
るため，この前提から逸脱しないよう人種や民族ごとに用いなければならない点
である．以下の例題で示すように，この手法を用いるのは簡単だが，その数学的
詳細については章末の補足説明を参照のこと．

例題 5.1（EM アルゴリズムを用いたハプロタイプ頻度の推定） この例題で
は，FuMASS データの actn3 遺伝子のハプロタイプ頻度をアフリカ系アメリカ
人と白人とで別々に推定する．まず haplo.stats パッケージを読み込み，隣り
合う 2 列のペアで SNP の 2 つのアレルを表す遺伝子型行列を作成する．ここ
で，列の順序は染色体上の塩基座位の順序に対応するものとする．まず actn3
遺伝子内の 4 つの SNP を取り出すには以下のコードが必要となる．

```
> install.packages("haplo.stats")
> library(haplo.stats)
> attach(fms)
> Geno <- cbind(substr(actn3_r577x,1,1), substr(actn3_r577x,2,2),
+        substr(actn3_rs540874,1,1), substr(actn3_rs540874,2,2),
+        substr(actn3_rs1815739,1,1), substr(actn3_rs1815739,2,2),
+        substr(actn3_1671064,1,1), substr(actn3_1671064,2,2))
> SNPnames <- c("actn3_r577x", "actn3_rs540874", "actn3_rs1815739",
+        "actn3_1671064")
```

次いで，アフリカ系アメリカ人と白人のデータだけを取り出し，各集団ごとに
haplo.em( ) 関数を用いる．この関数は上述した EM アルゴリズムの改変版
を用いており，SNP 座位を 1 つずつ解析に組み込み，ハプロタイプ・ペアの推
定頻度が低いものは除外する．haplo.em.control( ) 関数は，haplo.em( )
関数の引数として使われ，ハプロタイプ・ペアの推定確率の最小値を定める．
ここで定めた閾値より頻度の低いハプロタイプ・ペアは，ハプロタイプ・ペア

5.1 ハプロタイプ推定　　139

のリストから除外される.

```
> Geno.C <- Geno[Race=="Caucasian" & !is.na(Race),]
> HaploEM <- haplo.em(Geno.C, locus.label=SNPnames,
+        control=haplo.em.control(min.posterior=1e-4))
> HaploEM
# Note that the results may differ slightly each run since different
# starting values are used

=====================================================================
                             Haplotypes
=====================================================================
    actn3_r577x actn3_rs540874 actn3_rs1815739 actn3_1671064 hap.freq
1            C            A               C             G  0.00261
2            C            A               T             A  0.00934
3            C            A               T             G  0.01354
4            C            G               C             A  0.47294
5            C            G               C             G  0.01059
6            T            A               C             A  0.00065
7            T            A               T             G  0.39891
8            T            G               C             A  0.08557
9            T            G               T             A  0.00065
10           T            G               T             G  0.00520
=====================================================================
                              Details
=====================================================================
lnlike =  -1285.406
lr stat for no LD = 2780.769 , df =  5 , p-val =  0

> Geno.AA <- Geno[Race=="African Am" & !is.na(Race),]
> HaploEM2 <- haplo.em(Geno.AA, locus.label=SNPnames,
+        control=haplo.em.control(min.posterior=1e-4))
> HaploEM2

=====================================================================
                             Haplotypes
=====================================================================
    actn3_r577x actn3_rs540874 actn3_rs1815739 actn3_1671064 hap.freq
1            C            A               C             A  0.01140
2            C            A               C             G  0.08130
3            C            A               T             G  0.03764
4            C            G               C             A  0.57762
5            C            G               C             G  0.01156
6            T            A               C             A  0.00032
7            T            A               T             G  0.17166
8            T            G               C             A  0.10833
9            T            G               C             G  0.00016
=====================================================================
                              Details
=====================================================================
lnlike =  -84.97891
lr stat for no LD = 119.7087 , df =  4 , p-val =  0
```

140 第5章 観測不能な相に対処する手法

hap.freq と名づけられた列にはハプロタイプ頻度の推定値が入る. ここで, 上記2つの出力結果内の行番号は必ずしも同じハプロタイプを表すわけではないことに注意が必要である. この出力結果より, 最も頻度の高いハプロタイプはアフリカ系アメリカ人と白人とで等しく, $h_4 = $ CGCA であることがわかる. このハプロタイプ頻度の推定値は, 白人 ($\widehat{\theta}_4 = 0.47$) よりアフリカ系アメリカ人 ($\widehat{\theta}_4 = 0.58$) の方が高い. 反対に, $h_7 = $ TATG のハプロタイプ頻度の推定値は白人 ($\widehat{\theta}_7 = 0.40$) よりアフリカ系アメリカ人 ($\widehat{\theta}_7 = 0.17$) の方が著しく低い.

ハプロタイプ頻度の推定値を用いて, サンプル内の各個体が取りうるハプロタイプ・ペアの確率を推定することができる. ここでも, ある個体の2つの SNP における遺伝子型が Aa と Bb という簡単な例を考えてみよう. この個体のハプロタイプ・ペアは確定しないが, $H_1 = (AB, ab)$ か $H_2 = (Ab, aB)$ のいずれかであることはわかる. ここで, ハプロタイプ AB, Ab, aB, ab の頻度をそれぞれ θ_1, θ_2, θ_3, θ_4 とし, ハプロタイプ間の独立性を仮定すると, 遺伝子型の観測値に基づく H_1 の推定確率は $p_1 = 2\theta_1\theta_4$ となり, H_2 の推定確率は $p_2 = 2\theta_2\theta_3$ となる. この個体の取りうるハプロタイプ・ペアはこの2つのいずれかであるという条件が付くので, 各ハプロタイプ・ペアの取る確率を $p_1 + p_2$ で割る必要がある. この推定確率の計算法について以下の例題で示す.

例題 5.2（各個体のとるハプロタイプ・ペアの推定確率の計算） この例題では, 個体の遺伝子型観測値と整合性のあるハプロタイプ・ペアの推定確率の求め方を説明する. 例題 5.1 を振り返り, FAMuSS 研究の白人における actn3 遺伝子内の SNP に haplo.em( ) 関数を用いた結果を変数 HaploEM としたことを思い出そう. この変数内のオブジェクト HaploEM$nreps は, サンプルの個体数と同じ長さのベクトルであり, 各個体の遺伝子型観測値と整合性のあるハプロタイプ・ペア数を成分にとる. 例として, このベクトルの最初の5つの成分を見てみよう.

```
> HaploEM$nreps[1:5]

indx.subj
1 2 3 4 5
1 2 2 2 1
```

> *HaploEM$indx.subj[1:8]*

[1] 1 2 2 3 3 4 4 5

> *HaploEM$hap1code[1:8]*

[1] 4 8 7 3 7 8 4 4

> *HaploEM$hap2code[1:8]*

[1] 4 3 4 8 4 3 7 4

これより，遺伝子型観測値と整合性のあるハプロタイプ・ペアは1番目と5番目の個体には1つあり，2番目と3番目，4番目の個体には2つあることがわかる．この5人が取りうるハプロタイプは以下に示すように，ベクトルHaploEM$hap1code と HaploEM$hap2code に与えられる．ここで，各成分の数字は例題 5.1 で見た白人のハプロタイプ番号を表す．HaploEM$indx.subjベクトルは各ハプロタイプをもつ個体番号を示し，1からサンプル数までの数値列である．ただし，各個体番号は HaploEM$nreps の示すハプロタイプ・ペアの数だけ重複する．

この出力結果より，1番目と5番目の個体はハプロタイプ・ペア (4, 4) を取り，2番目と3番目，4番目の個体はハプロタイプ・ペア (3, 8) と (4, 7) のどちらであるか確定しないことがわかる．各ハプロタイプ・ペアの推定確率は，

> *HaploEM$post[1:8]*

[1] 1.000000000 0.006102808 0.993897192 0.006102808 0.993897192
[6] 0.006102808 0.993897192 1.000000000

となる．これより，各個体が取るハプロタイプ・ペアの推定確率の合計が1になることがわかる．

これらのハプロタイプ・ペアの推定確率はハプロタイプ頻度の推定値から直接計算することもできる．そのためには，まず例題 5.1 の出力結果の最初の表に示される 10 個のハプロタイプ頻度が以下のベクトルで与えられることに注意しよう．

> *HapProb <- HaploEM$hap.prob*
> *HapProb*

142 第 5 章 観測不能な相に対処する手法

```
[1] 0.0026138447 0.0093400121 0.0135382727 0.4729357032 0.0105890282
[6] 0.0006518550 0.3989126969 0.0855667219 0.0006548104 0.0051970549
```

ここで，ハプロタイプ・ペアが (3, 8) と (4, 7) のどちらか確定しない個体を考えることにする．ハプロタイプ頻度を推定したときと同じくハプロタイプ間の独立性を仮定すると，このハプロタイプ・ペアの推定確率はそれぞれ以下のようになる．

```
> p1 <- 2*prod(HapProb[c(3,8)])
> p2 <- 2*prod(HapProb[c(4,7)])
> p1 / (p1+p2)
[1] 0.006102807

> p2 / (p1+p2)

[1] 0.9938972
```

予想どおり，この値は HaploEM$post の 2 番目と 3 番目の成分と等しい．

　各個体の未知のハプロタイプ・ペアとして，推定確率が最も高いハプロタイプを割り当て，その後の解析でこれを既知のものとして扱うことが多い．しかし，その方法ではハプロタイプを各個体に割り当てる際の不確定性に関する情報が失われるため，読者にはこの方法で解析を行わないよう警鐘を鳴らしたい．最終目標がハプロタイプと形質との関連を調べることなら，その代わりに 5.2 節で扱う手法を使えばよい．

　最後に，EM アルゴリズムを用いて推定したハプロタイプ頻度に関する仮説検定では，その推定における不確定性について考慮する必要がある．例えば，$h_4 = $ CGCA のハプロタイプ頻度が白人とアフリカ系アメリカ人とで等しいという帰無仮説を検定したいものとしよう．これを行うには，このハプロタイプ頻度の推定値の分散・共分散行列を知る必要がある．この行列を得るには，観測情報行列の逆行列を取り，EM アルゴリズムにおける Louis の手法（Louis 1982）を用いればよい．もしくは，観測情報行列を経験観測情報行列（empirical observed information matrix）で近似してもよい（Meilijson 1989; McLachlan and Krishnan 1997）．この数学的詳細については本書の守備範囲を超えるが，その応用例を以下に示す．

例題 5.3（EM アルゴリズムを用いたハプロタイプ頻度に関する仮説検定） この例題では，例題 5.1 で定めたハプロタイプ h_4 の頻度がアフリカ系アメリカ人と白人とで等しいという帰無仮説を検定する．これを行うため，この 2 つのハプロタイプ頻度の差の信頼区間を作り，それが 0 を含むか調べることにする．まず，ハプロタイプ頻度の推定値の差を計算する．次に，各ハプロタイプ頻度の推定値の標準誤差を求めるには，章末の「R スクリプトの補足」で定める関数 HapFreqSE( ) を用いる．次いで，この両集団の解析結果を組み合わせ，ハプロタイプ頻度の差の標準誤差を求める．最後に，正規分布に基づき 95 ％信頼区間を求める．

```
> FreqDiff <- HaploEM2$hap.prob[4] - HaploEM$hap.prob[4]
> s1 <- HapFreqSE(HaploEM)[4]
> s2 <- HapFreqSE(HaploEM2)[4]
> SE <- sqrt(s1^2 + s2^2)
> CI <- c(FreqDiff - 1.96*SE, FreqDiff + 1.96*SE)
> CI

[1] -0.003395297  0.212772537
```

この信頼区間には 0 が含まれるので，有意水準 0.05 の両側検定においてハプロタイプ h_4 の頻度が白人とアフリカ系アメリカ人とで異なることを示す十分な証拠は存在しないことがわかる．

5.1.2 ベイズ流のハプロタイプ再構成

ハプロタイプの相の欠測を扱うベイズ流のデータ解析手法もいくつか考案されている（Stephens *et al.* 2001; Niu *et al.* 2002; Lin *et al.* 2002; Stephens and Donnelly 2003）．ここで扱うのは Stephens *et al.*（2001）のハプロタイプ再構成法とその改良版である．前述の EM アルゴリズムと同じく，この手法もアレルの相が観測不能な場合に集団のハプロタイプ頻度を推定することを可能にする．しかし，その 1 番の目的は，個体のハプロタイプ・ペアの**再構成（reconstruction）**である．つまり，この手法では，まず取りうる可能性が最も高いハプロタイプ・ペアを各個体に割り当てる．次いで，このハプロタイプを正しいものと仮定してハプロタイプ頻度の推定を行う．本項では，Stephens *et al.*（2001）およびそれを発展させた Stephens and Donnelly（2003）の手法を扱う．この手法はソフトウェア PHASE や fastPHASE を用いて実行可能だが，これに対応する R パッ

144 第5章 観測不能な相に対処する手法

ケージはまだない．ここでは，まずベイズ推測とその計算手法である Gibbs サンプリングについて概説する．ベイズ統計学の詳細や計算例については，その中級テキスト（Gelman *et al.* 2004; Givens and Hoeting 2005）を参照のこと．

ベイズ推測の基本となる考え方は，データに基づくパラメータの条件付き分布を用いてパラメータに関する推測を行うというものである．パラメータを θ としデータを $\mathbf{X}$ とするすると，$\mathbf{X}$ の下での θ の条件付き分布 $\pi(\theta|\mathbf{X})$ は θ の**事後確率密度関数**（**posterior probability density function**）と呼ばれる．この事後分布は，(1) θ の事前分布 $\pi(\theta)$ と (2) データの尤度 $L(\theta|\mathbf{X}) = f(\mathbf{X}|\theta)$，(3) 定数 c（正確には $c = 1/\int_\theta \pi(\theta)L(\theta|X)d\theta$）の 3 要素で定まる．ここで，従来の頻度論の立場では，尤度 $L(\theta|\mathbf{X}) = f(\mathbf{X}|\theta)$ だけを用いて推測を行うことに注意が必要である．事後確率密度関数とこの 3 要素との関係は，以下のベイズ則で与えられる．

$$\pi(\theta|\mathbf{X}) = \frac{\pi(\theta;\mathbf{X})}{f(\mathbf{X})} = \frac{f(\mathbf{X}|\theta)\pi(\theta)}{\int_\theta \pi(\theta)f(\mathbf{X}|\theta)d\theta} \tag{5.5}$$

あるいはまた，式 (5.5) の分母の積分が θ を含まない定数であるため，

$$\pi(\theta|\mathbf{X}) = cL(\theta|\mathbf{X})\pi(\theta) \tag{5.6}$$

と表すこともできる．しかし実際には，この事後分布を正確に計算するのは難しいので近似的な計算法が必要となる．マルコフ連鎖モンテカルロ（Markov chain Monte Carlo: MCMC）法とは，事後分布からの近似的なサンプル（乱数）を生成する手法であり，MCMC 法の代表例が Gibbs サンプリングである．

ここでは Gibbs サンプリングの概略を説明し，次いで遺伝学における応用について述べる．母集団パラメータを $\boldsymbol{\theta} = (\theta_1,\ldots,\theta_K)$ とし，解析的には得られない同時事後確率密度関数 $\pi(\boldsymbol{\theta}|\mathbf{X})$ を求めたいものとしよう．さらに，θ_k 以外の全パラメータ $\theta_1,\ldots,\theta_{k-1},\theta_{k+1},\ldots,\theta_K$ のある時点での値に基づく θ_k の周辺分布を $\pi(\theta_k|\theta_{-k},\mathbf{X})$ と表す．このとき，以下のように Gibbs サンプリングを使えば，この周辺分布 $\pi(\theta_k|\theta_{-k},\mathbf{X})$ から乱数を生成することで，事後確率密度関数 $\pi(\boldsymbol{\theta}|\mathbf{X})$ からの近似的な乱数が得られる．このアルゴリズムでは，まず $t = 0$ の初期値 $\theta_1^{(0)},\ldots,\theta_K^{(0)}$ から開始する．

アルゴリズム 5.1：Gibbs サンプリング

1. サンプルの生成

- $\theta_1^{(t+1)}|\theta_{-1},\mathbf{X} \sim \pi(\theta_1|\theta_2^{(t)},\ldots,\theta_K^{(t)},\mathbf{X})$

$$
\begin{aligned}
&\bullet\ \theta_2^{(t+1)} | \theta_{-2}, \mathbf{X} \sim \pi(\theta_2 | \theta_1^{(t+1)}, \theta_3^{(t)}, \ldots, \theta_K^{(t)}, \mathbf{X}) \\
&\bullet\ \theta_3^{(t+1)} | \theta_{-3}, \mathbf{X} \sim \pi(\theta_3 | \theta_1^{(t+1)}, \theta_2^{(t+1)}, \theta_4^{(t)}, \ldots, \theta_K^{(t)}, \mathbf{X}) \\
&\quad \vdots \\
&\bullet\ \theta_K^{(t+1)} | \theta_{-K}, \mathbf{X} \sim \pi(\theta_K | \theta_1^{(t+1)}, \ldots, \theta_{K-1}^{(t+1)}, \mathbf{X})
\end{aligned}
$$

2. $t = t+1$ として，ステップ (1) を M 回繰り返す（M は十分大きな数）

これより，$\theta_k^{(t)}$ は反復 t 回目の θ_k の値であり，その他のパラメータのその時点でのサンプル（乱数）の下での条件付き分布から生成されることがわかる．アルゴリズム 5.1 はいわゆる**マルコフ連鎖**（**Markov chain**）となるが，それは各パラメータ値 $\theta_k^{(t+1)}$ が直前のパラメータ値 $\theta_k^{(t)}$ だけに規定されるからである．さらにある正則条件の下では，反復回数 $s \to \infty$ とした場合のこの連鎖の定常分布は $\pi(\boldsymbol{\theta}|\mathbf{X})$ に等しくなる．つまり，この連鎖から最終的に生成される値は，事後分布 $\pi(\boldsymbol{\theta}|\mathbf{X})$ からの乱数とみなせる．実際には，収束条件を満たした後もサンプリングを続けることにより，事後分布からのサンプル（乱数）$\boldsymbol{\theta}^1, \ldots, \boldsymbol{\theta}^S$ を得る．そして，この S 個の乱数（サンプル）の平均値や最頻値（モード）を $\boldsymbol{\theta}$ の推定量とする．

ここで，遺伝学への応用を考えてみよう．個体 $i\,(i = 1, \ldots, n)$ の遺伝子型の観測値を G_i，観測不能なハプロタイプ・ペアを H_i とし，全個体の遺伝子型観測値に基づくハプロタイプ・ペアの事後確率 $\pi(\mathbf{H}|\mathbf{G})$ を求めたいものとしよう．この事後確率は，ハプロタイプ・ペアの事前確率 $\pi(\mathbf{H})$ とデータの尤度 $L(\mathbf{H}|\mathbf{G})$ によって定まり，正確には，

$$
\pi(\mathbf{H}|\mathbf{G}) = cL(\mathbf{H}|\mathbf{G})\pi(\mathbf{H}) \tag{5.7}
$$

と表すことができる．ただし c は定数である．Gibbs サンプラーをハプロタイプ再構成に利用するには以下のようにする．まずこの場合も，事後分布からサンプル（乱数）を生成し，次いでその分布の最頻値（モード）を個体のとるハプロタイプ・ペアの推定量とする．このアルゴリズムは上述のアルゴリズムと似ているが，パラメータ $\boldsymbol{\theta}$ がハプロタイプ・ペアに置き換わる点が異なる．具体的なアルゴリズムは以下のようになり，ここでも，まずは $t = 0$ の初期値 $H_1^{(0)}, \ldots, H_{n*}^{(0)}$ から開始する．ここで n^* はサンプル内で相が確定しない個体数である．

146　第5章　観測不能な相に対処する手法

アルゴリズム 5.2：ベイズ流のハプロタイプ再構成

1. サンプルの生成

   - $H_1^{(t+1)}|\mathbf{G}, \mathbf{H}_{-1} \sim \pi(H_1|H_2^{(t)}, \ldots, H_n^{(t)}, \mathbf{G})$
   - $H_2^{(t+1)}|\mathbf{G}, \mathbf{H}_{-2} \sim \pi(H_2|H_1^{(t+1)}, H_3^{(t)}, \ldots, H_{n^*}^{(t)}, \mathbf{G})$
   - $H_3^{(t+1)}|\mathbf{G}, \mathbf{H}_{-3} \sim \pi(H_3|H_1^{(t+1)}, H_2^{(t+1)}, H_4^{(t)}, \ldots, H_{n^*}^{(t)}, \mathbf{G})$
   - $H_{n^*}^{(t+1)}|\mathbf{G}, \mathbf{H}_{-n^*} \sim \pi(H_{n^*}|H_1^{(t+1)}, \ldots, H_{n^*-1}^{(t+1)}, \mathbf{G})$

2. $t = t + 1$ として，ステップ（1）を M 回繰り返す（M は十分大きな数）

　アルゴリズム 5.2 を何度も繰り返せば，ハプロタイプ・ペアの事後分布からの乱数が得られる．このアルゴリズムを実行するには，サンプル（乱数）を生成する分布 $\pi(H_i|\mathbf{G}, \mathbf{H}_{-i})$ についていくつか仮定を設ける必要がある．この手法で用いられる確率モデルのもつ意味については Stephens and Donnelly（2003）を参照のこと．Stephens and Donnelly（2000）による合祖モデル（coalescence model）は，比較的優れた性質と解釈可能性を有するため人気を博している．EM アルゴリズムと同じくこの手法は任意交配を仮定するため，ハプロタイプ・ペアの存在確率は個々のハプロタイプの存在確率の積となる．このアルゴリズムを改良して性能を向上させる取組については，Stephens *et al.*（2001）や Stephens and Donnelly（2003），Scheet and Stephens（2006）を参照のこと．これらの改良版を用いるには，公開ソフトウェアの PHASE や fastPHASE を使えばよい．各個体の未知のハプロタイプ・ペアを再構成できれば，集団におけるハプロタイプ頻度を推定するには再構成したハプロタイプを既知のものとして集計するだけでよい．

　PHASE の利点は，他の個体には見られないハプロタイプ・ペアを取りうる個体の取り扱いにある．PHASE では，このような個体には相が確定した頻度の高いハプロタイプ・ペアの中で類似したハプロタイプ・ペアを割り当てる．これは 5.1.1 項で扱った EM アルゴリズム法とは対照的である．なぜなら，EM アルゴリズムでは，他のハプロタイプとの類似性は考慮せずに推定確率が最も高いハプロタイプ・ペアを割り当てるからである．実際，SNP 数が多い場合や多型座位に複数のアレルが存在する場合には，この2つの手法による解析結果は異なる傾向がある．

5.2　ハプロタイプと形質との関連に関する推定と検定

　前節では，遺伝子型情報のみを用いたハプロタイプ頻度の推定法に焦点を当て

た．しかし，普通は形質情報も得られるため，ハプロタイプと形質との関連を見つけることに主眼が置かれる．この場合，ハプロタイプ再構成は，関連解析における中間ステップとなる．5.2.2 項で触れるように，形質情報も真のハプロタイプを知る手がかりになりうる．本節では，一般集団を用いた関連研究でアレルの相が不明な場合に，ハプロタイプと形質との関連の推定および検定を行うための2つの手法を説明する．5.2.1 項で扱う1つ目の手法は，まず5.1 節のいずれかの手法を用いてハプロタイプを再構成し，次いで一般化線形モデルを用いる2段階法である．5.2.2 項で扱う2つ目の手法は，遺伝子型と形質情報の両方を用いて，ハプロタイプ頻度とハプロタイプ - 形質関連を同時に推定する，EM アルゴリズムを用いた完全尤度法である．

5.2.1　2 段階法

5.1 節で述べた手法を使えば，遺伝子型の観測値の下でもっとも可能性が高いハプロタイプ・ペアを再構成できる．このとき，ハプロタイプと形質との関連を調べるもっとも簡単な手法は，単純に再構成ハプロタイプを真のハプロタイプとみなして関連モデルを当てはめることである．これは，データの補完（代入）を1度だけ行うので，統計的には**単一代入法（single imputation）**と呼ばれる．この手法は簡単だが，残念ながらハプロタイプと形質との関連の推測を誤らせる恐れがある．この手法を用いる危険性については Lin and Huang（2007）およびその解説記事の Kraft and Stram（2007）を参照のこと．

ハプロタイプ傾向回帰

ハプロタイプ傾向回帰（haplotype trend regression: HTR）とは，相が不確定な個体に，取りうるハプロタイプ数の条件付き期待値を割り当てる関連解析法である．つまり，相が確定する場合のようにハプロタイプ h の数 $n_h = 0, 1, 2$ を各個体に割り当てる代わりに，その条件付き期待値 $E(n_h|G)$ を割り当てるのである．例えば，個体 i のハプロタイプ・ペアが $H_1 = (h_1, h_4)$ と $H_2 = (h_2, h_3)$ のどちらか確定せず，その推定確率がそれぞれ p_1 と p_2 という簡単な状況を考えてみよう．この場合，個体 i の j 番目のハプロタイプのとる変数を x_{ij} とし $(x_{i1}, \ldots, x_{i4})$，さらに $x_{i1} = x_{i4} = p_1$，$x_{i2} = x_{i3} = p_2$ とする．最後に，x_{ij} を説明変数とする線形モデルを用いて，ハプロタイプと形質との関連について F 検定を行う．これを以下に例示するが，その詳細については Zaykin *et al.*（2001）を参照のこと．

148   第 5 章   観測不能な相に対処する手法

例題 5.4（ハプロタイプ傾向回帰法） ハプロタイプ傾向回帰は，まず各ハプロタイプ数の条件付き期待値を成分にもつデザイン行列を作ることから始める．これを行うには，章末の「R スクリプトの補足」で定める関数 HapDesign( ) を用いる．新たに作ったこのデザイン行列で定まる線形モデルと，切片だけからなるその縮小モデル（reduced model）とを比較する F 検定を行うのは簡単である．以下のコードでは，非利き腕筋力のパーセント変化率を形質とし，例題 5.1 の HaploEM オブジェクトを用いる．

```
> attach(fms)
> HapMat <- HapDesign(HaploEM)
> Trait <- NDRM.CH[Race=="Caucasian" & !is.na(Race)]
> mod1 <- (lm(Trait~HapMat))
> mod2 <- (lm(Trait~1))
> anova(mod2,mod1)

Analysis of Variance Table

Model 1: Trait ~ 1
Model 2: Trait ~ HapMat
  Res.Df    RSS  Df Sum of Sq      F Pr(>F)
1    776 881666
2    764 868364  12     13303 0.9753 0.4708
```

この出力結果より，ハプロタイプと形質との関連を支持する証拠はないと結論できる．

多重代入法

ハプロタイプ傾向回帰に代わる手法としては，**多重代入法（multiple imputation: MI）** という欠測データへの対処法がある．これは，欠測値に繰り返し代入を行うことで欠測について調整する推測法であるが，その際には「実現化」データを欠測値に代入することで増えるデータの変動に適切に対処する．多重代入法についての詳細については Little and Rubin（2002）を参照のこと．5.1 節で導いたハプロタイプ・ペアの推定確率を使えば，相の不確定性に対し簡単に多重代入法を用いることができる．

p_i を個体 i がとりうる各ハプロタイプ・ペア $H_i \in \mathcal{S}(G_i)$ の推定確率を成分に取るベクトルだとする．ただし，ここでも $\mathcal{S}(G_i) = \{H_{i1}, \ldots, H_{iK_i}\}$ は遺伝子

型の観測値 G_i と整合性をもつ全ハプロタイプ・ペアを表し，この推定確率は式 (5.4) の $\widehat{p}_{H_i}$ で与えられる．もし個体のハプロタイプ・ペアが遺伝子型の観測値から一意に決まれば，$\mathcal{S}(G_i)$ の成分は 1 つとなり $\boldsymbol{p}_i = 1$ となる．多重代入法では，個体 i が取りうるハプロタイプ・ペアを $\boldsymbol{p}_i$ の確率に応じて反復抽出する．具体的に言うと，確率 $\widehat{p}_{ik}(k = 1, \ldots, K_i)$ に応じてハプロタイプ・ペア $H_i^* = H_{ik}$ を繰り返し個体 i に割り当てる．$\boldsymbol{p}_i = 1$ という簡単な場合は，遺伝子型から確定したハプロタイプ・ペアを H_i^* と定める．以上の抽出を 1 度だけ行うのが単一代入法であり，何度も繰り返すのが多重代入法である．多重代入法では欠測値を補完したデータができるたびに関連解析を行い，関連に関する推定値と検定統計量を保存する．そして，最後にそれらを 1 つの値に統合する．

この手法が実際にどのように使われるか理解するため，2.2.3 項で扱った以下の単回帰モデルを考えてみよう．

$$y_i = \alpha + \beta x_i + \epsilon_i \tag{5.8}$$

ここで，y_i は量的形質であり，個体 $i\,(i = 1, \ldots, n)$ のディプロタイプ H_i の中にハプロタイプ h_k が含まれるか否かを示す指示変数を $x_i = I(h_k \in H_i)$ とする．さらに，x と y には関連がないという帰無仮説 $H_0 : \beta = 0$ の検定を行いたいものとする．2.2.3 項で述べたように，この帰無仮説を検定するには Wald 検定統計量を使えばよい．しかし欠測データがある場合は，複数の各補完データに対して $\widehat{\beta}$ を計算する必要がある．すなわち，EM アルゴリズムから得られた推定確率に応じて各個体のハプロタイプ・ペアをランダムに選んでデータを補完し，その補完データに式 (5.8) のモデルを使って β の最小二乗推定値を得るのだ．このプロセスを D 回繰り返して得られる推定値を $\widehat{\beta}_1, \ldots, \widehat{\beta}_D$ とする．

このとき，D 個の補完データ全体に対する β の推定値は，以下のように得られる．

$$\bar{\beta}_D = \frac{1}{D} \sum_{d=1}^{D} \widehat{\beta}_d \tag{5.9}$$

この推定値の分散には，補完データ内の分散と複数の補完データ間の分散の両方が含まれる．ここで，$\widehat{W}_d$ を $d\,(d = 1, \ldots, D)$ 番目の補完データにおける $\widehat{\beta}$ の分散とすると，補完データ内分散 $\bar{W}_D$ は D 個の補完データに対する $\widehat{W}_d$ の平均となり，補完データ間分散 $\bar{B}_D$ は補完データの全平均 $\bar{\beta}_D$ からの各推定値 $\widehat{\beta}$ のズレ（偏差）をまとめたものになる．このとき，パラメータ推定値の全分散 T_D は，補完データ内分散と補完データ間分散の重み付きの和となり，正確には，

$$\bar{W}_D = \frac{1}{D} \sum_{d=1}^{D} \widehat{W}_d \tag{5.10}$$

$$\bar{B}_D = \frac{1}{D-1} \sum_{d=1}^{D} \left(\widehat{\beta}_d - \bar{\beta}_D\right)^2 \tag{5.11}$$

$$T_D = \bar{W}_D + \frac{D+1}{D} \bar{B}_D \tag{5.12}$$

となる.

ここで全分散 T_D は，単一代入法から得られる分散より大きいことに注意が必要である．さらに，補完データ間の推定値の違いがゼロに近づけば，全分散 T_D は補完データ内分散 $\bar{W}_D$ に近づく．多重代入法を用いた場合，帰無仮説 $H_0 : \beta = 0$ に対応する t 検定統計量は，

$$\bar{\beta}_D / \sqrt{T_D} \sim t_v \tag{5.13}$$

となる．ただし，この自由度 v は，

$$v = (D-1) \left(1 + \frac{1}{D+1} \frac{\bar{W}_D}{\bar{B}_D}\right)^2 \tag{5.14}$$

に等しい．多重代入法の各ステップをアルゴリズム 5.3 にまとめた．ここで注意すべきは，このアルゴリズムの最初のステップでハプロタイプ・ペアの推定確率を求める点である．この最初のステップからは，上述の手順では考慮していない分散が生じるが，このアルゴリズム全体に対しブートストラップ法を使えばこの分散の増分にも対処できる．具体的には，元データを復元抽出し，得られたデータにこのアルゴリズムを何度も繰り返し当てはめるのだ．ハプロタイプと形質との関連の推定および検定に対する多重代入法の使用例を以下に示す．

アルゴリズム 5.3：ハプロタイプと形質の関連解析における多重代入法

1. 遺伝子型の観測値に基づき，個体 $i = 1, \ldots, n$ の各ハプロタイプ・ペア（ディプロタイプ）の推定確率を求める．
2. その確率分布に応じて，各個体のディプロタイプを 1 つ抽出する．

3. 関連の強さの推定値およびその分散を計算する.

4. ステップ (2) と (3) を D 回繰り返す (D は十分大きな数).

5. 式 (5.13) を用いて検定統計量の有意性を評価する.

例題 5.5 (多重代入法を用いたハプロタイプの効果推定と検定) この例題で
も,actn3 遺伝子と運動トレーニング前後の非利き腕筋力パーセント変化率と
の関連の有無を考えることにする.具体的には,FAMuSS データに含まれる
白人が $h_8 = $ TGCA ハプロタイプを少なくとも 1 つ有することと変数 NDRM.CH
との関連について考える.以下の for ループでは,ハプロタイプ・ペアの推定
確率に応じて各個体のとるハプロタイプ・ペアを抽出する.これを $D = 1000$
回繰り返し,得られた h_8 ハプロタイプの関連の強さとその標準誤差をベクト
ル Est と SE にそれぞれ保存する.

```
> attach(fms)
> Nobs <- sum(Race=="Caucasian", na.rm=T)
> Nhap <- length(HaploEM$hap.prob)
> D <- 1000
> Est <- rep(0,D)
> SE <- rep(0,D)
> for (nimput in 1:D){
+        Xmat <- matrix(data=0,nrow=Nobs,ncol=Nhap)
+        for (i in 1:Nobs){
+            IDSeq <- seq(1:sum(HaploEM$nreps))[HaploEM$indx.subj==i]
+            if (length(IDSeq)>1){Samp <- sample(IDSeq,size=1,
+                prob=HaploEM$post[IDSeq])}
+            if (length(IDSeq)==1){Samp <- IDSeq}
+            Xmat[i,HaploEM$hap1code[Samp]] <-1
+            Xmat[i,HaploEM$hap2code[Samp]] <-1
+            }
+        h8 <- Xmat[,8]>=1
+        Est[nimput] <- summary(lm(Trait~h8))$coefficients[2,1]
+        SE[nimput] <- summary(lm(Trait~h8))$coefficients[2,2]
+        }
# (this can take several minutes to run)
```

この結果より,補完データの全平均 (MeanEst) と補完データ内分散 (Wd),補
完データ間分散 (Bd),全分散 (Td) は以下のように求められる.

152 第5章 観測不能な相に対処する手法

```
> MeanEst <- mean(Est)
> Wd <- mean(SE^2)
> Bd <- (1/(D-1))*sum((Est-MeanEst)^2)
> Td <- Wd + ((D+1)/D)*Bd
```

最後に，少なくとも1つ h_8 ハプロタイプをもつことと非利き腕筋力パーセント変化率とに関連がないという帰無仮説についての検定の自由度および p 値を求める．ここでは分位点（quantile）と自由度を引数にとり，それに対応する下側確率を返す pt( ) 関数を使う．

```
> nu <- D-1*(1 + (1/(D+1))*(Wd/Bd))^2
> 1-pt(MeanEst/sqrt(Td),df=nu)
```

[1] 0.05738632

この結果より，白人における **actn3** 遺伝子の h_8 ハプロタイプと非利き腕筋力パーセント変化率との関連には不十分ながらもわずかに根拠があると示唆される．

5.2.2 完全尤度法

　前項では，まず遺伝子型情報だけを用いてハプロタイプの推定確率を求め，次いでハプロタイプと形質との関連を推定する2段階法について述べた．しかしここではもう1つの手法として，ハプロタイプ頻度の推定とハプロタイプと形質との関連の推定および検定を同時に行う完全尤度法を扱う．この手法の利点は，個体が取りうるハプロタイプ・ペアを推定するのに形質情報を用いる点である．ある個体のディプロタイプが，(h_1, h_4) と (h_2, h_3) との間で確定しない簡単な例を考えてみよう．つまり，この個体の遺伝子型からは，h_1 と h_4 が存在するのか h_2 と h_3 が存在するのかはわからない．前項では，ハプロタイプ頻度と集団遺伝学モデルに基づきディプロタイプが (h_1, h_4) あるいは (h_2, h_3) となる確率の推定法について説明した．ここでは2.1節と同じく，この個体の量的形質 y の測定値も得ることができ，ハプロタイプ h_1, h_2, h_3, h_4 のホモ接合個体の取る形質は平均すると，それぞれ $\bar{y}_{h_1} = 2.0$, $\bar{y}_{h_2} = -1.5$, $\bar{y}_{h_3} = -2.0$, $\bar{y}_{h_4} = 2.5$ であるとする．この例では，個体のとる形質の観測値がハプロタイプ h_1 と h_4 のホモ接合個体の示す平均値に近ければ，この個体のディプロタイプは (h_1, h_4) である可能

5.2 ハプロタイプと形質との関連に関する推定と検定   153

性が高くなる.

手短に言うと, 5.1.1 項で説明した手法と同じく, 完全尤度法でも EM アルゴリズムを用いる. しかし, この場合の完全データにはハプロタイプと形質の両方が含まれる. E ステップでは, この完全データの対数尤度の条件付き期待値をとるが, これは遺伝子型と形質の観測値に基づく各ハプロタイプ・ペアの推定確率を重みとした対数尤度の重み付き和を計算することに他ならない. このハプロタイプ・ペアの推定確率はその時点でのパラメータ推定値に基づき, 章末の補足説明の式 (5.35) を用いて計算する. M ステップでは E ステップで導いた条件付き期待値を最大化することによって, パラメータの新しい推定値を得る. 最後に, 収束基準を満たすまでこの 2 ステップを繰り返す. こうして得られたパラメータを検定するには, データの欠測による不確定性について考慮する必要がある. 以下の例題では, `haplo.stats` パッケージの `haplo.glm( )` 関数を用いてこの手法の説明を行う. Hardy-Weinberg 平衡から乖離する場合の完全尤度法も考案されてはいるが, この `haplo.glm( )` 関数は Hardy-Weinberg 平衡を前提とするので人種や民族ごとに用いるべきである. 完全尤度法の詳細については, Schaid *et al.* (2003) や Lake *et al.* (2003), Lin and Zeng (2006) および章末の補足説明を参照のこと.

例題 5.6 (EM アルゴリズムを用いたハプロタイプ–形質関連の推定と検定)
この例題では, ハプロタイプ頻度の推定とハプロタイプと形質との関連に関する推定および検定を行うのに完全尤度法を用いる. ここでも, FAMuSS データを用いて, `actn3` 遺伝子のハプロタイプと非利き腕筋力パーセント変化率との関連を考えることにする. そのためには, 例題 5.1 で作った遺伝子型データ行列 `Geno.C` に以下のコードを使えばよい. ここで, `haplo.glm( )` は `haplo.stats` パッケージ内の関数である.

```
> attach(fms)
> Geno.C <- setupGeno(Geno.C)
> Trait <- NDRM.CH[Race=="Caucasian" & !is.na(Race)]
> Dat <- data.frame(Geno.C=Geno.C, Trait=Trait)
> library(haplo.stats)
> haplo.glm(Trait~Geno.C,data=Dat,
+         allele.lev=attributes(Geno.C)$unique.alleles)

  Call:
haplo.glm(formula = Trait ~ Geno.C, data = Dat,
    allele.lev = attributes(Geno.C)$unique.alleles)
```

154 第5章 観測不能な相に対処する手法

```
Coefficients:
              coef    se t.stat   pval
(Intercept) 50.678 2.217 22.8572 0.0000
Geno.C.3     8.496 0.611 13.8975 0.0000
Geno.C.5    -0.441 7.280 -0.0606 0.9517
Geno.C.8     2.011 1.891  1.0633 0.2880
Geno.C.9     8.422 3.510  2.3995 0.0167
Geno.C.rare  3.985 6.294  0.6331 0.5268

Haplotypes:
            loc.1 loc.2 loc.3 loc.4 hap.freq
Geno.C.3      C     A     T     G    0.0125
Geno.C.5      C     G     C     G    0.0108
Geno.C.8      T     A     T     G    0.4024
Geno.C.9      T     G     C     A    0.0839
Geno.C.rare   *     *     *     *    0.0181
haplo.base    C     G     C     A    0.4722
```

デフォルト設定では，base（基準）ハプロタイプはサンプル内でもっとも頻度の高いハプロタイプに設定されており，この場合は CGCA となる．haplo.glm( ) 関数を用いて得られる p 値は，基準ハプロタイプと比べた場合の各ハプロタイプの効果（目的変数の増分）がゼロという帰無仮説の検定結果を表す．例えば，Geno.C.9 の効果は 8.422 でその p 値は 0.0167 だが，この結果より，CGCA ハプロタイプより Geno.C.9 ハプロタイプを 1 本もつ方が筋力の平均パーセント変化率は 8.422 大きくなり，この効果は有意にゼロと異なることがわかる．

この解析ではいくつかの設定を変更することができる．まずは，基準ハプロタイプを変更することができるが，これは，複数の人種や民族の間でもっとも頻度の高いハプロタイプが異なる場合に解析結果を比較したり，ある特定のハプロタイプをその他のハプロタイプと比較するのに役立つ．例えば，TGCA を基準ハプロタイプにしたい場合は，以下のコードを用いればよい．ただし，ハプロタイプ番号 8 は例題 5.1 の出力結果に対応する．

```
> haplo.glm(Trait~Geno.C,data=Dat,
+                allele.lev=attributes(Geno.C)$unique.alleles,
+                control=haplo.glm.control(haplo.base=9))

  Call:
haplo.glm(formula = Trait ~ Geno.C, data = Dat,
```

```
        control = haplo.glm.control(haplo.base = 9),
        allele.lev = attributes(Geno.C)$unique.alleles)

Coefficients:
              coef    se   t.stat    pval
(Intercept) 67.5222 5.33 12.6714  0.0000
Geno.C.3     0.0738 4.60  0.0161  0.9872
Geno.C.4    -8.4221 3.14 -2.6808  0.0075
Geno.C.5    -8.8630 7.35 -1.2066  0.2279
Geno.C.8    -6.4110 3.08 -2.0842  0.0375
Geno.C.rare -4.4371 6.50 -0.6830  0.4948
Haplotypes:
            loc.1 loc.2 loc.3 loc.4 hap.freq
Geno.C.3      C     A     T     G    0.0125
Geno.C.4      C     G     C     A    0.4722
Geno.C.5      C     G     C     G    0.0108
Geno.C.8      T     A     T     G    0.4024
Geno.C.rare   *     *     *     *    0.0181
haplo.base    T     G     C     A    0.0839
```

もう 1 つ変更可能なのは，遺伝モデルの設定である．デフォルト設定では，`haplo.glm( )` 関数は相加遺伝モデルを仮定するので，ハプロタイプ 2 本の効果は 1 本の効果の 2 倍となる．2.3.4 項で定めた相加モデル以外の遺伝モデルを使うには，`haplo.glm.control` 内の `haplo.effect` を指定すればよい．例えば，ハプロタイプが少なくとも 1 本あれば効果が生じるという優性遺伝モデルを使うには，以下のようにする．

```
> haplo.glm(Trait~Geno.C,data=Dat,
+         allele.lev=attributes(Geno.C)$unique.alleles,
+         control=haplo.glm.control(haplo.effect="dominant"))

  Call:
haplo.glm(formula = Trait ~ Geno.C, data = Dat,
    control = haplo.glm.control(haplo.effect = "dominant"),
    allele.lev = attributes(Geno.C)$unique.alleles)

Coefficients:
              coef   se  t.stat     pval
(Intercept) 48.94 2.38 20.587  0.000000
```

```
Geno.C.3      4.35 1.25  3.478 0.000533
Geno.C.5      1.39 9.43  0.147 0.883253
Geno.C.8      4.58 2.70  1.699 0.089813
Geno.C.9     13.90 4.87  2.856 0.004412
Geno.C.rare   3.43 7.51  0.458 0.647324

Haplotypes:
            loc.1 loc.2 loc.3 loc.4 hap.freq
Geno.C.3      C     A     T     G    0.0125
Geno.C.5      C     G     C     G    0.0108
Geno.C.8      T     A     T     G    0.4024
Geno.C.9      T     G     C     A    0.0838
Geno.C.rare   *     *     *     *    0.0181
haplo.base    C     G     C     A    0.4724
```

この解析結果は相加遺伝モデルの下で得られた結果と少し異なることがわかる．具体的には，形質とハプロタイプ Geno.C.3 = CATG および Geno.C.9 = TGCA とが関連する強い証拠が見られる．この他に変更可能な設定としては，遺伝子型データの欠測の扱い方や，rare（頻度の低い）ハプロタイプ群に組み入れる際の最低ハプロタイプ頻度，確率変数の分布族などがある．デフォルト設定では，遺伝子型データの欠測には EM アルゴリズムを用いるが，形質や共変量を欠測する個体は除外される．family オプションを使えば，glm( ) 関数と同じく 2 値形質の関連の検定も可能になる．

　一般に，最大の目的がハプロタイプと形質との関連を明らかにすることなら，本項で扱った完全尤度法の方が 5.2.1 項で扱った 2 段階法を使うより望ましい．完全尤度法は簡単に使うことができ，統計的に望ましい性質をたくさん有する．しかし，2 段階法も複数の人種や民族を用いる研究では利点を有する．2 段階法ではサブグループごとにハプロタイプの効果を推定し，次いでデータを統合してその効果の推定および検定を行うことができる．例えば，アフリカ系アメリカ人と白人とに別々に haplo.em( ) 関数を用いて各集団におけるハプロタイプ・ペアの推定確率を求め，それに応じて欠測データを補完することができる．次いで，すべてのデータを統合して関連解析を行う．5.2.1 項で述べたように，この補完法を繰り返す（多重代入する）ことで妥当な推定や検定を行うことができる．人種や民族による効果修飾がない場合には，すべての人種や民族のデータを用いて検定する方が関連を同定する検出力が高くなる．一方，haplo.glm( ) 関数は Hardy-Weinberg 平衡を前提とするため，Hardy-Weinberg 平衡が成立する人種や民族ごとにしか

正しく使うことができない.

問題

5.1. FAMuSS データを用いて, 白人とアフリカ系アメリカ人における resistin 遺伝子のハプロタイプ頻度をそれぞれ推定せよ. また, 白人における最も頻度の高いハプロタイプについて, 白人とアフリカ系アメリカ人とで頻度が異なるか検定せよ.

5.2. HGDP データを用いて, 変数 Population で定義される各集団における AKT1 遺伝子のハプロタイプ頻度を推定せよ. また, 変数 Geographic.origin で定義される各集団についても同様に推定を行い, この 2 つの解析結果を比較検討せよ.

5.3. HGDP データの変数 Gender と変数 Geographic.origin との間に関連はあるか. もし関連があるとすれば, 遺伝子型と形質との関連に関する解析結果の解釈がどのように変わるか答えよ.

5.4. ハプロタイプ傾向回帰法を用いて, FAMuSS データのアフリカ系アメリカ人の非利き腕筋力変化率 (変数 NDRM.CH) と resistin 遺伝子ハプロタイプとの関連の有無を検定せよ.

5.5. FAMuSS データのアフリカ系アメリカ人の非利き腕筋力変化率 (変数 NDRM.CH) と resistin 遺伝子ハプロタイプとの関連の有無について, haplo.glm( ) 関数の EM アルゴリズムを用いて検定せよ. ただし, 優性遺伝モデルと相加遺伝モデルの両方について行うこと.

補足説明

EM アルゴリズムを用いたハプロタイプ頻度の推定法

このアルゴリズムの説明に進む前に，まず表記法について定義する．個体 $i\,(i=1,\ldots,n)$ の遺伝子型観測値を G_i とする．さらに，個体 i の（観測不能な）ハプロタイプの組合せを H_i とする．例えば 2 倍体の場合，H_i は一対のハプロタイプを表し，遺伝子型の観測値 G_i と一般に整合性が取れる．ここで，$S(G_i)$ は G_i と整合性の取れるすべての H_i の集合を表すものとする．サンプル内に存在すると推定される全部で K 個のハプロタイプを $h_1,\ldots,h_K$ とし，その集団内の頻度を $\boldsymbol{\theta}=(\theta_1,\ldots,\theta_K)$ とする．

まず初めに，完全データを $\mathbf{X}^c=[\mathbf{G}\ \mathbf{H}]$ と定める．ただし，$\mathbf{G}=(G_1,\ldots,G_n)$ で $\mathbf{H}=(H_1,\ldots,H_n)$ である．このとき，完全データの尤度は，

$$L(\boldsymbol{\theta}|\mathbf{X}^c)=\prod_{i=1}^{n}Pr(H_i|\boldsymbol{\theta}) \tag{5.15}$$

となる．ここで，ハプロタイプ・ペアを取る確率 $Pr(H_i|\boldsymbol{\theta})$ は多項分布に従うものと仮定する．つまり，

$$Pr(H_i|\boldsymbol{\theta})=C_i\prod_{k=1}^{K}\theta_k^{\sigma_{ik}} \tag{5.16}$$

となる．ここで $C_i=2/(\delta_{i1}!\ldots\delta_{iK}!)$ であり，δ_{ik} は個体 i がもつハプロタイプ h_k のコピー数である．ただし $\sum_{k=1}^{K}\theta_k=1$ となる．2 倍体集団では δ_{ik} は 0，1，2 のいずれかの値を取り，C_i は個体 i がホモ接合なら 1，それ以外の場合は 2 となる．式 (5.15) で与えられる完全データの尤度の対数を取れば，

$$l_{\boldsymbol{\theta}}=\log L(\boldsymbol{\theta}|\mathbf{X}^c)=\sum_{i=1}^{n}\log Pr(H_i|\boldsymbol{\theta}) \tag{5.17}$$

となる．

E ステップでは，その時点でのハプロタイプ頻度の推定値と遺伝子型の観測データに基づき，この完全データの対数尤度の条件付き期待値を取る．EM アルゴリズムの t 回目の反復時におけるハプロタイプ頻度の推定値を $\widehat{\boldsymbol{\theta}}^{(t)}$ とすると，これは，

$$E\left(l_{\boldsymbol{\theta}}|\mathbf{G},\widehat{\boldsymbol{\theta}}^{(t)}\right)=\sum_{i=1}^{n}\sum_{H_i\in\mathcal{S}(G_i)}\widehat{p}_{H_i}^{(t)}\log Pr(H_i|\boldsymbol{\theta}) \tag{5.18}$$

と計算できる．ここで，$\widehat{p}_{H_i}^{(t)}$ は G_i と $\widehat{\boldsymbol{\theta}}^{(t)}$ を所与とした場合の H_i の推定確率で

あり，正確には，

$$\widehat{p}_{H_i}^{(t)} = \frac{Pr(H_i|\widehat{\boldsymbol{\theta}}^{(t)})}{\sum_{H_i \in \mathcal{S}(G_i)} Pr(H_i|\widehat{\boldsymbol{\theta}}^{(t)})} \tag{5.19}$$

と表すことができる．M ステップでは式 (5.18) の条件付き期待値を $\boldsymbol{\theta}$ について最大化する．これを行うには，1 次微分係数を 0 とおき，これを $\boldsymbol{\theta}$ について解けばよい．ここで，この条件付き期待値の偏微分は，

$$\frac{\partial E\left(l_{\boldsymbol{\theta}}|\mathbf{G}, \widehat{\boldsymbol{\theta}}^{(t)}\right)}{\partial \theta_k} = \sum_{i=1}^{n} \sum_{H_i \in \mathcal{S}(G_i)} \widehat{p}_{H_i}^{(t)} \partial \log Pr(H_i|\boldsymbol{\theta})/\partial \theta_k \tag{5.20}$$

となる．$\delta \log Pr(H_i|\boldsymbol{\theta})/\delta \theta_k$ を求めるには，まず

$$\log Pr(H_i|\boldsymbol{\theta}) = \log C_i + \sum_{k=1}^{K} \delta_{ik} \log \theta_k \tag{5.21}$$

となることに注意して，これを 1 階微分すれば，

$$\frac{\partial \log Pr(H_i|\boldsymbol{\theta})}{\partial \theta_k} = \partial[\log C_i]/\partial \theta_k + \left[\sum_{k=1}^{K} \delta_{ik} \log \theta_k\right]/\partial \theta_k \tag{5.22}$$

となる．この右辺の第 1 項の微分係数は変数 $\boldsymbol{\theta}$ を含まないため 0 となる．以上より，$\sum_{k=1}^{K} \theta_k = 1$ という制約を加えると，

$$\begin{aligned}
\frac{\partial \log Pr(H_i|\theta)}{\partial \theta_k} &= \sum_{k=1}^{K} \frac{\partial(\delta_{ik} \log \theta_k)}{\partial \theta_k} \\
&= \sum_{k=1}^{K} \frac{\partial(\delta_{ik} \log \theta_k)}{\partial \theta_k} + \frac{\partial\left[\delta_{ik} \log\left(1 - \sum_{k=1}^{K-1} \theta_k\right)\right]}{\partial \theta_k} \\
&= \frac{\delta_{ik}}{\theta_k} - \frac{\delta_{iK}}{\left(1 - \sum_{k=1}^{K-1} \theta_k\right)} = \frac{\delta_{ik}}{\theta_k} - \frac{\delta_{iK}}{\theta_K}
\end{aligned} \tag{5.23}$$

となるので，式 (5.20) は，

$$\frac{\partial E(l_\theta|\mathbf{G})}{\partial \theta_k} = \sum_{i=1}^{n} \sum_{H_i \in \mathcal{S}(G_i)} \widehat{p}_{H_i}^{(t)} \left(\frac{\delta_{ik}}{\theta_k} - \frac{\delta_{iK}}{\theta_K}\right) \tag{5.24}$$

となる $(k = 1, \ldots, K-1)$. この $K-1$ 個の式を 0 とおけば,

$$\frac{1}{\widehat{\theta}_k} \sum_{i=1}^{n} \sum_{H_i \in \mathcal{S}(G_i)} \widehat{p}_{H_i}^{(t)} \delta_{ik} = \frac{1}{\widehat{\theta}_K} \sum_{i=1}^{n} \sum_{H_i \in \mathcal{S}(G_i)} \widehat{p}_{H_i}^{(t)} \delta_{iK} \tag{5.25}$$

が得られる $(k = 1, \ldots, K-1)$. この式の右辺は $k = 1, \ldots, K-1$ のすべてにおいて等しいため,

$$\frac{1}{\widehat{\theta}_k} \sum_{i=1}^{n} \sum_{H_i \in \mathcal{S}(G_i)} \widehat{p}_{H_i}^{(t)} \delta_{ik} = \frac{1}{\widehat{\theta}_1} \sum_{i=1}^{n} \sum_{H_i \in \mathcal{S}(G_i)} \widehat{p}_{H_i}^{(t)} \delta_{i1} \tag{5.26}$$

とすることができる $(k = 2, \ldots, K-1)$. これを $\widehat{\theta}_k$ について解くと,

$$\widehat{\theta}_k = \frac{\sum_{i=1}^{n} \sum_{H_i \in \mathcal{S}(G_i)} \widehat{p}_{H_i}^{(t)} \delta_{ik}}{\sum_{i=1}^{n} \sum_{H_i \in \mathcal{S}(G_i)} \widehat{p}_{H_i}^{(t)} \delta_{i1}} \widehat{\theta}_1 \tag{5.27}$$

が得られる. 以上より, まず θ_1 の推定値を導き, これを使って θ_k を推定することができる $(k = 2, \ldots, K-1)$.

θ_1 の推定値を導くには, $k = 1$ の場合の式 (5.25) と関係式 $\theta_K = 1 - \sum_{k=1}^{K} \theta_k$ を使い, 以下のようにすればよい.

$$\begin{aligned}
\widehat{\theta}_1 \sum_{i=1}^{n} \sum_{H_i \in \mathcal{S}(G_i)} \widehat{p}_{H_i}^{(t)} \delta_{iK} &= \widehat{\theta}_K \sum_{i=1}^{n} \sum_{H_i \in \mathcal{S}(G_i)} \widehat{p}_{H_i}^{(t)} \delta_{i1} \\
&= \left(1 - \sum_{k=1}^{K-1} \widehat{\theta}_k\right) \sum_{i=1}^{n} \sum_{H_i \in \mathcal{S}(G_i)} \widehat{p}_{H_i}^{(t)} \delta_{i1} \\
&= \left(1 - \sum_{k=1}^{K-1} \frac{\sum_{i=1}^{n} \sum_{H_i \in \mathcal{S}(G_i)} \widehat{p}_{H_i}^{(t)} \delta_{ik}}{\sum_{i=1}^{n} \sum_{H_i \in \mathcal{S}(G_i)} \widehat{p}_{H_i}^{(t)} \delta_{i1}} \widehat{\theta}_1\right) \sum_{i=1}^{n} \sum_{H_i \in \mathcal{S}(G_i)} \widehat{p}_{H_i}^{(t)} \delta_{i1} \\
&= \sum_{i=1}^{n} \sum_{H_i \in \mathcal{S}(G_i)} \widehat{p}_{H_i}^{(t)} \delta_{i1} - \widehat{\theta}_1 \sum_{k=1}^{K-1} \sum_{i=1}^{n} \sum_{H_i \in \mathcal{S}(G_i)} \widehat{p}_{H_i}^{(t)} \delta_{ik}
\end{aligned} \tag{5.28}$$

この 2 行目から 3 行目の式を導くため, 式 (5.27) を代入している $(k = 2, \ldots, K-1)$. これより,

$$\widehat{\theta}_1 \sum_{i=1}^{n} \sum_{H_i \in \mathcal{S}(G_i)} \widehat{p}_{H_i}^{(t)} \sum_{k=1}^{K} \delta_{ik} = \sum_{i=1}^{n} \sum_{H_i \in \mathcal{S}(G_i)} \widehat{p}_{H_i}^{(t)} \delta_{i1} \tag{5.29}$$

が得られる. これを $\widehat{\theta}_1$ について解き, 等式 $\sum_{k=1}^{K} \delta_{ik} = 2$ および $\sum_{H_i \in \boldsymbol{S}(G_i)} \widehat{p}_{H_i}^{(t)} = 1$ を使えば,

$$\widehat{\theta}_1^{(t+1)} = \frac{1}{2n} \sum_{i=1}^{n} \sum_{H_i \in \mathcal{S}(G_i)} \widehat{p}_{H_i}^{(t)} \delta_{i1} \tag{5.30}$$

が得られる. 最後に, この結果を式 (5.27) に代入すれば一般解が得られる.

$$\widehat{\theta}_k^{(t+1)} = \frac{1}{2n} \sum_{i=1}^{n} \sum_{H_i \in \mathcal{S}(G_i)} \widehat{p}_{H_i}^{(t)} \delta_{ik} \tag{5.31}$$

以上まとめると, EM アルゴリズムではまず遺伝子型の観測値と整合性のあるハプロタイプ・ペアの推定確率を式 (5.19) を用いて計算する. 次のステップでは, 式 (5.31) を用いてその時点での推定確率に基づきパラメータ値を更新する. この 2 ステップを反復しても推定値の値が大きく変わらなくなる (例えば, $\max_k \left(\left| \widehat{\theta}_k^{(t)} - \widehat{\theta}_k^{(t+1)} \right| / \widehat{\theta}_k^{(t)} \right) < 1.0 \times 10^{-5}$ となる) まで反復を繰り返す. あるいはその代わりに, 観測データの尤度 $\sum_{i=1}^{n} Pr(G_i|\boldsymbol{\theta}) = \sum_{i=1}^{n} \sum_{H_i \in \boldsymbol{S}(G_i)} Pr(H_i|\boldsymbol{\theta})$ に基づく収束基準を定めてもよい.

EM アルゴリズムを用いたハプロタイプと形質との関連解析法

従属変数 Y が, 正準リンク関数を用いた指数型分布族関数に従う一般化線形モデルを考えることにする. 共変量とハプロタイプ情報をまとめて $[\mathbf{X} \ \mathbf{H}]$ と記せば, y の確率密度関数は,

$$f_{\boldsymbol{\beta}}(y|\mathbf{X}, \mathbf{H}) = \exp\left\{ \frac{y[\mathbf{X}^T \mathbf{H}^T]\boldsymbol{\beta} - b([\mathbf{X}^T \mathbf{H}^T]\boldsymbol{\beta})}{a(\Psi)} + c(y, \Psi) \right\} \tag{5.32}$$

となる. ここで, a, b, c は既知の関数であり, $\boldsymbol{\beta}$ はデザイン行列 $\mathbf{X}$ に対応するパラメータベクトル, Ψ は誤差分散などのスケールパラメータを表す.

一般に, ハプロタイプ情報は観測できないため, $\boldsymbol{\beta}$ の推定も EM アルゴリズムを用いて進める. この手法は, まず完全データの対数尤度の条件付き期待値を取り (E ステップ), 次にこれをパラメータについて最大化する (M ステップ) という 2 ステップの反復であることを思い出そう. このプロセスは収束基準を満たすまで繰り返される. ここで, 完全データを Y および H とすると, 個体 i の完全データの尤度は,

$$L_i^c(\boldsymbol{\Phi}) = L_i^c(\boldsymbol{\Phi}|Y_i, \mathbf{X}_i, \mathbf{H}_i) = f(Y_i, \mathbf{H}_i|\mathbf{X}_i, \boldsymbol{\Phi}) = f_{\boldsymbol{\beta}}(Y_i|\mathbf{X}_i, \mathbf{H}_i) Pr_{\theta}(\mathbf{H}_i) \tag{5.33}$$

162　第5章　観測不能な相に対処する手法

となる．ここで，$\boldsymbol{\Phi} = (\boldsymbol{\beta}, \boldsymbol{\theta})$ であり，$\boldsymbol{\theta} = (\theta_1, \ldots, \theta_K)$ の k 番目の成分はハプロタイプ k の頻度を表す．

　条件付き期待値は，各ハプロタイプに対する重み付き尤度の和であり，この場合の重みとは遺伝子型の観測値に基づく各ハプロタイプの推定確率に等しく，正確には，

$$E[\log L_i^c(\boldsymbol{\Phi})|Y_i, \mathbf{X}_i, \mathbf{G}_i] = \sum_{H \in \mathcal{S}(G_i)} p_i(\boldsymbol{\Phi})[\log f_\beta(Y_i|\mathbf{X}_i, \mathbf{H}_i) + \log Pr_\theta(\mathbf{H}_i)]$$
(5.34)

となる．ただし，

$$p_i(\boldsymbol{\Phi}) = \frac{f_\beta(Y_i|\mathbf{X}_i, \mathbf{H}_i)Pr_\theta(\mathbf{H}_i)}{\sum_{H \in \mathcal{S}(G_i)} f_\beta(Y_i|\mathbf{X}_i, \mathbf{H}_i)Pr_\theta(\mathbf{H}_i)}$$
(5.35)

である．

　EMアルゴリズムを反復するたびに，その時点での $\boldsymbol{\beta}$ と $\boldsymbol{\theta}$ の推定値を式 (5.35) に代入し，ハプロタイプの推定確率を得る．次いで式 (5.34) の条件付き期待値を最大化することでこの推定値を更新する．$(t+1)$ 回目の反復時に最大化を行うには，各パラメータに関して偏微分したものを 0 と置き，

$$\sum_{i=1}^{n} \sum_{H \in \mathcal{S}(G_i)} \widehat{p}_i^{(t)} \frac{\partial \log f_{\boldsymbol{\beta}}(Y_i|\mathbf{X}_i, \mathbf{H}_i)}{\partial \boldsymbol{\beta}} = 0$$
(5.36)

$$\sum_{i=1}^{n} \sum_{H \in \mathcal{S}(G_i)} \widehat{p}_i^{(t)} \frac{\partial \log Pr_{\boldsymbol{\theta}}(\mathbf{H}_i)}{\partial \boldsymbol{\theta}} = 0$$
(5.37)

上式をそれぞれ $\boldsymbol{\beta}$ と $\boldsymbol{\theta}$ について解けばよい．ここで，推定確率はその時点でのパラメータ値から計算するので，$\widehat{p}_i^{(t)} = p_i(\widehat{\boldsymbol{\Phi}}^{(t)})$ となる．

　Hardy-Weinberg 平衡の仮定の下では，$H = (h_k, h_l)$ の確率はそれぞれのハプロタイプの確率の積となり，式 (5.16) のように表せる．ここで注意すべきは，Hardy-Weinberg 平衡の仮定は必ずしも必要ではないということであり，Lin and Zeng (2006) は Hardy-Weinberg 平衡から乖離した場合の推定法を提案した．この場合，$\boldsymbol{\beta}$ と $\boldsymbol{\theta}$ の検定を行うには，その分散・共分散行列の推定が必要になる．この分散・共分散行列は観測情報行列の逆行列から得られるが，この情報行列は経験観測情報行列 (empirical observed information matrix) で近似できる (Meilijson, 1989)．正確にはこれは，

$$I(\widehat{\boldsymbol{\Phi}}) = \sum_{i=1}^{n} s_i(\widehat{\boldsymbol{\Phi}})s_i(\widehat{\boldsymbol{\Phi}})^T \tag{5.38}$$

と表すことができる. ただし $s_i(\widehat{\boldsymbol{\Phi}})$ は, EM アルゴリズムの最後の反復時に式 (5.36) と (5.37) の総和の中の成分を計算したものである (McLachlan and Krishnan, 1997).

R スクリプトの補足

```
##################################################################
# Description: This function creates a design matrix with i,j
#              element equal to the conditional expectation
#              of the number of copies of haplotype j for
#              individual i based on the output from haplo.em()
# Input:       HaploEM (object resulting from haplo.em())
# Output:      XmatHap
##################################################################

HapDesign <- function(HaploEM){
    Nobs <- length(unique(HaploEM$indx.subj)) #number of observations
    Nhap <- length(HaploEM$hap.prob)          #number of haplotypes
    XmatHap <- matrix(data=0,nrow=Nobs,ncol=Nhap)
    for (i in 1:Nobs){
        IDSeq <- seq(1:sum(HaploEM$nreps))[HaploEM$indx.subj==i]
        for (j in 1:length(IDSeq)){
                XmatHap[i,HaploEM$hap1code[IDSeq][j]] <-

                XmatHap[i,HaploEM$hap1code[IDSeq][j]] +
                HaploEM$post[IDSeq][j]
                XmatHap[i,HaploEM$hap2code[IDSeq][j]] <-
                XmatHap[i,HaploEM$hap2code[IDSeq][j]] +
                HaploEM$post[IDSeq][j]
            }
        }
    return(XmatHap)
    }


##################################################################
# Description: This function creates a vector with jth element
#              equal to the standard error of haplotype j
```

164 第 5 章 観測不能な相に対処する手法

```
#                    based on the output from haplo.em()
# Input:            HaploEM (object resulting from haplo.em())
# Output:           HapSE
####################################################################


HapFreqSE <- function(HaploEM){
    HapMat <- HapDesign(HaploEM)
    Nobs <- length(unique(HaploEM$indx.subj)) #number of observations
    Nhap <- length(HaploEM$hap.prob)          #number of haplotypes
    S.Full<-matrix(data=0, nrow=Nobs, ncol=Nhap-1)
        for(i in 1:Nobs){
                for(k in 1:(Nhap-1)){
                    S.Full[i,k]<-HapMat[i,k]/HaploEM$hap.prob[k]-
                            HapMat[i,Nhap]/HaploEM$hap.prob[Nhap]
                }
    }
    Score<-t(S.Full)%*%S.Full
    invScore<-solve(Score)
    HapSE<-c(sqrt(diag(invScore)),
            sqrt(t(rep(1,Nhap-1))%*%invScore%*%rep(1,Nhap-1)))
    return(HapSE)
    }
```

第6章

分類・回帰木

　分類・回帰木（**Classification and regression trees: CART**）は，複数の説明変数とカテゴリ形質または連続形質との関連を見つけるための手法である．分類木はカテゴリ形質に用い，回帰木は連続形質に用いる．どちらの手法も，グループ内の不均一性を最小化するように個体を2グループへ分割する再帰的アルゴリズムが使われる．CART は Breiman *et al.* により導入され，高次元データの構造を調べる手法として近年人気を博している．次節では，まず木の構築法を解説する．木を構築するには，いわゆる**ノード不純度**（**node impurity**）という不均一性の指標を定義し，モデルに含める説明変数の決定法を定める必要がある．ノード不純度も説明変数の決定法も，結果として得られる木に影響することから，研究上の疑問をうまく反映するよう注意深く検討し定める必要がある．そのうえで，再現可能な最終モデルを得るために木を改良する手法を説明する．CART に関する詳細については，Breiman *et al.*（1983）や Zhang and Singer（1999）を参照のこと．第7章では，CART 以上の利点を有するランダムフォレストや論理回帰木など CART モデルの拡張について説明する．

6.1　木の構築

6.1.1　再帰分割

　ここでは，形質 $\mathbf{y} = (y_1, \ldots, y_n)$ と p 個の説明変数 $\mathbf{x}_1, \ldots, \mathbf{x}_p$ からなるデータを考える．ただし，$\mathbf{x}_j = (x_{1j}, \ldots, x_{nj})^T$ で，$i = 1, \ldots, n$ は個体を表す．一般に，$\mathbf{X} = [\mathbf{x}_1, \ldots, \mathbf{x}_p]$ と $\mathbf{y}$ の関係を見つけることに興味がある．木を構築するには，まずすべての説明変数の中から $\mathbf{y}$ の最良予測変数（**most predictive predictor**）$\mathbf{x}_j$ を決定する．「最良予測」という言葉はここでは漠然と使うが，次の 6.1.2 項で明確に定義する．サンプル内の個体は，この $\mathbf{x}_j$ で取る値に基づき2グループに分割される．例えば，$\mathbf{x}_j$ を j 番目の SNP における変異アレルの存在を表す2値変数だとする．仮に $\mathbf{x}_j$ が最良予測変数だとすると，この SNP に少なくとも1つの変異アレルをもつ個体は一方のグループに割り当てられ，野生型ホ

166   第6章　分類・回帰木

モ接合の個体はもう一方のグループに割り当てられる．このプロセスは，分岐の結果得られた2つの各グループで繰り返される．

　正確に説明するため，まず全個体の集合を Ω と定義する．簡単のため，すべての説明変数を2値変数とし，最良予測変数を $\mathbf{x}_{(1)}$ とする．このとき，まず各個体は $\mathbf{x}_{(1)}$ の値に基づき Ω_1 と Ω_2 に分割される．つまり，個体 $i = 1, \ldots, n$ について $\Omega_1 = \{i : x_{i(1)} = 0\}$，$\Omega_2 = \{i : x_{i(1)} = 1\}$ と定義する．木の構築アルゴリズムの次のステップは，Ω_1 と Ω_2 の各グループ内で y_i の最良予測変数を同定することであり，ここでは Ω_1 では $\boldsymbol{x}_{(2)}$，Ω_2 では $\boldsymbol{x}_{(3)}$ が最良予測変数になるものとする．さらに，$\boldsymbol{x}_{(2)}$ と $\boldsymbol{x}_{(3)}$ の値に基づき以下のようにサブグループが定義されるものとする．

$$
\begin{aligned}
\Omega_{1,1} &= \{i : i \in \Omega_1 \text{ and } x_{i(2)} = 0\} = \{i : x_{i(1)} = 0 \text{ and } x_{i(2)} = 0\} \\
\Omega_{1,2} &= \{i : i \in \Omega_1 \text{ and } x_{i(2)} = 1\} = \{i : x_{i(1)} = 0 \text{ and } x_{i(2)} = 1\} \\
\Omega_{2,1} &= \{i : i \in \Omega_2 \text{ and } x_{i(3)} = 0\} = \{i : x_{i(1)} = 1 \text{ and } x_{i(3)} = 0\} \\
\Omega_{2,2} &= \{i : i \in \Omega_2 \text{ and } x_{i(3)} = 1\} = \{i : x_{i(1)} = 1 \text{ and } x_{i(3)} = 1\}
\end{aligned}
\tag{6.1}
$$

この分割手順は，停止規則を満たすまで再帰的に繰り返される（例えば，サブグループの個体数が5未満になるまで分岐するなど）．停止規則によっては，構築した結果が非対称な木になることもある．

　図6.1は，この再帰アルゴリズムを視覚的に示したものである．各円はノード（**node**）と呼ばれる．最初のノードは**根ノード**（**root node**）または**親ノード**（**parent node**）という．それに続く分岐は，左および右娘ノード（**daughter nodes**）を形成する．ノードは個体のグループを表し，Ω と記す．ここで重要なことは，分岐アルゴリズムの各段階で同定するのは，全説明変数の中から形質を最も予測可能な変数だということである．しかし，この変数選択法は正式な統計的検定に基づくものではないため，選ばれた変数が，たとえ他の変数より予測力が高くても，形質と有意に関連しない可能性がある．したがって，このように木を構築した後に，過剰適合を避けるため逆向きに「**剪定**（**prune**）」することが重要になる．次項では，分岐に用いられる基準を説明し，6.2節で剪定の手法と木の精度に関する指標について論じる．

6.1.2　分岐規則

　図6.1に示したような木を得るためには，まず個体をサブグループに分岐するための規則を定める必要がある．通常はノード不純度（**node impurity**）という不均一性の指標を定義し，この指標が最小になるよう分岐変数を選んで解析を進めていく．これだけが木を作る方法ではないが，この手法は広く受け入れられ

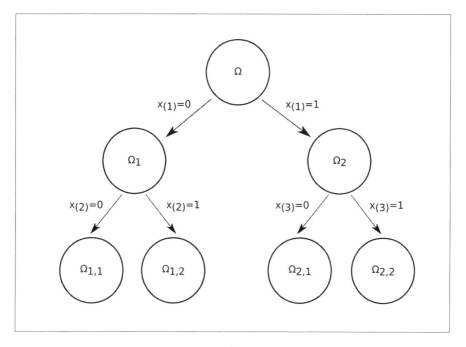

図 **6.1** 木の構造

ているので，本書ではこの手法に焦点を当てる．ノード Ω の不純度を $I(\Omega)$ として数式で記せば，

$$\phi = I(\Omega) - I(\Omega_L) - I(\Omega_R) \tag{6.2}$$

を最大にする分岐を選ぶことがここでの目標となる．ここで Ω_L, Ω_R はそれぞれ Ω の左および右娘ノードである．不純度 $I(\Omega)$ の指標にはいくつかよいものがあるが，Breiman et al. (1983) によると，最終的に得られる木は指標の選び方の影響をあまり受けない．本項では，2値形質と量的形質に共通して用いられる指標をいくつか説明する．

2 値形質

まず，0か1を取る2値形質 y として，例えば病気の有無に関する指示変数を考えることにする．このとき，個体が Ω に属する確率を $\pi(\Omega)$ とし，$I(\Omega) = \pi(\Omega)i(\Omega)$ と定義すると，式 (6.2) は，

$$\phi = \pi(\Omega)i(\Omega) - \pi(\Omega_L)i(\Omega_L) - \pi(\Omega_R)i(\Omega_R) \tag{6.3}$$

168   第 6 章　分類・回帰木

と書き直せるが，これは，

$$\phi = [i(\Omega) - \pi_L i(\Omega_L) - \pi_R i(\Omega_R)]\pi(\Omega) \tag{6.4}$$

とも表せる．ただし，$\pi_L = Pr(\Omega_L \mid \Omega)$ と $\pi_R = Pr(\Omega_R|\Omega)$ は，個体が Ω に属する条件の下でそれぞれ左および右娘ノードに属する条件付き確率である．これは，$\pi(\Omega_L) = Pr(\Omega_L, \Omega) = Pr(\Omega_L \mid \Omega)Pr(\Omega) = \pi_L \times \pi(\Omega)$ から導くことができる．いま，

$$\Delta i(\Omega) = i(\Omega) - \pi_L i(\Omega_L) - \pi_R i(\Omega_R) \tag{6.5}$$

とすると，この式 $\Delta i(\Omega)$ と式 (6.2) の ϕ の違いは $\pi(\Omega)$ が掛かるかどうかの違いだけなので，ϕ を最大にする分岐は $\Delta i(\Omega)$ も最大にすることに注意しよう．この $i(\Omega)$ の示す数値も通常ノード不純度と呼ばれる．

　2 値形質向けに提案された最も単純なノード不純度は，

$$i(\Omega) = \min(p_\Omega, 1 - p_\Omega) \tag{6.6}$$

である．ここで，$p_\Omega = Pr(y = 1|\Omega)$ は個体がノード Ω に属する条件の下で症例となる確率である．この不純度は，しばしばベイズエラー（**Bayes error**）や最小エラー（**minimum error**），誤分類コスト（**misclassification cost**）とも呼ばれる．ここで例として，根ノードにおいて症例と対照の数が等しく，$i(\Omega) = \min(0.50, 1 - 0.50)$ となる状況を考えることにする．この不純度指標の背後にある考え方は，無情報な分岐からは，症例と対照がちょうど半々からなるノードが生じるというものである．この場合，ノードの不純度は高いと言う．一方，個体の 80% が症例で，20% が対照である場合（すなわち $p_\Omega = 0.80$ の場合），そのノードは比較的均一である．言い換えれば，不純度 $i(\Omega) = 0.20$ は比較的低い．最小エラーは直感的にわかりやすいが，与えられたノードに対して最良の分岐が 1 つに定まらないことが多いという欠点がある．さらに，この指標は木をあまり成長させない傾向がある．これらの欠点に関する詳細については Breiman *et al.* (1993) を参照のこと．

　よく使われるもう 1 つの不純度はジニ係数（**Gini index**）または**最近傍エラー**（**nearest neighbor error**）と呼ばれ，

$$i(\Omega) = 2p_\Omega(1 - p_\Omega) \tag{6.7}$$

と定義される．ここでも p_Ω は，個体が Ω に属する条件の下で症例となる確率である．ジニ係数も直感的でわかりやすいが，それはベルヌーイ確率変数の分散

表 **6.1** 遺伝子型別の症例・対照サンプルデータ

	$\mathbf{x}_1 = 1$	$\mathbf{x}_1 = 0$	$\mathbf{x}_2 = 1$	$\mathbf{x}_2 = 0$	$\mathbf{x}_3 = 1$	$\mathbf{x}_3 = 0$	合計
症例群	60	40	80	20	50	50	100
対照群	40	60	20	80	50	50	100
合計	100	100	100	100	100	100	200

の和になっているからである．例えば，y は確率 p で 1，確率 $1-p$ で 0 を取る Bernoulli(p) 分布に従うものとする．このとき，y の分散は $Var[y] = p(1-p)$ となる．y は 2 つの値（0 もしくは 1）を取るので，これに 2 を掛ければ式 (6.7) の不純度が得られる（訳註：あるグループから 2 個体を反復抽出したときにその 2 個体が 1 と 0 である確率と考えてもよい）．より一般に y が $1, \ldots, m$ の値をとるカテゴリ形質の場合，ジニ係数は，

$$i(\Omega) = \sum_{r \neq s} p(r|\Omega)p(s|\Omega) \tag{6.8}$$

となる．ここで $p(r|\Omega)$ はノード Ω に属する個体がグループ r に入る確率を表す $(r = 1, \ldots, m)$．

例題 6.1（ジニ係数の適用） 例として，症例 100 人・対照 100 人の前向き研究において 3 つの説明変数 $\mathbf{x}_1, \mathbf{x}_2, \mathbf{x}_3$ と 2 値形質 $\mathbf{y}$ を考えることにする．簡単のため，$\mathbf{x}_j$ を j 番目の SNP に変異アレルがあることを示す指示変数のベクトルとする．このとき，ジニ係数を用いた根ノードの不純度は，$i(\Omega) = 2p(1-p) = 2(0.5^2) = 0.50$ となる．再帰分割アルゴリズムでは，まず $\mathbf{x}_j(j = 1, 2, 3)$ の値に基づきサンプルを 2 つのグループに分けるすべての分岐を考える．ここでは，表 6.1 のデータを考えることにしよう．

この表より，$\mathbf{x}_2$ が他の変数よりも症例と対照をうまく区別することがわかる．このことは，各変数のノード内不純度の減少量を示すことで正確に示すことができる．ここで，変数 $\mathbf{x}_j$ の分岐から生じた左および右娘ノードを $\Omega_L(\mathbf{x}_j)$ と $\Omega_R(\mathbf{x}_j)$，この分岐によるノード不純度の減少量を ϕ_j とすると，

$$\begin{aligned} \phi_1 &= 1\, i(\Omega) - 0.5i(\Omega_L(\mathbf{x}_1)) - 0.5i(\Omega_R(\mathbf{x}_1)) \\ &= 0.50 - (0.6)(0.4) - (0.4)(0.6) = 0.02 \end{aligned} \tag{6.9}$$

となる．同様に，$\phi_2 = 0.18$，$\phi_3 = 0$ となる．予想どおり，不純度の減少量 ϕ が最大となる変数は $\mathbf{x}_2$ となる．以上より，まずは 2 番目の SNP における変

170   第6章　分類・回帰木

異アレルの有無によってデータを2グループに分けたあと，最良予測変数を選
ぶこのプロセスを各娘ノードに対し順に繰り返す.

　実際には広く受け入れられてはいるものの，ジニ係数にもいくつか欠点がある.
具体的には，サンプルサイズが大きく異なる2つのノードへの分岐を生じる傾向
がある．この他に有名な指標としてはエントロピー（**entropy**）関数があるが，こ
れは**情報指数**（**information index**）もしくは**逸脱度**（**deviance**）とも呼ばれ，

$$i(\Omega) = -p_\Omega \log(p_\Omega) - (1 - p_\Omega) \log(1 - p_\Omega) \tag{6.10}$$

で与えられる．ここでも，p_Ω は個体がノード Ω に属する場合に症例となる条件
付き確率を表す．この指標は尤度理論から得られる．$y \sim Bernoulli(p)$ のとき，
このデータの対数尤度は，

$$\log L(p|n_1, n_2) = n_1 \log p + n_2 \log(1 - p) \tag{6.11}$$

となる．ここで，n_1 と n_2 はそれぞれ症例群と対照群のサンプルサイズである.
この関数が最大化するのは，

$$n_1 \log\left(\frac{n_1}{n}\right) + n_2 \log\left(\frac{n_2}{n}\right) = -ni(\Omega) \tag{6.12}$$

の場合である．ここで，$i(\Omega)$ は式 (6.10) で定義したエントロピー関数である．し
かし実際には，2値形質の場合にエントロピーとジニ係数が作る木はよく似るこ
とが多い.
　以下の例題では，分類木の構築法を示す．`rpart` パッケージの `rpart( )` 関数
および `tree` パッケージの `tree( )` 関数のどちらでもノード不純度を指定するこ
とができる．デフォルト設定はジニ係数であるが情報指数も選べる.

例題 6.2（分類木の作成）　この例題では，1.3.3 項で扱った Virco データを再
び取り上げる．ここでは，*in vitro* 反応性がインジナビル（IDV）よりネルフィ
ナビル（NFV）の方が高いことに関連する HIV ゲノムのプロテアーゼ領域に
ある多型を同定するものとする．つまり，説明変数 `P1`, ..., `P99` における変
異の有無と `IDV.fold` > `NFV.fold` を示す2値変数との関連を調べるのが目的
となる．この例では，まずプロテーゼ領域の各座位における変異の有無を示す
2値変数からなるデータフレーム `VicroGeno` を定める.

```
> attach(virco)
> VircoGeno <- data.frame(virco[,substr(names(virco),1,1)=="P"]!="-")
```

次いで，以下のように形質を定め，分類木の構築を行う．ここで作るのは分類木なので，形質を因子型変数とすることに注意．さらに，ここでは method="class" と指定するが，これは形質が因子型変数の場合のデフォルト設定である．

```
> Trait <- as.factor(IDV.Fold > NFV.Fold)
> library(rpart)
> ClassTree <- rpart(Trait~., method="class", data=VircoGeno)
> ClassTree

n=976 (90 observations deleted due to missingness)

node), split, n, loss, yval, (yprob)
      * denotes terminal node

  1) root 976 399 FALSE (0.5911885 0.4088115)
    2) P54< 0.5 480 130 FALSE (0.7291667 0.2708333)
      4) P76< 0.5 466 116 FALSE (0.7510730 0.2489270) *
      5) P76>=0.5 14    0 TRUE (0.0000000 1.0000000) *
    3) P54>=0.5 496 227 TRUE (0.4576613 0.5423387)
      6) P46< 0.5 158  57 FALSE (0.6392405 0.3607595)
       12) P1< 0.5 115  31 FALSE (0.7304348 0.2695652) *
       13) P1>=0.5 43  17 TRUE (0.3953488 0.6046512) *
      7) P46>=0.5 338 126 TRUE (0.3727811 0.6272189)
       14) P10< 0.5 22   7 FALSE (0.6818182 0.3181818) *
       15) P10>=0.5 316 111 TRUE (0.3512658 0.6487342)
         30) P48< 0.5 278 106 TRUE (0.3812950 0.6187050)
           60) P20< 0.5 113  55 TRUE (0.4867257 0.5132743)
             120) P76< 0.5 92  40 FALSE (0.5652174 0.4347826) *
             121) P76>=0.5 21   3 TRUE (0.1428571 0.8571429) *
           61) P20>=0.5 165  51 TRUE (0.3090909 0.6909091) *
         31) P48>=0.5 38   5 TRUE (0.1315789 0.8684211) *
```

plot( ) 関数と text( ) 関数を用いて，この出力結果を図 6.2 に示す．

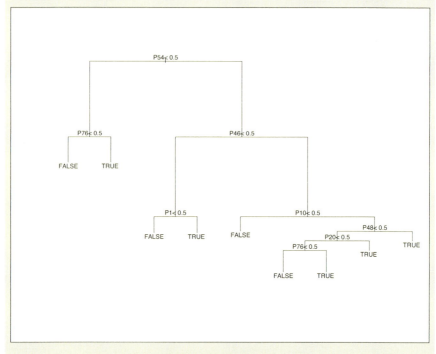

図 6.2 例題 6.2 の分類木

```
> plot(ClassTree)
> text(ClassTree)
```

この出力結果より，まず最初にこの解析に使われた個体数は全部で n = 976 であることがわかる．この出力結果の各行に示された数値と文字列の解釈は以下のとおりである．最初の数字はノード番号を指し，次の split がそのノードの定義である．例えば，2) と書かれた行（P54 < 0.5）は，座位 P54 が野生型（P54 = 0）のウイルス粒子が 2 番目のノードに割り当てられることを示す．出力結果の字下げは娘ノードを表し，ノード 4) はノード 2) と 4) の両方の基準に合致するウイルスで構成される．言い換えれば，このノードに属するウイルスは P54 と P76 の両方とも野生型である．次の n に示される数値は，各ノードに属するウイルス粒子数を表す．例えば，ノード 2) と 3) は，それぞれ P54 における野生型ウイルスが n = 480，変異型ウイルスが n = 496 あることを示す．

その次の loss に示される数値は，ノード内で多い方の値を予測値としたときに
予測に失敗する個体数であり，具体的な予測値はその次の TRUE/FALSE で示さ
れる．例えば，ノード 2) の予測値は FALSE（つまり，IDV.Fold < NFV.Fold）
であり，loss = 130 個のウイルス粒子の予測が誤りであることがわかる．最
後に，各ノードの条件が満たされる推定確率が括弧内に示される．例えばノー
ド 2) では，IDV.Fold > NFV.Fold となるウイルスの割合は $130/480 = 0.27$
であり，そうでないウイルスの割合は $1 - 0.27 = 0.73$ となることがわかる．

　ノード 2) と 3) の行から，NFV の方が反応性の高いことに関する最良予測
変数は P54 であることがわかる．この座位に変異のある（P54 > 0.5）ウイ
ルスで IDV.Fold > NFV.Fold となる確率の推定値は 0.54 であるが，この座
位が野生型のウイルスでは 0.27 となる．これに次ぐ分岐はノード 4) と 5) に
示される．ここから，座位 P54 が野生型のウイルスの中で，最良予測変数と
なるのは P76 であることがわかる．この場合，P76 も野生型のウイルスでは
IDV.Fold > NFV.Fold となる確率の推定値は 0.25 であるが，P76 に変異のあ
るウイルスでは 1 となる．最終ノードはターミナルノード（**terminal node**）
とも呼ばれ，出力結果にはアスタリスクが付く．ここで，これらのノードは最
良予測変数ではあるが，統計的有意性についての評価は受けていないことに注
意が必要である．

　rpart( ) 関数では，さらに引数をいくつか指定することができるが，その詳
細についてはドキュメントを参照のこと．これ以降は，特に役立つ内容をかい
つまんで説明する．まず分岐条件の指定については，デフォルト設定はジニ係
数だが情報基準も選べる．情報基準を指定するには以下のコードを使えばよい．

```
> rpart(Trait~., method="class", parms=list(split='information'),
+       data=VircoGeno)

n=976 (90 observations deleted due to missingness)

node), split, n, loss, yval, (yprob)
      * denotes terminal node
```

```
1) root 976 399 FALSE (0.5911885 0.4088115)
  2) P54< 0.5 480 130 FALSE (0.7291667 0.2708333)
    4) P76< 0.5 466 116 FALSE (0.7510730 0.2489270) *
    5) P76>=0.5 14   0 TRUE (0.0000000 1.0000000) *
  3) P54>=0.5 496 227 TRUE (0.4576613 0.5423387)
    6) P46< 0.5 158  57 FALSE (0.6392405 0.3607595)
     12) P1< 0.5 115  31 FALSE (0.7304348 0.2695652) *
     13) P1>=0.5 43  17 TRUE (0.3953488 0.6046512) *
    7) P46>=0.5 338 126 TRUE (0.3727811 0.6272189)
     14) P48< 0.5 299 120 TRUE (0.4013378 0.5986622)
      28) P20< 0.5 125  62 FALSE (0.5040000 0.4960000)
       56) P76< 0.5 104  44 FALSE (0.5769231 0.4230769) *
       57) P76>=0.5 21   3 TRUE (0.1428571 0.8571429) *
      29) P20>=0.5 174  57 TRUE (0.3275862 0.6724138) *
     15) P48>=0.5 39   6 TRUE (0.1538462 0.8461538) *
```

この結果は，最初のいくつかの分岐は等しいものの，先に見た木とは異なる．
しかし，木の下の方にある分岐は以下の 6.2 節で示すように後から剪定される
ことが多いので，この違いは重要ではないかもしれない．

　引き数 minsplit を使ってノードに分岐が生じるのに必要な個体数を指定す
ることもできる．さらに，引き数 misbucket を使ってターミナルノードに必
要な最小個体数も指定できる．この 2 つの引き数の使い方を以下に示す．

```
> rpart(Trait~., method="class", parms=list(split='gini'),
+       control=rpart.control(minsplit=150, minbucket=50),
+       data=VircoGeno)

n=976 (90 observations deleted due to missingness)

node), split, n, loss, yval, (yprob)
      * denotes terminal node

1) root 976 399 FALSE (0.5911885 0.4088115)
  2) P54< 0.5 480 130 FALSE (0.7291667 0.2708333) *
  3) P54>=0.5 496 227 TRUE (0.4576613 0.5423387)
    6) P46< 0.5 158  57 FALSE (0.6392405 0.3607595) *
    7) P46>=0.5 338 126 TRUE (0.3727811 0.6272189) *
```

ジニ係数を用いた元の結果とこの結果を比較すると，ノード 2)，6)，7) での

分岐が除外されていることがわかる．この違いが生じたのは，この 3 つのノードが分岐して生じる娘ノードに属する個体数が，`minbucket = 50` で指定した最小個体数より少ないためである．これ以降の例題では `rpart( )` 関数の追加オプションの検討に戻る．

量的形質

　形質もしくはアウトカムが病気の重症度という量的指標の場合，ノード不純度として最もよく使われるのは平均からの偏差の 2 乗和の平均，すなわち**平均二乗誤差（mean squared error: MSE）**

$$I(\Omega) = \frac{1}{n_\Omega} \sum_{i \in \Omega} (y_i - \bar{y})^2 \tag{6.13}$$

である．ここで $\bar{y}$ はサンプルにおける形質の平均値である．これは，2.2.3 項で説明した線形回帰で係数を推定するのに用いた最小二乗基準とほとんど同じである．2 つに分岐する場合，左および右娘ノードの不純度はそれぞれ $I(\Omega_L) = 1/n_L \sum_{i \in \Omega} (y_i - \bar{y}_L)^2$ および $I(\Omega_R) = 1/n_R \sum_{i \in \Omega} (y_i - \bar{y}_R)^2$ となる．ここで $\bar{y}_L$ と $\bar{y}_R$ は各ノードにおける形質の平均値であり，n_L と n_R はそれぞれ Ω_L と Ω_R のサンプルサイズである．回帰木の使用例を以下に示す．

例題 6.3（回帰木の生成）　例題 6.2 の Vicro データについて，ここでも IDV および NFV の倍数耐性の差に関連するプロテアーゼ領域の変異を同定したいものとする．ここでは，この 2 値の差を量的形質と定める．

```
> attach(virco)
> Trait <- NFV.Fold - IDV.Fold
```

例題 6.2 で作った `VircoGeno` 行列を使い，以下のように回帰木を作る．

```
> library(rpart)
> RegTree <- rpart(Trait~., method="anova", data=VircoGeno)
> RegTree
```

176   第 6 章　分類・回帰木

```
n=976 (90 observations deleted due to missingness)

node), split, n, deviance, yval
      * denotes terminal node

 1) root 976 6437933.00    4.288320
   2) P54>=0.5 496 1247111.00  -3.916935
     4) P46>=0.5 338   343395.20 -10.567160 *
     5) P46< 0.5 158   856789.90  10.309490
      10) P58< 0.5 144  110944.10    2.570139 *
      11) P58>=0.5 14  648503.60   89.914290 *
   3) P54< 0.5 480 5122921.00   12.767080
     6) P73< 0.5 422  145579.90    5.706635 *
     7) P73>=0.5 58 4803244.00   64.137930
      14) P35< 0.5 45    26136.17    8.171111 *
      15) P35>=0.5 13 4148242.00 257.869200 *
```

ここでは，method = "anova"と指定しているが，これは量的形質の場合のデフォルト設定値である．この出力結果より，n = 976 個体が解析に使われたことがわかる．ここで，yval はノードに含まれる個体が示す形質の平均値もしくは予測値を指す．例えば，root ノードでは NFV と IDV の倍数耐性の差の平均値は 4.29 である．P54 が変異したウイルスでは，この差の平均値は −3.92 であり，P54 が野生型のウイルスでは 12.77 となる．**逸脱度（deviance）**は，ノードに含まれる全個体についての形質の観測値と予測値の差の 2 乗和と定義される．この数値をノード内の個体数 n で割れば，式 (6.13) の $I(\Omega)$ が得られる．

6.1.3　入力変数の定義

6.1.2 項では 2 値の説明変数に焦点を当てた．しかし，一般の遺伝的関連研究では，遺伝子型を表すカテゴリ変数だけではなく，カテゴリ型や連続型の人口統計的・臨床的共変量も用いる．そのような共変量の例としては，性別や喫煙の有無，人種，体重，身長などがあげられる．本項では，まず 3 水準以上のカテゴリ変数と連続変数をどのように 2 分岐木を用いた解析に用いるかについて説明する．次いで共変量に目を向け，遺伝子型と形質との関連を調べる際に分類・回帰木の解析に共変量をどのように用いるかについて説明する．最後に，合成説明変数について考察し，そのモデルの解釈について論じる．

名義変数と順序変数

上述のように，木を構築する際にはノード不純度の減少量が最大となる変数を見つけるため，すべての説明変数を探索する．もし説明変数 x が 2 値変数ならば，x の値に基づき各個体を 2 つの娘ノードに分岐する方法は 1 通りしかない．具体的には，$x = 1$ の個体は娘ノード Ω_L へ，$x = 0$ の個体はもう一方の娘ノード Ω_R へ進むなどとできる．ここで，x が名義変数で，$1, \ldots, m$ の値を取る場合を考えてみよう．このとき，x の値に基づき各個体を 2 グループに分ける方法は $m^* = \binom{m}{2} = m(m-1)/2$ 通りある．例えば $m = 3$ の場合，以下のような分け方が可能である．

$$
\begin{array}{ll}
(1) & i \in \begin{cases} \Omega_L & \text{if } x \in [1] \\ \Omega_R & \text{if } x \in [2,3] \end{cases} \\
(2) & i \in \begin{cases} \Omega_L & \text{if } x \in [1,2] \\ \Omega_R & \text{if } x \in [3] \end{cases} \\
(3) & i \in \begin{cases} \Omega_L & \text{if } x \in [1,3] \\ \Omega_R & \text{if } x \in [2] \end{cases}
\end{array} \tag{6.14}
$$

ここで，分岐の向きには意味がないため，上記 (1) と

$$
(4) \quad i \in \begin{cases} \Omega_L & \text{if } x \in [2,3] \\ \Omega_R & \text{if } x \in [1] \end{cases} \tag{6.15}
$$

とは区別しないことに注意が必要である．以上より，$m = 3$ の場合は式 (6.14) より，$m^* = 3$ 通りの分岐が考えられる．m の増加に伴い分岐数 m^* は急速に増えるが，CART アルゴリズムが最良予測変数を探すときには，各説明変数が取りうるすべての分岐を考慮に入れる．さらに，R で木を構築する際には，説明変数が名義変数と順序変数のどちらであるか区別する必要がある．

m 個の水準を取る順序変数 x については，以下のように $m - 1$ 個の分岐しか考えられない．

$$
\begin{array}{ll}
(1) & i \in \begin{cases} \Omega_L & \text{if } x \in [1] \\ \Omega_R & \text{if } x \in [2,\ldots,m] \end{cases} \\
(2) & i \in \begin{cases} \Omega_L & \text{if } x \in [1,2] \\ \Omega_R & \text{if } x \in [3,\ldots,m] \end{cases} \\
& \vdots \\
(m-1) & i \in \begin{cases} \Omega_L & \text{if } x \in [1,\ldots,m-1] \\ \Omega_R & \text{if } x \in [m] \end{cases}
\end{array} \tag{6.16}
$$

178 第6章 分類・回帰木

連続変数の場合も順序変数の場合と似ている．例えば，木の構築において連続変数の年齢を説明変数に用いるものとする．まず，この変数を昇順（または降順）に並び替え，これを順序変数に見立てて取りうるすべての2グループへの分岐を考える．以下の例題では，順序変数と名義変数の両方に対する回帰木の構築法について説明する．

例題 6.4（名義および順序説明変数を用いた木の構築）　この例題では，FAMuSSデータの resistin 遺伝子内の SNP と非利き腕筋力の変化率との関連について考える．SNP を3水準のカテゴリ変数とし，以下のように回帰木を構築する．

```
> attach(fms)
> Trait <- NDRM.CH
> library(rpart)
> RegTree <- rpart(Trait~resistin_c30t+resistin_c398t+
+          resistin_g540a+resistin_c980g+resistin_c180g+
+          resistin_a537c, method="anova")
> RegTree

n=611 (786 observations deleted due to missingness)

node), split, n, deviance, yval
      * denotes terminal node

1) root 611 665669.4 52.85352
  2) resistin_c980g=CC,CG 510 491113.4 51.23314 *
  3) resistin_c980g=GG 101 166455.3 61.03564 *
```

この出力結果より，resistin_c980g が目的変数 NDRM.CH の最良予測変数であることがわかる．遺伝子型 CC または CG を有する個体の予測変化率は 51.2 であり，遺伝子型 GG を有する個体では 61.0 となる．この手法では，3水準の遺伝子型変数が2グループに分かれるすべての場合を考慮する．例えば resistin_980g の場合，考えられる分岐は以下の3つである．

$$(1) = \begin{cases} \Omega_L & \text{if resistin\_c980g} \in (CC, CG) \\ \Omega_R & \text{if resistin\_c980g} \in (GG) \end{cases}$$

$$(2) = \begin{cases} \Omega_L & \text{if resistin\_c980g} \in (CC) \\ \Omega_R & \text{if resistin\_c980g} \in (CG, GG) \end{cases} \quad (6.17)$$

$$(3) = \begin{cases} \Omega_L & \text{if resistin\_c980g} \in (CG) \\ \Omega_R & \text{if resistin\_c980g} \in (CC, GG) \end{cases}$$

一方，遺伝子型変数を順序変数として扱うこともできる．この場合，上記の (1) と (2) のみを考えればよい．これを行うには，以下のように遺伝子型変数を数値型変数と定めればよい.

```
> RegTreeOr <- rpart(Trait~as.numeric(resistin_c30t)+
+       as.numeric(resistin_c398t)+as.numeric(resistin_g540a)+
+       as.numeric(resistin_c980g)+as.numeric(resistin_c180g)+
+       as.numeric(resistin_a537c), method="anova")
> RegTreeOr

n=611 (786 observations deleted due to missingness)

node), split, n, deviance, yval
      * denotes terminal node

1) root 611 665669.4 52.85352
  2) as.numeric(resistin_c980g)< 2.5 510 491113.4 51.23314 *
  3) as.numeric(resistin_c980g)>=2.5 101 166455.3 61.03564 *
```

この場合，1, 2, 3 のいずれかの値を取る数値型の resistin_c980g 変数が，ある特定の閾値を超えるか否かで分岐が定まるが，出力結果の解釈は同じである.

　ある変数を順序変数または名義変数のどちらにするかは，その変数が形質に与える影響についての予備知識によって決まる．例えば，量的形質 Y と AA, AT, TT のいずれかの値を取る遺伝子型を考える．変異アレルの T を 1 つ有するときよりも 2 つ有するときの方が Y の増減が大きいという予備知識があるとしよう．この場合は遺伝子型を順序変数とし，ノードを (AA, AT) と (TT) または (AA) と (AT, TT) と定めるのが理にかなう．一方，そういった予備知識がなければ，

180　第 6 章　分類・回帰木

ノード (AA, TT) とノード (AT) への分岐も考えられる.

共変量の取扱い

遺伝的関連研究データで木を構築する際に, 人口統計的・臨床的変数を扱う手法はいくつかある. 最も単純なものは, 共変量を無視することである. すなわち, 共変量の情報に関係なく, 遺伝子型変数のみに基づき木を構築するのだ. この手法は調整を行わない単回帰モデルと同じく, 病因に関し有益な情報が得られることも多い. この手法が妥当かどうかは真の因果モデルで決まるが, これは一般に知ることができない.

ここで, 共変量が遺伝子型と疾患アウトカム間の因果パスウェイ内にある場合を考えてみよう. その一例が, BMI を共変量とし, 複数の SNP と心血管疾患の関連を調べる研究である. この場合, 最終的には疾患発生を予測する遺伝子型変数の同定に興味があるので BMI の情報を無視してもよいかもしれない. しかし, 共変量が効果修飾因子である場合, BMI を無視することによって真の関連を同定する検出力が低下する可能性がある. 例えば, 共変量がある薬剤（化学物質 X とする）への曝露であるとする. このとき, ある特定の SNP によって化学物質 X に曝露した個体の心血管疾患発症を予測できるが, 曝露していない個体ではこの SNP の効果は無視できるほど小さいか, もしくは逆方向に働く（訳註：心血管疾患発症を予防する）ことも考えられる. この場合, 本当はある特定の層ではこの SNP を使えば疾患発症を予測できるのにもかかわらず, 共変量の情報を無視することによって発症を予測できないと結論してしまう可能性がある.

共変量を無視する代わりに, 遺伝子型変数とともに共変量を説明変数としてモデルに入れることもできる. $\mathbf{Z} = (\mathbf{z}_1, \ldots, \mathbf{z}_m)$ を共変量の集合とし, $\mathbf{X} = (\mathbf{x}_1, \ldots, \mathbf{x}_p)$ を遺伝子型変数とすると, この手法では木の各ノードで最良の分岐をもたらす変数を見つけるために集合 $(\mathbf{Z}, \mathbf{X})$ を探索する. 共変量が効果修飾因子であるか何らかの条件付き関連が存在する場合には, この手法は共変量を無視するより優れている. この例で言えば, もし化学物質 X への曝露が心血管疾患発症の独立したリスク因子であるなら, 木が最初に分岐するのはこの変数になるかもしれない. その場合, その後に続く分岐は化学物質 X への曝露の有無への条件付きとなり, 遺伝子型変数は曝露したノードの方に現れる. この手法を使うのが適しているのは, 条件付き関連のような複雑な因果構造がある場合であるが, これは解析前に知ることはできない.

もう 1 つの手法は, 木を構築するときにあらかじめサンプルを層別化しておくことである. 遺伝子型の効果が因子型共変量のある特定の水準だけにみられることが既知の場合, この手法が使われることが多い. この場合, 因子型共変量を説明変数に入れた解析より層別解析が優れているのは, 因子型共変量が他の説明変数よ

り予測能が高くなくてもよいからである．木の分岐は最良予測変数で最初に分岐することを思い出そう．もし因子型共変量がこの条件を満たさない場合には，その共変量を単に説明変数に入れただけではその共変量の層内での関連を見つけられなくなる．逆に，こうした条件付き関連についての予備知識がない場合には，因子型共変量を説明変数に入れることで条件付き関連の発見に役立つ可能性がある．

最後に，共変量を用いて形質に対する回帰分析を行い，そこから得られた残差をアウトカムとして木の構築に使うこともできる．ここでも，共変量のデザイン行列を $\mathbf{Z} = (\mathbf{z}_1, \dots, \mathbf{z}_m)$ とし連続形質を $\mathbf{y}$ とすると，この手法ではまず以下の多変量線形回帰モデルを用いる．

$$\mathbf{y} = \alpha + \mathbf{Z}\beta + \epsilon \tag{6.18}$$

さらに，共変量間の交互作用項を上のモデルに含めることも可能である．最終モデルのデザイン行列を $\mathbf{Z}^* = (\mathbf{z}_1, \dots, \mathbf{z}_r)$，パラメータの最小二乗推定値ベクトルを β^* とすると，このモデルから得られる $\mathbf{y}$ の予測値は $\hat{\mathbf{y}} = \mathbf{Z}^*\hat{\beta}^*$ となり，その残差を $\mathbf{r} = \hat{\mathbf{y}} - \mathbf{y}$ と表せる．ここで $\tilde{\mathbf{y}} = \mathbf{r}$ を新しい目的変数とし，すべての遺伝子型変数を説明変数として木を構築する．この手法から得られる結果の解釈は，これまでの手法とは異なる．具体的に言うと，この場合の木に含まれるのは，形質からすべての共変量の効果を取り除いた値と関連する遺伝子型変数である．つまり，この遺伝子型変数がとらえるのは，共変量を考慮した後の $\mathbf{y}$ の残差変動に関する情報である．この手法は交絡が存在する場合に適しているようだが，さらに今後の研究が必要である．

合成説明変数

木の構造からは，ある特定の条件付き関連を発見することはできるが，あらゆるタイプの関連を発見できるわけではないことを理解する必要がある．分類・回帰木は統計的交互作用ではなく条件付き関連の同定を目的としており，両者にはわずかではあるが重大な相違がある．例として，木の最初の分岐に使われるような，$\mathbf{y}$ に対して比較的強く独立した効果をもつ 2 値変数 $\mathbf{x}_1$ を考えることにする．ここで，$\mathbf{x}_1$ と $\mathbf{x}_2$ の間には統計的交互作用があり，$\mathbf{x}_1 = 1$ と $\mathbf{x}_1 = 0$ とで $\mathbf{y}$ に対する $\mathbf{x}_2$ の効果が異なり，この交互作用が定数パラメータ $\gamma > 0$ で示されるものとする．さらに，$\mathbf{x}_1$ と $\mathbf{x}_2$ がどの水準をとるかにかかわらず，$\mathbf{y}$ に対して同じ効果を示す説明変数 $\mathbf{x}_3$ があるものとする．これを多変量線形回帰モデルを用いて数式で表わせば以下のようになる．

$$\mathbf{y} = \beta_0 + \beta_1\mathbf{x}_1 + \beta_2\mathbf{x}_2 + \beta_3\mathbf{x}_3 + \gamma\mathbf{x}_1 * \mathbf{x}_2 + \epsilon \tag{6.19}$$

最初に $\mathbf{x}_1$ で分岐した後のモデルは，以下のように表すこともできる．

$$
\mathbf{y} = \begin{cases} \beta_0 + \beta_1 + (\beta_2 + \gamma)\mathbf{x}_2 + \beta_3 \mathbf{x}_3 + \epsilon & \mathbf{x}_1 = 1 \text{ の場合} \\[2mm] \beta_0 + \beta_2 \mathbf{x}_2 + \beta_3 \mathbf{x}_3 + \epsilon & \mathbf{x}_1 = 0 \text{ の場合} \end{cases} \tag{6.20}
$$

ここで $\beta_3 > \beta_2 + \gamma$ とすると，γ を正と仮定しているため $\beta_3 > \beta_2$ となる．このとき，たとえ統計的には $\mathbf{x}_2$ だけが $\mathbf{x}_1$ と交互作用するとしても，娘ノードで生じる2つ目の分岐は $\mathbf{x}_2$ ではなく $\mathbf{x}_3$ で生じる．つまり，分類・回帰木に関与するのは条件付き関連であり統計的交互作用ではないのだ．

　木の手法におけるもう1つ重要な点は，木は単一の変数で分岐するということである．もし2つの SNP が形質に影響を与えるが，どちらの SNP も一方だけでは形質に影響を及ぼさない場合，木モデルではこの関連を明らかにすることはできない．この欠点への対処法の1つは，SNP を組み合わせた合成説明変数を作ることである．例えば，2つの2値説明変数 $\mathbf{x}_1$ と $\mathbf{x}_2$ があるとしよう．この手法では，$\mathbf{x}_1$ と $\mathbf{x}_2$ の情報を組み合わせた新しい名義変数 $\mathbf{x}_{(1,2)}$ を以下のように作る．

$$
\mathbf{x}_{(1,2)} = \begin{cases} 1 & \text{for } \mathbf{x}_1 = 1, \;\; \mathbf{x}_2 = 1 \\ 2 & \text{for } \mathbf{x}_1 = 1, \;\; \mathbf{x}_2 = 0 \\ 3 & \text{for } \mathbf{x}_1 = 0, \;\; \mathbf{x}_2 = 1 \\ 4 & \text{for } \mathbf{x}_1 = 0, \;\; \mathbf{x}_2 = 0 \end{cases} \tag{6.21}
$$

$\mathbf{x}_1$ と $\mathbf{x}_2$ の間に実際に統計的交互作用があれば，木構築アルゴリズムは個体群を $\Omega_L = \{i : \mathbf{x}_{(1,2),i} \in [1]\}$ と $\Omega_R = i : \mathbf{x}_{(1,2),i} \in [2,3,4]$ に分ける可能性がある．面白いことに，$\mathbf{x}_1$ と $\mathbf{x}_2$ とに独立した主効果があってもなくても，この分岐は生じる．一方，$\mathbf{x}_1$ と $\mathbf{x}_2$ とに単に相加的な効果しかなければ，最初の分岐は $\Omega_L = \{i : \mathbf{x}_{(1,2),i} \in [1,2]\}$ と $\Omega_R = \{i : \mathbf{x}_{(1,2),i} \in [3,4]\}$ になる（訳註：ここでは，最初の分岐が $\mathbf{x}_1$ で生じると考えている）．なお，Ω_L と Ω_R からの2番目の分岐も同じように $\mathbf{x}_{(1,2)}$ で生じる（訳註：この例では2番目の分岐は $\mathbf{x}_2$ で生じるが，Ω_L でも Ω_R でも $\mathbf{x}_{(1,2)}$ は $\mathbf{x}_2$ と同じ内容を表す）．遺伝子型データにクラスタリングアルゴリズムを用いて作る合成説明変数など，他にもいろいろな合成説明変数が考えられる．こうした手法はパターン化再起分割（**atterning and recursive partitioning: PRP**）と総称し，多因子次元縮小（**multifactor dimensionality reduction: MDR**）や計算機的分割法（**computational partitioning method: CPM**）と密接に関係する．これらの詳細については Foulkes *et al.* （2004）や Ritchie *et al.* （2001），Nelson *et al.* （2001）を参照のこと．

6.2 最適木

前節では木の構築法に焦点を当てた．一般に，得られた木は同じ母集団から得られる他のサンプルにも当てはまるように，より小さな木になるよう**剪定（prune）**する必要がある．分岐が増えるにつれて，誤判別率や平均二乗誤差は一般に改善するが，ある時点でその分岐は当該データにのみに当てはまり，母集団全体に対する予測能の改善には役立たなくなる．これは回帰における過剰適合とよく似た現象である．回帰分析において変数を加えていくと MSE は改善するものの，全変数を含めたモデルは一般に最適でないことを思い出そう．最適なモデルの選択は，尤度比検定や変数の予測能を考慮した尤度比検定に類した手法を用いて行われる．

以上より，木を構築した後には**最適部分木（optimal subtree）**を決める必要が生じる．最適部分木とは元の木の一部であり，当該データの母集団から得られる他のデータにも最も適合するものである．剪定法やその他の詳細については Breiman *et al.*（1993）や Zhang and Singer（1999）を参照のこと．ここでは，剪定プロセスの2つの側面に焦点を当てることにする．まずは，木に関する誤差の**正直な推定値（honest estimate）**を得る手法について述べ，次いで**コスト-複雑性剪定（cost-complexity pruning）**について説明する．

6.2.1 正直な推定値

観測データをどのくらい正しく予測できるかを表す指標を与えれば，木に関する誤差が得られる．正式には，ある木 T に関する誤差全体を**木の不純度（tree impurity）**と呼び，

$$R(\mathcal{T}) = \sum_{\tau \in \widetilde{\mathcal{T}}} \pi(\tau) \times r(\tau) \tag{6.22}$$

と定める．ここで $\widetilde{\mathcal{T}}$ は $\mathcal{T}$ の全ターミナルノードの集合，$\pi(\tau)$ は個体がノード τ に属する確率，$r(\tau)$ はこのノードに関する誤差の指標である．分類木におけるノード内誤差 $r(\tau)$ は誤判別率であり，回帰木における $r(\tau)$ は平均二乗誤差である．この誤差の推定値の1つに，いわゆる**再代入推定値（resubstitution estimate）**があり，木に観測データを単純に再代入して求めた値を指す．上述のように，木に分岐を加えると誤差の再代入推定値は常に改善する．しかし，疾患形質に関連する SNP を同定する場合，その関連がサンプル固有の偶然による知見ではないことを確かめる必要がある．これを行うには，母集団から得られる任意のサンプルを木に当てはめて得られる誤差の正直な推定値を求めればよい．

10分割交差検証法（cross-validation: CV）は，木 $\mathcal{T}$ に関する誤差の正直

184　第 6 章　分類・回帰木

な推定値を得るために用いる手法の 1 つである．まず，サンプル内の個体をほぼ同数に 10 分割した部分集合を $\mathcal{L}_i(i = 1, \ldots, 10)$ とする．各 i について，$\mathcal{L}_i$ を除く元の 9/10 のデータで木を構築する．このデータは**学習サンプル**（**learning sample**）と呼び，$\mathcal{L}_{-i}$ と記す．学習サンプルを用いて構築した木に**テストサンプル**（**test sample**）$\mathcal{L}_i$ を当てはめて得られる誤差を $R^{ts}(\mathcal{T}_{-i})$ と記す．このとき，誤差の正直な推定値は，$i = 1, \ldots, R$ のすべてのテストサンプルから得られた誤差の平均値

$$R^{CV}(\mathcal{T}) = \frac{1}{10} \sum_i R^{ts}(\mathcal{T}_{-i}) \tag{6.23}$$

である．これは，サンプル全体 $\mathcal{L}_1 \cup \mathcal{L}_2 \cup \ldots \cup \mathcal{L}_{10}$ を用いて構築した木 $\mathcal{T}$ に関する誤差の推定値となることに注意しよう．

6.2.2　コスト–複雑性剪定

適正サイズ（**right-sized**）の木を選択することは，CART を用いる際のきわめて重要なポイントになる．適正サイズの木を同定するには，まず木に関する誤差とそのターミナルノード数（これを木のサイズと呼ぶ）の両方を勘案する**コスト複雑性**（**cost complexity**）の指標を定義する．正式には，コスト複雑性は，

$$R_\alpha(\mathcal{T}) = R(\mathcal{T}) + \alpha|\mathcal{T}| \tag{6.24}$$

と定義される．ここで，$R(\mathcal{T})$ は式 (6.22) で定義されるもので，$|\mathcal{T}|$ は木 $\mathcal{T}$ のサイズであり，$\alpha \geq 0$ は**複雑性パラメータ**（**complexity parameter**）と呼ぶ．この式の意図は，ノードを増やせば木の解釈が難しくなるため木のノード数にペナルティを課すというものである．具体的には，適正サイズの木を見つける剪定プロセスでは，コスト複雑性を最小化する部分木を探索する．ここで木 $\mathcal{T}$ の**部分木**（**subtree**）とは，あるノードとそのすべての子ノードを除外した木を指す．ある特定のコスト複雑性パラメータ α に対して，$R_\alpha(\mathcal{T})$ を最小にする部分木がただ 1 つ存在するという Breiman *et al.*（1993）の定理を使えば，この探索プロセスを単純化できる．

ある内部ノード τ に関する誤差を $R(\tau)$，τ の子となる全ターミナルノードの誤差の総和を $R(T_\tau)$ とする．このとき，τ と $\mathcal{T}_\tau$ の 2 つのコスト-複雑性（$R_\alpha(\tau)$ と $R_\alpha(\mathcal{T}_\tau)$）が等しくなる α が 1 つ存在し，その値は，

$$\alpha_\tau = \frac{R(\tau) - R(\mathcal{T}_\tau)}{|\mathcal{T}_\tau| - 1} \tag{6.25}$$

となる．$\alpha \geq \alpha_\tau$ を満たす α に対しては，τ の子ノードを含む木よりも，τ の子

ノードをすべて取り除き τ をターミナルノードとする部分木の方が望ましい．入れ子構造をとる（ネストする）最適部分木の集合を得るには，まずすべての内部ノード τ の中で最小の α_τ を $\alpha_{(1)}$ と定める（このノードを**最弱リンク（weakest link）**と呼ぶ）．次に，$\alpha_\tau \leq \alpha_{(1)}$ を満たすすべてのノード τ の子ノードを取り除くことで，最初の剪定部分木を得る（以下に示すように，交差検証法では多数のノードがこの基準に合致する可能性がある）．この剪定部分木を $\mathcal{T}_{\alpha(1)}$ とし，次はこれを完全木（full tree）とみなして，その各内部ノードの α_τ を再び求める．すなわち，$\mathcal{T}_{\alpha(1)}$ の各内部ノード τ に対して誤差 $R(\tau)$ と $R(\mathcal{T}_\tau)$ を再計算し，式 (6.25) を用いて α_τ を求める．そして，$\mathcal{T}_{\alpha(1)}$ の内部ノードにおける最小の α_τ を $\alpha_{(2)}$ と定め，上述のように 2 番目の剪定部分木を得る．このプロセスを，最適な部分木のネスト集合

$$\mathcal{T}_{\alpha_{(m)}} \subset \mathcal{T}_{\alpha_{(m-1)}} \subset \ldots \subset \mathcal{T}_{\alpha_{(1)}} \subset \mathcal{T} \tag{6.26}$$

と，これに対応する複雑性パラメータ列

$$\alpha_{(m)} > \alpha_{(m-1)} > \ldots > \alpha_{(1)} > 0 \tag{6.27}$$

が得られるまで繰り返す．

　最良部分木とは，真の誤差を最小にする木である．6.2.1 項に示したように，木の誤差の正直な推定値は交差検証法を用いて得られる．ここでは，コスト-複雑性剪定における交叉検証法の使い方について説明する．6.2.1 項と同じく，まずサンプルをほぼ同数の 10 グループに分割し，これを $\mathcal{L}_i\,(i=1,\ldots,10)$ と記す．各学習サンプル L_{-i} に対して，データ全体から得られた元の複雑性パラメータ $\alpha_{(1)},\ldots,\alpha_{(m)}$ を用いて最適な部分木の集合を求める．次に，こうして得られた各部分木の誤差の推定値をテストサンプル $\mathcal{L}_i$ を用いて計算する．具体的には，各 $\alpha_{(k)}$ について テストサンプル $i=1,\ldots,10$ から得られた部分木の誤差の推定値の平均を求め，これを $R^{CV}(\mathcal{T}_{\alpha(k)})$ と記す．これはデータ全体から得られた部分木 $\mathcal{T}_{\alpha(k)}$ に関する誤差の正直な推定値となる．最後に，誤差の推定値の変動を計算する．se_k を $R^{CV}(\mathcal{T}_{\alpha(k)})$ の標準誤差とし，$R^{CV}(\mathcal{T}_{\alpha(k)})$ を最小化する $\alpha_{(k)}$ を α_{k^*} とする．部分木のサイズが小さいほど，その誤差 $R^{CV}(\mathcal{T}_{\alpha(k)})$ は大きくなる傾向があるため，交差検証法による誤差の推定値が以下の区間内に収まる部分木の中で最小の木を最良部分木として選べばよい．

$$[R^{CV}(\mathcal{T}_{\alpha(k^*)}) - se_{k^*}, R^{CV}(\mathcal{T}_{\alpha(k^*)}) + se_{k^*}] \tag{6.28}$$

以下の例題を用いて，コスト-複雑性剪定について説明する．

186   第 6 章　分類・回帰木

例題 6.5（コスト–複雑性剪定）　この例題では，Vicro データのプロテアーゼ
領域の変異とアンプレナビル（APV）の倍数耐性との関連を明らかにしたいも
のとする．6.2 節で行ったように遺伝子型データを 2 値化せずに，ここでは各
座位で観測されたアミノ酸のすべての情報を用いる．まず，以下のコードを用
いて木を構築する．

```
> attach(virco)
> VircoGeno <- data.frame(virco[,substr(names(virco),1,1)=="P"])
> library(rpart)
> Tree <- rpart(APV.Fold~.,data=VircoGeno)
> Tree

n=939 (127 observations deleted due to missingness)

node), split, n, deviance, yval
      * denotes terminal node

 1) root 939 356632.300 12.946540
   2) P54=-,A,L,MI,S,T,TI,TS,V,VA,VI,VIM,VL,X 889 237601.200 10.726550
     4) P46=-,ILM,IM,LM,LMI,MI,MIL,ML,V,VIM,X 481  44960.940  4.506653
       8) P54=-,T,TI,TS,VI,X 342   4475.893  1.980702 *
       9) P54=A,L,MI,S,V,VA 139  32934.020 10.721580
        18) P89=-,M,ML 132  24074.510  9.125000
          36) P82=-,A,AT,AV,S,T,TS 122  15185.570  7.560656 *
          37) P82=C,F,M,TA 10   4948.009 28.210000 *
        19) P89=I,V,VL 7   2178.014 40.828570 *
     5) P46=I,L,LI,LIM,VL 408 152093.900 18.059310
      10) P47=- 340 107235.300 15.332650
        20) P84=-,VI 232  56131.660 11.931900
          40) P50=-,L 214  37976.750 10.106540
             80) P33=-,I,LF,M,V 167  15681.720  7.290419 *
             81) P33=F,FL,IL,MIL 47  16264.770 20.112770 *
          41) P50=V 18   8964.740 33.633330 *
        21) P84=A,V,X 108  42656.790 22.637960
          42) P91=-,A,N,ST,Z 101  34293.240 20.867330
             84) P76=- 92  25472.030 18.966300 *
             85) P76=V 9   5090.080 40.300000 *
          43) P91=S,SA 7   3478.089 48.185710 *
      11) P47=A,V,VI 68  29691.790 31.692650
        22) P20=-,M,RK,T,TI,TK,VI 35   7891.207 23.125710 *
        23) P20=I,R,V 33  16507.440 40.778790
          46) P53=L,LF 13   4679.171 26.661540 *
          47) P53=- 20   7553.350 49.955000 *
   3) P54=LI,M,MIL,VM 50  36749.950 52.418000
     6) P20=-,M,R,TK,V 33  21075.000 43.024240
```

```
    12) P46=- 11    5723.236 20.881820 *
    13) P46=I,IM,V,VI 22   7262.030 54.095450 *
   7) P20=I,QK,RK,T,VI 17   7110.222 70.652940 *
```

この木を剪定するには，コスト–複雑性パラメータの値を決める必要があるが，
これには printcp( ) 関数の出力結果を検討すればよい．plotcp( ) 関数を
用いて図 6.3 のように図示することもできる．

```
> plotcp(Tree)
> printcp(Tree)

Regression tree:
rpart(formula = APV.Fold ~ ., data = VircoGeno)

Variables actually used in tree construction:
 [1] P20 P33 P46 P47 P50 P53 P54 P76 P82 P84 P89 P91

Root node error: 356632/939 = 379.8

n=939 (127 observations deleted due to missingness)

          CP nsplit rel error  xerror     xstd
1  0.230717      0   1.00000 1.00245 0.080943
2  0.113693      1   0.76928 0.80572 0.066653
3  0.042528      2   0.65559 0.69204 0.058295
4  0.024727      3   0.61306 0.68130 0.057954
5  0.024016      5   0.56361 0.69880 0.060721
6  0.022684      6   0.53959 0.69188 0.061341
7  0.021173      7   0.51691 0.69536 0.061128
8  0.018735      8   0.49574 0.68929 0.061072
9  0.016909      9   0.47700 0.67763 0.060596
10 0.014842     10   0.46009 0.66358 0.058020
11 0.013699     11   0.44525 0.66136 0.058263
12 0.011987     12   0.43155 0.66654 0.058662

13 0.011050     13   0.41956 0.66042 0.058219
14 0.010462     14   0.40851 0.65628 0.058176
15 0.010000     15   0.39805 0.65099 0.057866
```

この出力結果と図より，交差検証法から得られた誤差は分岐回数が 3 から 5（対
応するターミナルノード数は 4 と 6）の間で初めて増加することがわかる．よっ
て，4 つのターミナルノードをもつ木を選ぶことにする．これを行うには，以
下のように prune( ) 関数を用いて cp = 0.03 と指定すればよい．

第 6 章　分類・回帰木

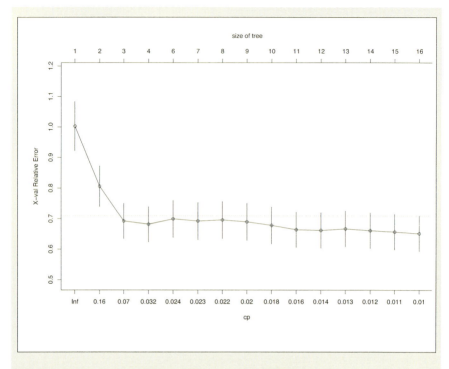

図 6.3　例題 6.5 のコスト–複雑度剪定

```
> pruneTree <- prune(Tree,cp=.03)
> pruneTree

n=939 (127 observations deleted due to missingness)

node), split, n, deviance, yval
      * denotes terminal node

 1) root 939 356632.30 12.946540
   2) P54=-,A,L,MI,S,T,TI,TS,V,VA,VI,VIM,VL,X 889 237601.20 10.726550
     4) P46=-,ILM,IM,LM,LMI,MI,MIL,ML,V,VIM,X 481   44960.94  4.506653 *
     5) P46=I,L,LI,LIM,VL 408 152093.90 18.059310
      10) P47=- 340 107235.30 15.332650 *
      11) P47=A,V,VI 68   29691.79 31.692650 *
   3) P54=LI,M,MIL,VM 50   36749.95 52.418000 *
```

この例では，元の木の分岐の多くは偶然によるものであることがわかる．コス

ト–複雑性剪定を用いることで，独立したテストサンプルで生じる誤差の小さい木が得られる．

問題

6.1. コスト–複雑性剪定の意義を述べよ．

6.2. Virco データを使い，インジナビル（IDV）よりアンプレナビル（APV）の倍数耐性が高くなることに，HIV ゲノムのプロテアーゼ領域の何らかの変異が関連するか判定する分類木を構築・剪定し，得られた知見について説明せよ．ここでは，`APV.fold > IDV.fold` を表す指示変数を形質と定める．

6.3. Virco データを使い，インジナビル（IDV）とアンプレナビル（APV）の倍数耐性の差に，HIV ゲノムのプロテアーゼ領域の何らかの変異が関連するか判定する回帰木を構築・剪定し，得られた知見について説明せよ．ここでは，`APV.fold -IDV.fold` を形質と定める．

6.4. 分類・回帰木を用いる際に，共変量を扱う 3 つの手法について説明し，各手法を用いるのに適した例をあげよ．

6.5. FAMuSS データの `actn3` と `resistin` 遺伝子内の SNP を説明変数とし，非利き腕筋力変化率（変数 `NDRM.CH`）を目的変数とする回帰木を構築せよ．さらに，説明変数として `Race` をモデルに含めた場合と含めない場合の回帰木を構築し，解析結果を解釈せよ．

第7章
高次元データ解析に関する追加トピックス

　本章では，高次元データを解析するのに適した手法をいくつか説明する．このうち，ランダムフォレスト（7.1節）と論理回帰（7.2節），多変量適応型回帰スプライン（7.3節）は第6章で解説した木の枠組みを拡張した手法である．ランダムフォレストは Breiman（2001）に，論理回帰は Kooperberg *et al.*（2001）と Ruczinski *et al.*（2003），Ruczinski *et al.*（2004）により提案された手法である．多変量適応型回帰スプライン法の詳細については Friedman（1991）を参照のこと．さらに，7.4節では，ベイズ流変数選択法についても基本的概念を中心に概説する．ベイズ流変数選択法やその拡張に関する詳細については，George and McCulloch（1993）や Chipman *et al.*（1998），Brown *et al,*（2002），West（2003），Lunn *et al.*（2006），Hoggart *et al.*（2008）などを参照のこと．ベイズ流変数選択法は，大量の遺伝子型データを用いて，形質と関連する SNP を探索する解析で人気を博している．7.5節では，遺伝子型と形質の関連を解明するのに有用なその他の高次元データ解析法を文献と共に紹介する．
　ランダムフォレストは複数の木から構成され，この手法では**関連構造の解明**（**characterizing the structure of association**）から**変数重要度の定量化**（**quantifying the importance of variables**）へとパラダイムが転換する．一方，論理回帰は，分類・回帰木（classification and regression tree: CART）に似た明確な関連構造を与えるが，その構造は CART よりかなり複雑であり生物学的に解釈するのは難しい．ランダムフォレストの最初の論文や Kooperberg and Ruczinski（2005），Schwender and Ickstadt（2008a）に記されるように，論理回帰は変数重要度を用いることによって，ランダムフォレストに類する有益な解析法となる．本章では，SNP と形質との関連を同定する探索的手法として，ランダムフォレストと論理回帰に焦点を当てる．機械学習法から得られる変数重要度の統計的有意性の評価法が近年注目を集めているが，その詳細については van der Lann（2006）を参照のこと．多変量適応型回帰スプラインは，第6章で見たような再帰分割アルゴリズムを用いるが，これまでとは異なる新たな関連モデルを検討するのに役立つ．多変量適応型回帰スプラインは，もともとは連続説明変数に対して定式化されたが，カテゴリ説明変数にも用いることができる．後述のよう

192　第7章　高次元データ解析に関する追加トピックス

に，多変量適応型回帰スプラインでは，形質と関連する説明変数がわかるだけではなく，それがどのような関連であるかについての情報も得られる．最後に，先進的なベイズ流変数選択法はいくつかあるものの，本章では正確な関連構造の解明よりも，形質と関連する説明変数の同定に重点を置いた手法を扱う．

　本章で紹介する手法は，高次元データ解析用に計算負荷の高いアルゴリズムを用いるため，広義には機械学習法と呼ばれる．これらの手法は，直感的なわかりやすさや理論的基盤，遺伝的関連解析の文献における人気に基づき選択される．なお，本章はHastie *et al.* (2001) のようにデータマイニング手法を包括的に概説することを意図したものではない．その代わり，少数の重要な手法を取り上げ，それを一般集団を用いた関連研究に適用することで，あまり一般ではないが洗練されたこれらの解析法の有用性を紹介したい．

7.1　ランダムフォレスト

　ランダムフォレスト（**random forest: RF**）は，CART の集団（ensemble）を生成する CART を拡張した手法である．この木の集合は，CART の欠点に対処できるように作られる．最も注目すべき点は，ランダムフォレストでは説明変数の一部をランダムに抽出して木を作るプロセスを繰り返すことによって，SNP 間の多重共線性に対処できることである．一方，CART とは異なり，ランダムフォレストでは関連モデルの構造を特定することはない．つまり，遺伝子型と形質の関連をモデル化した木は作らない．その代わり，この手法から得られる変数重要度によって，各説明変数が形質変動にどの程度寄与するか知ることができる．この手法の詳細については Breiman (2001) を，ヒトと HIV の遺伝子型データへの本手法の応用については，それぞれ Bureau *et al.* (2005) と Segal *et al.* (2004) を参照のこと．本節では，ランダムフォレストおよび変数重要度を求める手法（7.1.1項）と欠測データの取り扱い（7.1.2項）に焦点を当てる．共変量の取り扱いについても概説するが（7.1.3項），その詳細については 6.1.3 項を参照のこと．

7.1.1　変数重要度

　まず，記号表記について説明する．$\mathbf{X} = (\mathbf{x}_1, \ldots, \mathbf{x}_p)$ は p 個の説明変数からなる行列であり，$\mathbf{x}_p = (x_{1p}, \ldots, x_{np})^T$ である．さらに，$\mathbf{y}$ は形質であり，n はサンプルに含まれる個体数とする．各ノードに含まれる個体が示す予測値と観測値との乖離を表す指標として，いくつかのノード不純度を第 6 章で定義したことを思い出そう（式 (6.7) や (6.10)，(6.13) を参照）．例えば，量的形質に関してもっとも一般的なノード不純度は平均二乗誤差（mean square error: MSE）であり，ノード Ω について，

$$I(\Omega) = \frac{1}{n_\Omega} \sum_{i \in \Omega} (y_i - \bar{y})^2 \tag{7.1}$$

と定式化される. ここで, n_Ω はノード Ω に含まれる個体数であり, $\bar{y}$ はそれらの個体がとる **y** 成分の平均値である. このとき, 以下に示されるノード不純度の減少量を最大化するのが最良な分岐である.

$$\phi = I(\Omega) - I(\Omega_L) - I(\Omega_R) \tag{7.2}$$

ここで, Ω_L と Ω_R は, それぞれ Ω の左および右娘ノードである.

　ランダムフォレスト法の各ステップを以下のアルゴリズム 7.1 にまとめた. 第1 ステップでは, サンプルの約 2/3 をランダムに選択する. これは, **学習サンプル**（**learning sample: LS**）と呼び, 最初の木を生成するのに用いる. 残りのサンプルは **out-of-bag**（**OOB**）データと呼び, 木の生成に使われなかったデータが, 木にどれくらい当てはまるか評価するのに用いる. このとき, OOB データはテストサンプルと似た意味合いをもつ. 第 2 ステップでは, 学習サンプルを使って木を生成する. その際には第 6 章の手法を用いるが, 大きな違いが 2 つある. まず 1 つ目の違いは, ランダムフォレストでは木の剪定を行わない. 剪定は, 6.2 章で説明したように, 同一母集団の別サンプルに解析結果が当てはまることを保証する樹木法の重要な概念である. 剪定の代わりとして, 第 3 ステップでテストサンプルを用いて, 各説明変数の重要度を評価する.

　2 つ目の違いは, 説明変数の一部のみを木の生成に用いる点である. つまり, すべての説明変数の中で最良の分岐を求めるのではなく, 説明変数のランダムサンプル（通常は約 1/3 の変数）が木の生成に使われるのだ. 説明変数の一部をランダムに抽出することの主な利点は, こうすることによってデータの多重共線性にうまく対処できることである. ここで, 2 つの SNP の連鎖不平衡が強い場合を考えてみよう. この 2 つの SNP のうち片方で木が分岐した場合, その娘ノード内の個体が有するもう一方の SNP にはバラつきがほとんどないため, その SNP では分岐は生じない. ランダムフォレストでは SNP の一部を抽出するため, 相関する 2 つの SNP のうちの一方が説明変数に選ばれることもあれば, もう一方が選ばれることもある. 理論的には, こうして得られた変数重要度は各 SNP の形質への寄与を反映したものになる.

　次のステップでは, OOB データを用いて各説明変数の重要度を評価する. まず, **木の不純度**（**tree impurity**）を得るには OOB データに木を当てはめればよい. 木の不純度は, 木の全ターミナルノードの不純度の和である. 各説明変数の**変数重要度**（**variable importance**）は, この不純度と当該説明変数を並べ替えた場合の木の不純度との差である. ここでの考え方としては, 重要でない変

194　　第 7 章　高次元データ解析に関する追加トピックス

数の値を並べ替えても木の不純度は変化しないが，影響力のある変数の値を並べ替えれば木の不純度が増えるというものである．最後の第 4・第 5 ステップでは，第 1 ステップから第 3 ステップを反復し，各説明変数に対する変数重要度の平均値を求める．

アルゴリズム 7.1：ランダムフォレスト法：初期値 $b = 1$ から開始.

1. サンプルから n_1 個体（約 $2n/3$）を復元抽出して学習サンプルとし，残りの $n_2 = n - n_1$ 個体を out-of-bag（OOB）データとする.
2. 学習サンプルのデータだけを用いて，説明変数の中から p 個をランダムに抽出して木を生成する．ただし剪定は行わない.
3. OOB データだけを用いて，
   a) 木の不純度 π_b を求める.
   b) j 番目の説明変数 $\mathbf{x}_j$ を並べ替えたデータを用いて木の不純度 (π_{bj}) を求め，j 番目の説明変数の重要度を $\delta_{bj} = \pi_{bj} - \pi_b$ と定める $(j = 1, \ldots, p)$.
4. （1）-（3）のステップを $b = 2, \ldots, B$ 回繰り返し，$\delta_{1j}, \ldots, \delta_{Bj}$ を得る.
5. 以下のように定義される $\mathbf{x}_1, \ldots, \mathbf{x}_p$ の変数重要度を求める.

$$\widehat{\theta}_j = \frac{1}{B} \sum_{b=1}^{B} \delta_{bj} \tag{7.3}$$

　R でランダムフォレスト法を用いるには，以下に示すように randomForest パッケージを用いればよい．このパッケージを使えば標準化された変数重要度 $\widehat{\theta}_j / SE(\widehat{\theta}_j)$ が得られる．ここで，$\widehat{\theta}_j$ は式 (7.3) で定義した値であり，$SE(\widehat{\theta}_j)$ は B 本の木から得られる δ_{bj} の標準偏差を B の平方根で割ったものである．この指標は，R の出力結果には %IncMSE と表示され，精度の平均減少量と呼ばれる．この出力結果には，当該変数での分岐によるノード不純度減少量の B 本の木に対する平均値も示される．この値の算出にも OOB データが用いられるが，変数を並べ替える必要はない．この指標は，R の出力結果には IncNodePurity と表示され，ノード不純度の平均減少量と呼ばれる．

例題 7.1（ランダムフォレスト法）　この例題では，randomForest パッケージの randomForest( ) 関数を用いて，例題 6.3 で用いた Virco データにランダ

ムフォレスト法を適用する．ここでも，NFV と IDV の倍数耐性の差を量的
形質とし，プロテアーゼ領域の 99 個のアミノ酸変異の有無を説明変数とする．
例題 6.3 の回帰木を用いた解析より，剪定前には変数 P35，P46，P54，P58，
P73 で分岐する木が得られたことを思い出そう．ここではまず，以下のように
randomForest パッケージのインストールと読み込みを行う．

```
> install.packages("randomForest")
> library(randomForest)
```

次に，例題 6.3 と同じコードを用いて，形質の変数と説明変数行列をそれぞれ
Trait と VircoGeno と定める．randomForest ( ) 関数は目的変数に欠測値
が含まれると使えないため，形質情報が欠測した個体を除外する．

```
> attach(virco)
> Trait <- NFV.Fold - IDV.Fold
> VircoGeno <- data.frame(virco[,substr(names(virco),1,1)=="P"]!="-"])
> Trait.c <- Trait[!is.na(Trait)]
> VircoGeno.c <- VircoGeno[!is.na(Trait),]
```

最後に，randomForest( ) 関数を用いてランダムフォレストを適用し，
varImpPlot( ) 関数を用いて 2 つの変数重要度の「精度の平均減少量
（%IncMSE）」および「ノード不純度の平均減少量（%IncMSE）」をそれぞれ昇順
に図示する．なお，ランダムフォレストでは，個体をランダムに選んで学習サ
ンプルと OOB データを作り，説明変数の一部をランダムに抽出して木を作る
ため，計算ごとに出力結果が多少異なることに注意が必要である．

```
> RegRF <- randomForest(VircoGeno.c, Trait.c, importance=TRUE)
> RegRF

Call:
 randomForest(x = VircoGeno.c, y = Trait.c, importance = TRUE)


               Type of random forest: regression
                     Number of trees: 500
No. of variables tried at each split: 33

        Mean of squared residuals: 5745.777
```

```
                   % Var explained: 12.89

> varImpPlot(RegRF)
```

得られたグラフを図 7.1 に示す．精度の平均減少量から，P20，P35，P54，P73，P94 が最も重要な 5 座位であることがわかる．興味深いことに，例題 6.3 の回帰木法では P20 と P94 は同定されていない．ここで，順位の高い変数が必ずしも統計的に有意な説明変数であるとは限らないことを強調しておく．しかし，たとえ有意でなくとも順位の高い変数は予測能が高いため，さらに調べる意義がある．`getTree( )` 関数を使えば，ランダムフォレストで得られた木の構造を詳しく調べることができる．しかし，何本の木を指定するかによって（引き数 k で指定する）得られる結果が大きく異なるため，その解釈は難しい．

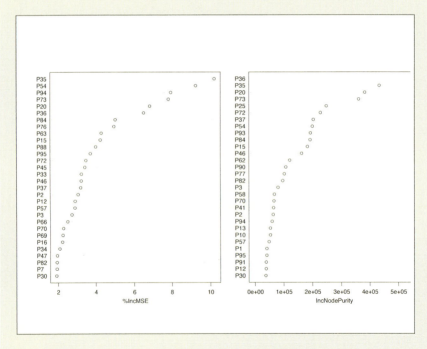

図 7.1 ランダムフォレストを適用して得られた変数重要度を昇順に並べたもの

7.1.2 欠測データへの対処法

上述の例題では，遺伝子型データはすべて観測されていたが，一般に説明変数にはいくつかの欠測が想定される．ここで再び，一般集団を用いた遺伝的関連研究における2種類の欠測データを区別しておく．1つ目は測定しようとしたが欠測したデータであり，2つ目はアレルの相の不確定性から生じる観測不能データである．

遺伝子型データの欠測

まず，形質はすべて測定されているがSNPデータに欠測がある場合を考える．この場合に取りうる手法には，単純だが適切なものがいくつか存在する．もし欠測が真にランダムであれば，遺伝子型データが欠測する個体を単に解析から除外すればよい．しかし，遺伝子型変数が多い場合は，通常たくさんの個体が欠測を有するため，これは実際に行えないことも多い．

もう1つの手法は，SNPの欠測値をサンプル内で最も頻度の高い遺伝子型に置き換えることである．正確に言うと，SNP j における個体 i の遺伝子型を x_{ij} とし，これが欠測したものと仮定する．さらに，SNP j における遺伝子型の観測値を $g_{j1} = AA$, $g_{j2} = Aa$, $g_{j3} = aa$ とし，そのサンプル内での頻度をそれぞれ $\widehat{\pi}_{j1}$, $\widehat{\pi}_{j2}$, $\widehat{\pi}_{j3}$ とする．単一代入法では，x_{ij} の欠測値をこの座位で最も頻度の高い遺伝子型に置き換える．つまり，

$$x_{ij} = \sum_{k=1}^{3} g_{jk} \times I\left[\max_k(\widehat{\boldsymbol{\pi}}_j) = \widehat{\pi}_{jk}\right] \tag{7.4}$$

とする．ここで $I[\cdot]$ は，カッコ内が真であれば1，そうでなければ0をとる指示関数である．また，$\max(\widehat{\boldsymbol{\pi}}_j)$ は $(\widehat{\pi}_{j1}, \widehat{\pi}_{j2}, \widehat{\pi}_{j3})$ の最大値を指す．このように遺伝子型 x_{ij} の全欠測値を補完して完全データを得るには，以下の例題で示すように randomForest パッケージの na.roughfix( ) 関数を用いればよい．ここで，遺伝子型頻度は自己申告による人種や民族ごとに異なることがあるので，遺伝子型の補完は人種や民族ごとに行うべきである．

例題 7.2（欠測のある SNP データを用いたランダムフォレスト法–単一代入法） 遺伝子型データに欠測のある FAMuSS データを用いて，AKT1 遺伝子の24個の SNP と運動トレーニング前後の非利き腕筋力の変化率との関連を知りたいものとする．ここでは白人だけに注目し，まずは形質の変数と遺伝子型行列を定める．

198　第 7 章　高次元データ解析に関する追加トピックス

```
> attach(fms)
> Trait <- NDRM.CH[Race=="Caucasian" & !is.na(Race) & !is.na(NDRM.CH)]
> NamesAkt1Snps <- names(fms)[substr(names(fms), 1, 4)=="akt1"]
> FMSgeno <- fms[,is.element(names(fms), NamesAkt1Snps)][
+        Race=="Caucasian" & !is.na(Race) & !is.na(NDRM.CH),]
```

このコードでは，形質情報を欠測する個体を除外している．このステップが必要なのは，形質に欠測があると R でランダムフォレスト法を使えないからである．遺伝子型行列の次元より，除外されずに残った個体数と SNP 数を知ることができる．

```
> dim(FMSgeno)

[1] 777  24
```

この出力結果の 1 番目の成分は行列の行数であり，この場合は個体数を表す（$n = 777$）．2 番目の成分は行列の列数であり，この場合は SNP 数を表す（$p = 24$）．
apply( ) と is.na( ) 関数を用いれば，AKT1 遺伝子の 24 個の SNP には，2-8% の欠測があることがわかる．

```
> round(apply(is.na(FMSgeno), 2, sum)/dim(FMSgeno)[1],3)

        akt1_t22932c           akt1_g15129a           akt1_g14803t
               0.069                  0.067                  0.021
akt1_c10744t_c12886t akt1_t10726c_t12868c akt1_t10598a_t12740a
               0.071                  0.075                  0.069
    akt1_c9756a_c11898t           akt1_t8407g           akt1_a7699g
               0.066                  0.069                  0.067
   akt1_c6148t_c8290t  akt1_c6024t_c8166t  akt1_c5854t_c7996t
               0.021                  0.066                  0.021
    akt1_c832g_c3359g            akt1_g288c  akt1_g1780a_g363a
               0.021                  0.021                  0.021
    akt1_g2347t_g205t  akt1_g2375a_g233a           akt1_g4362c
               0.066                  0.069                  0.069
        akt1_c15676t          akt1_a15756t          akt1_g20703a
               0.021                  0.021                  0.021
        akt1_g22187a          akt1_a22889g          akt1_g23477a
               0.071                  0.021                  0.021
```

説明変数に欠測のあるこのようなデータを扱う手法の 1 つとして，以下のように randomForest パッケージの na.roughfix( ) 関数を用いた単一代入法がある．

```
> library(randomForest)
> FMSgenoRough <- na.roughfix(FMSgeno)
```

因子型変数の場合，この関数を使えば変数で最も頻度の高い値で欠測データを
置き換えることができる．例えば，1番目の SNP の遺伝子型の分布を考えて
みよう．

```
> table(FMSgeno$"akt1_t22932c")

 CC  TC  TT
  3  55 665
```

ここでは遺伝子型 *TT* の頻度が最も高いので，na.roughfix( ) 関数は
akt1_t22932c のすべての欠測値を *TT* に置き換える．na.roughfix( ) 関
数を用いれば，以下に示すように欠測データを一度にすべてなくすことがで
きる．

```
> round(apply(is.na(FMSgenoRough), 2, sum)/dim(FMSgeno)[1],3)

          akt1_t22932c             akt1_g15129a             akt1_g14803t
                     0                        0                        0
 akt1_c10744t_c12886t akt1_t10726c_t12868c akt1_t10598a_t12740a
                     0                        0                        0
  akt1_c9756a_c11898t              akt1_t8407g              akt1_a7699g
                     0                        0                        0
   akt1_c6148t_c8290t     akt1_c6024t_c8166t     akt1_c5854t_c7996t
                     0                        0                        0
    akt1_c832g_c3359g              akt1_g288c         akt1_g1780a_g363a
                     0                        0                        0
    akt1_g2347t_g205t     akt1_g2375a_g233a              akt1_g4362c
                     0                        0                        0
          akt1_c15676t             akt1_a15756t             akt1_g20703a
                     0                        0                        0
          akt1_g22187a             akt1_a22889g             akt1_g23477a
                     0                        0                        0
```

最後に，補完したデータにランダムフォレスト法を用いて，変数重要度を表示
する．

200 第 7 章 高次元データ解析に関する追加トピックス

```
> RandForRough <- randomForest(FMSgenoRough, Trait, importance=TRUE)
> RandForRough$"importance"[order(RandForRough$"importance"[,1],
+          decreasing=TRUE),]
```

	%IncMSE	IncNodePurity
akt1_t10726c_t12868c	230.835721	25870.501
akt1_t8407g	222.902558	17419.779
akt1_g14803t	131.418231	18502.134
akt1_g288c	131.128453	23422.797
akt1_a15756t	111.510235	24609.514
akt1_c6148t_c8290t	109.743902	17091.662
akt1_g15129a	105.979096	14961.767
akt1_c832g_c3359g	97.385668	11066.443
akt1_a22889g	92.513700	27341.961
akt1_g2347t_g205t	87.862083	17249.624
akt1_t10598a_t12740a	87.697216	18646.466
akt1_g22187a	74.891706	22527.999
akt1_c6024t_c8166t	66.268968	9055.988
akt1_c5854t_c7996t	57.670909	18339.356
akt1_a7699g	57.413211	7927.382
akt1_c9756a_c11898t	49.213650	7750.871
akt1_g23477a	49.025595	20268.004
akt1_g2375a_g233a	48.220095	16762.174
akt1_c15676t	42.744631	21519.880
akt1_g4362c	34.600182	8820.092
akt1_g1780a_g363a	6.348848	3298.015
akt1_g20703a	5.970387	29753.180
akt1_c10744t_c12886t	5.111987	4074.560
akt1_t22932c	-0.903492	17343.908

ここでは，RandForRough$"importance"行列の第 1 列目に示される変数重要度%IncMSE を order( ) 関数を用いて降順に並べ替えている．ここでも，ランダムフォレスト法ではランダムサンプリングを行うので，計算のたびに多少解析結果が異なることに注意．

　上述したように，人種や民族によって遺伝子型頻度が大きく異なる可能性があるので，この補完法は同じ人種や民族内で用いるべきである．しかし，上述の白人に関する変数 FMSgenoRough のように，人種や民族ごとに補完した遺伝子型行列は，再統合して関連解析に用いてもよい．つまり，ランダムフォレストを用いる前に，人種や民族ごとに遺伝子型を補完してからデータを統合すればよいのだ．

　カテゴリ説明変数の欠測を扱う，単一代入法より優れた Breiman（2003）の手法を用いるには，randomForest パッケージの rfImpute( ) 関数を使えばよい．

Breiman（2003）の手法と上述した単一代入法の主たる違いは，前者では SNP データを補完するのに形質情報を用いることである．ここで，単一代入法では遺伝子型の欠測データを補完するのに遺伝子型の観測データのみを用いていたことを思い出そう．もう1つの違いは，Breiman（2003）の手法では，欠測データを繰り返し更新する点にある．多重代入法の各ステップを以下のアルゴリズム 7.2 にまとめた．

このアルゴリズムの第1ステップでは，例題 7.2 で示した単一代入法を用いる．第2ステップでは，まずアルゴリズム 7.1 を用いて補完データにランダムフォレストを適用し，全個体ペアに対する**近接スコア**（**proximity score**）を求める．2個体間の近接スコアは，この個体ペアが同じターミナルノードに入る木の割合と定義される．サンプル内の個体数が n の場合，**近接行列**（**proximity matrix**）は全個体ペアの近接スコアからなる $n \times n$ 行列となる．なお定義より，近接行列の対角成分はすべて1となる．

第3ステップでは，各個体の遺伝子型の欠測値を平均近接スコアが最も高い遺伝子型に置き換える．例えば，最初の補完後に得られる近接行列を，

$$
\mathbf{P} = \begin{pmatrix} p_{11} & p_{12} & \cdots & p_{1n} \\ p_{21} & p_{22} & \cdots & p_{2n} \\ & & \vdots & \\ p_{n1} & p_{n2} & \cdots & p_{nn} \end{pmatrix} \tag{7.5}
$$

とする．さらに，個体 i の j 番目の SNP の遺伝子型 x_{ij} が欠測値だとする．このとき，この SNP がとる遺伝子型ごとに，個体 i とその他の個体間の近接スコアの平均値を求める．例えば，この SNP の遺伝子型の観測値を g_{j1}, g_{j2}, g_{j3} とすると，k の値ごとに（$k = 1, 2, 3$），

$$
\bar{p}_k = \frac{1}{n_k} \sum_{l(l \neq i)} p_{il} \times I[x_{lj} = g_{jk}] \tag{7.6}
$$

を計算する．ここで，n_k は遺伝子型 g_{jk} を有する個体数であり，$I[\cdot]$ は指示関数である．ここでは，個体 i と遺伝子型 g_{jk} を有する個体間の近接スコアを合計し，伝子型 g_{jk} を有する個体数で割っているにすぎない．次いで，欠測値 x_{ij} に $\bar{p}_k$ の値が最大となる遺伝子型 g_{jk} を代入する．

連続説明変数の場合は，近接スコアを重みとして，観測値の重み付き平均を欠測値に代入する．そして，第2・第3ステップをあらかじめ定めた回数だけ繰り返す．なお，安定した結果を得るのにどれぐらいの反復が必要かを定める収束基準は存在しない．最後に，最終補完データに対してランダムフォレストを用いる．

202　第 7 章　高次元データ解析に関する追加トピックス

以下の例を用いて，この多重代入法を説明する．

アルゴリズム 7.2：欠測 SNP データに対するランダムフォレスト法–多重代入法

1. 遺伝子型変数の欠測値に，サンプル内で最も頻度の高い遺伝子型を代入する．
2. アルゴリズム 7.1 を用いてランダムフォレストを適用し，各個体ペアに対する近接スコアを求める．
3. 平均近接スコアが最も高い遺伝子型を欠測値に代入する．
4. （2）と（3）を何度も繰り返す．
5. 最終補完データにランダムフォレストを適用する．

例題 7.3（欠測のある SNP データを用いたランダムフォレスト法—多重代入法）　FAMuSS データを用いた例題 7.2 を再び取り上げ，ここでも AKT1 遺伝子の SNP と運動トレーニング前後の非利き腕筋力の変化率との関連を知りたいものとする．まず，形質の変数と遺伝子型行列を定め，形質情報が欠測する個体を除外する．

```
> attach(fms)
> Trait <- NDRM.CH[Race=="Caucasian" & !is.na(Race) & !is.na(NDRM.CH)]
> NamesAkt1Snps <- names(fms)[substr(names(fms),1,4)=="akt1"]
> FMSgeno <- fms[,is.element(names(fms), NamesAkt1Snps)][
+       Race=="Caucasian" & !is.na(Race) & !is.na(NDRM.CH),]
```

次に，以下に示すように遺伝子型データに多重代入法を用いる．デフォルト設定では，代入回数は 5 回であり（**iter=5**），各代入において 300 本の木が生成される（**ntree=300**）．

```
> library(randomForest)
> FMSgenoMI <- rfImpute(FMSgeno,Trait)

       |     Out-of-bag  |
Tree |    MSE   %Var(y) |
 300 |   1253    110.44 |
```

```
         |      Out-of-bag  |
Tree |      MSE   %Var(y) |
 300 |     1236    108.96 |
         |      Out-of-bag  |
Tree |      MSE   %Var(y) |
 300 |     1224    107.86 |
         |      Out-of-bag  |
Tree |      MSE   %Var(y) |
 300 |     1227    108.15 |
         |      Out-of-bag  |
Tree |      MSE   %Var(y) |
 300 |     1230    108.42 |
```

最後に，遺伝子型の最終補完データにランダムフォレストを適用し，変数重要度を降順に表示する．rfImpute( ) の出力結果の1列目は形質データなので，randomForest( ) 関数に遺伝子型データを入力する際に除去する．

```
> RandForFinal <- randomForest(FMSgenoMI[,-1], Trait, importance=TRUE)
> RandForFinal$"importance"[order(RandForFinal$"importance"[,1],
+         decreasing=TRUE),]
```

```
                       %IncMSE IncNodePurity
akt1_t10726c_t12868c 307.145703     26114.672
akt1_t8407g          265.213630     19725.956
akt1_g288c           121.367971     22595.940
akt1_a15756t         119.265290     25032.467
akt1_g15129a         118.072551     14539.725
akt1_c6148t_c8290t   112.527852     14320.644
akt1_t10598a_t12740a 111.086340     16453.273
akt1_g14803t         109.884890     17827.457
akt1_a22889g         107.288643     29130.354
akt1_c832g_c3359g     91.884698     12015.553
akt1_g2347t_g205t     91.641632     17300.452
akt1_g22187a          77.053093     23320.635
akt1_g2375a_g233a     71.775880     21854.456
akt1_a7699g           70.866588      9456.752
akt1_c6024t_c8166t    65.666912      8284.760
akt1_c9756a_c11898t   54.905616      8634.346
akt1_g23477a          53.646350     19866.228
akt1_c5854t_c7996t    52.970776     19684.519
akt1_g4362c           45.275224     10084.659
akt1_c15676t          38.993791     21298.354
akt1_c10744t_c12886t  22.439268     12000.891
akt1_g1780a_g363a     10.307277      3639.588
akt1_g20703a           2.991968     28032.704
```

```
   akt1_t22932c              -1.287238        18345.782
```

興味深いことに，変数重要度が最も高い SNP は t10726c_t12868c であり，例題 7.2 の単一代入法で得られた SNP と同じである．しかし，%IncMSE の値はこの例題の方が大きい．これは，2 つの手法から得られた完全データの違いによるものである．この違いは，table( ) 関数を使って 2 × 2 表を作成することでより明確になる．

```
> table(FMSgenoMI$akt1_t10726c_t12868c,
+       FMSgenoRough$akt1_t10726c_t12868c)

        CC  TC  TT
   CC  599   0   0
   TC    6 139   0
   TT   24   0   9
```

この出力結果より，多重代入法では遺伝子型 *TT* が代入される 24 個体に，単一代入法では最も頻度の高い遺伝子型 *CC* が代入されることがわかる．また，多重代入法では遺伝子型 *TC* が代入される 6 個体に，単一代入法では遺伝子型 *CC* が代入される．この例では，形質情報を与えることで代入する遺伝子型が変化するわけである．この例題でも，ランダムフォレスト適用時のランダムサンプリングが原因で，解析するたびに結果が異なることに注意が必要である．

ハプロタイプデータの欠測

遺伝的関連研究で生じるもう 1 つの欠測は，アレルの相が観測不能なため生じるものである．一般集団を用いた関連研究に固有のデータ解析上の課題やハプロタイプの相を考慮する重要性などについては第 5 章を参照のこと．ここでは，Excoffier and Slatkin（1995）と Breiman（2001）の手法および Little and Rubin（2002）の多重代入法に関する統計理論を利用した**多重代入ランダムフォレスト（multiple imputation and random forest: MIRF）**と呼ばれる手法を説明する．MIRF の詳細については Nonyane and Foulkes（2007）を参照のこと．上述の多重代入法とは異なり，MIRF 法は欠測データを再構成する際に形質情報を使わない．

MIRF 法の各ステップを以下のアルゴリズム 7.3 にまとめた．第 1 ステップでは，遺伝子型の観測値データに基づき，各個体がとるハプロタイプ・ペアの推定

確率を求める．つまり，遺伝子型の観測データと整合するように，個体が各ハプロタイプ・ペア（ディプロタイプ）を有する確率を推定するのだ．遺伝子型の観測データと整合しないハプロタイプ・ペアの推定確率はすべて0となる．ここでは，5.1.1項で説明したExcoffier and Slatkin（1995）によるEMアルゴリズムを用いる．

　第2ステップでは，こうして得られたディプロタイプの推定確率に基づき完全データを生成する．完全データの作成のため，第1ステップで求めた推定確率に応じてディプロタイプをランダムに抽出する．例えば，ある個体がとる遺伝子内の2つのSNPの遺伝子型をAaとBbとする．2.3.2項で触れたように，この個体が取りうる2つのディプロタイプは$H_1 = (AB, ab)$と$H_2 = (Ab, aB)$である．ここで，それぞれのディプロタイプの推定確率を$\widehat{p}_1 = 0.60$および$\widehat{p}_2 = 0.40$とする．このとき，確率$\widehat{p}_1$と$\widehat{p}_2$に応じて，この2つのディプロタイプを抽出することで完全データを作成することができる．サンプル内の各欠測値に対してこれを繰り返せば，完全データが得られる．

　第3ステップでは，アルゴリズム7.1にしたがい，以上で得られた補完データにランダムフォレストを適用して，各説明変数の変数重要度を求める．第4ステップでは，ステップ2とステップ3をM回繰り返し，M個の補完データごとに各説明変数の重要度を求める．最後に，5.4節で触れたLittle and Rubin（2002）にしたがい，補完データ内および補完データ間の分散を考慮して変数重要度を統合する．具体的には，

$$\bar{\theta}_j = \frac{1}{M} \sum_{m=1}^{M} \widehat{\theta}_j^m \tag{7.7}$$

をM個の補完データに関する平均変数重要度として，

$$T_j = (\bar{\theta}_j) V_j^{-1/2} \tag{7.8}$$

を得る．ここで，

$$V_j = \bar{W}_j + \frac{M+1}{M} \bar{B}_j \tag{7.9}$$

は，補完データ内分散（$\bar{W}_j$）と補完データ間分散（$\bar{B}_j$）の関数であり，それぞれ

$$\bar{W}_j = \frac{1}{M} \sum_{m=1}^{M} (s_j^m)^2 \tag{7.10}$$

$$\bar{B}_j = \frac{1}{M-1} \sum_{m=1}^{M} \left(\widehat{\theta}_j^m - \bar{\theta}_j \right)^2 \tag{7.11}$$

と定まる.

アルゴリズム 7.3：ハプロタイプデータの欠測に対する多重代入ランダムフォ
レスト法：初期値 $m = 1$ から開始.

1. Excoffier and Slatkin（1995）の EM アルゴリズムを用いて，個体および
   遺伝子ごとに各ディプロタイプの存在確率を推定する（EM アルゴリズム
   の詳細は 5.1.1 項を参照）．各個体におけるディプロタイプの存在確率を成
   分に取るベクトルを $\mathbf{r}_{ik}$ とする（i は個体を，k は遺伝子を表す）.
2. 個体 i および遺伝子 k ごとに，完全データセットが得られるまで，確率 $\mathbf{r}_{ik}$
   に応じてディプロタイプを抽出する.
3. ステップ 2 で補完したデータセットを用いてアルゴリズム 7.1 に基づきラ
   ンダムフォレストを適用し，各説明変数 $\mathbf{x}_j$ の変数重要度 $\widehat{\theta}_j^m$ とその標準誤
   差 s_j^m を求める（$j = 1, \ldots, p$）.
4. ステップ 2 とステップ 3 を M 回繰り返し，$\widehat{\theta}_j^1, \ldots, \widehat{\theta}_j^M$ と $s_j^1, \ldots, s_j^M$ を
   得る.
5. 複数の補完データ（多重代入データ）から得られた変数重要度を統合する.

---

mirf パッケージの mirf( ) 関数を用いて，以下の例題でこの手法を説明する.
Excoffier and Slatkin（1995）の手法は Hardy-Weinberg 平衡を仮定するので，
ここでも人種や民族ごとにハプロタイプを再構成する必要がある．これを行うに
は，この手法を用いる前にサンプルを層別するか，mirf( ) 関数で人種や民族を
示す因子型変数を指定すればよい．さらに以下の例題に示すように，ハプロタイ
プは遺伝子の内部で定まるものなので，どの遺伝子の SNP を扱うか指定する必
要もある.

例題 7.4（多重代入ランダムフォレスト法）　FAMuSS データの，actn 3 遺伝
子と resistin 遺伝子のどのハプロタイプがトレーニング前後での非利き腕筋
力変化率ともっとも関連するか知りたいものとする．まず，mirf( ) パッケー
ジをインストールして読み込み，FAMuSS データに attach 関数を用いる.

7.1 ランダムフォレスト　　207

> 訳註：現在 mirf パッケージは CRAN になく，install.packages
> ( ) 関数を用いた通常のインストール法が使えない．そのため，
> https://cran.r-project.org/src/contrib/Archive/mirf/ から mirf_
> 1.0.tar.gz をダウンロードし，解凍してできる mirf フォルダを作業
> ディレクトリに置き，以下のように読み込む必要がある（library
> (mirf) は不要である）．
> > source("mirf/R/mirf.R")
> > source("mirf/R/sepGeno.R")

```
> install.packages("mirf")
> library(mirf)
> attach(fms)
```

次に，fms データフレームからこの解析で用いる SNP に対応する列を抜き出す．

```
> genoSNPnames <- c("actn3_r577x","actn3_rs540874","actn3_rs1815739",
+       "actn3_1671064","resistin_c30t","resistin_c398t",
+       "resistin_g540a","resistin_c980g","resistin_c180g",
+       "resistin_a537c")
> FMSgeno <- fms[,is.element(names(fms),
+       genoSNPnames)][!is.na(NDRM.CH),]
```

sepGeno 関数は，この遺伝子型行列各 SNP あたり 2 列で表すオブジェクトに
変換するが，このオブジェクトは mirf( ) 関数や haplo.stats パッケージの
haplo.em( ) 関数の入力変数となる．

> 訳註：sepGeno( ) 関数は matrix を引数にとるため，以下のように
> FMSgeno データフレームを matrix に変換する必要がある．
> > FMSgeno <- matrix(FMSgeno)

```
> Geno <- sepGeno(FMSgeno)
```

最後に，形質を指定し，形質に欠測値のないデータに mirf( ) 関数を用いる．

208 第 7 章 高次元データ解析に関する追加トピックス

```
> Trait <- NDRM.CH[!is.na(NDRM.CH)]
> mirf(geno=Geno$geno, y=Trait, gene.column=c(8,12),
+        SNPnames=genoSNPnames, M=10)

[1] "iteration=1"
[1] "iteration=2"
[1] "iteration=3"
[1] "iteration=4"
[1] "iteration=5"
[1] "iteration=6"
[1] "iteration=7"
[1] "iteration=8"
[1] "iteration=9"
[1] "iteration=10"
   sourceGene haplotype importanceScore haplo.freq
1      actn3      CACA          -0.041      0.002
2      actn3      CACG          -0.741      0.007
3      actn3      CATA           0.408      0.004
4      actn3      CATG          -0.549      0.014
5      actn3      CGCA           1.557       0.48
6      actn3      CGCG          -0.031      0.011
7      actn3      TATA           0.479      0.004
8      actn3      TATG           1.580      0.395
9      actn3      TGCA           1.070      0.076
10     actn3      TGCG             NaN          0
11     actn3      TGTA             NaN      0.001
12     actn3      TGTG          -1.825      0.007
13   resistin    CCACCA         -0.692      0.033
14   resistin    CCACCC           NaN          0
15   resistin    CCACGA         -0.220      0.073
16   resistin    CCACGC          0.374      0.007
17   resistin    CCAGCA         -0.785      0.006
18   resistin    CCAGGA          0.277      0.001
19   resistin    CCAGGC          0.649      0.001
20   resistin    CCGCCA          0.703       0.25
21   resistin    CCGCGA         -0.081      0.011
22   resistin    CCGCGC          0.084      0.037
23   resistin    CCGGCA          2.176      0.344
24   resistin    CCGGGA          0.025      0.009
25   resistin    CCGGGC         -0.107      0.004
26   resistin    CTACCA          0.311      0.003
27   resistin    CTACGA          1.320      0.159
28   resistin    CTAGGA         -0.595      0.017
29   resistin    CTGCCA         -0.003      0.006
30   resistin    CTGCGA          0.428      0.012
```

31	resistin	CTGCGC	-0.162	0.002
32	resistin	CTGGCA	-0.399	0.008
33	resistin	CTGGCC	NaN	0
34	resistin	CTGGGA	0.355	0.002
35	resistin	CTGGGC	NaN	0
36	resistin	TCACCA	0.116	0.001
37	resistin	TCGCCA	0.579	0.011
38	resistin	TTAGGA	-0.270	0.001
39	resistin	TTGCCA	-0.204	0.001

mirf( ) 関数を用いる際に, Geno オブジェクトの最初の 8 列 (4 SNP) が 1 つ目の遺伝子に, 残りの 12 列 (6 SNP) が 2 つ目の遺伝子に対応することを示すために gene.column=c(8,12) と指定していることに注意が必要である. また, 補完回数は 10 回 (M = 10) としている. この出力結果には, 遺伝子名とその遺伝子内のハプロタイプ, randomForest( ) から得られた変数重要度 (精度の平均減少量), ハプロタイプ頻度の推定値が含まれる. この出力結果より, resistin 遺伝子内で最も重要なハプロタイプは CCGGCA であり, その重要度は 2.176 で, 推定頻度は 0.344 であることがわかる. ただし, この手法では Hardy-Weinberg 平衡を仮定するが, この例ではこの仮定が成り立たない可能性がある. この例題で, Hardy-Weinberg 平衡の成り立つグループを特定することは, 読者への課題とする.

7.1.3 共変量

6.1.3 項の回帰木の場合と同じく, ランダムフォレストの場合も共変量の取り扱い方には, (1) 解析時に共変量を無視する, (2) 説明変数として共変量を入れる, (3) 共変量の水準で層別解析する, (4) あらかじめ共変量を説明変数としたモデルを適用し, 得られた残差を形質とするなどいくつか手法がある. いずれの手法も理にかなってはいるが, どの手法を使うかについては, 研究上の疑問や想定される関連モデルに応じて選ぶことになる. 最近の研究では, 説明変数の尺度 (scale) の違いにより変数重要度が変化するため, 説明変数の尺度を定めた下での条件付き推測が必要になることが示された (Strobl *et al.* 2007). 具体的には, カテゴリ型と連続型の説明変数を両方ランダムフォレストに使えば, 結果にバイアスが生じる可能性があるのだ. このような場合にランダムフォレストを正しく使いたければ, R の party パッケージの cforest( ) 関数や Nonyane and Foulkes (2008) を参照のこと.

210   第 7 章　高次元データ解析に関する追加トピックス

7.2　論理回帰

論理回帰（**logic regression**）は遺伝的関連研究のデータ解析に適したもう 1 つ
の機械学習アルゴリズムである．この手法に関する一般背景については Ruczinski
et al.（2003）や Ruczinski *et al.*（2004）を，SNP データへの応用については
Kooperberg *et al.*（2001）を参照のこと．マルコフ連鎖モンテカルロ法に基づく
モデル選択を用いて探索的解析を行う論理回帰の拡張法については Kooperberg
and Ruczinski（2005）を参照のこと．Schwender and Inckstadt（2008a）と
Schwender and Inckstadt（2008b）による本手法の拡張によって，ランダムフォ
レストと同様に変数重要度を算出することができる．ここでは，まず論理木の枠
組みを説明し，次いで変数重要度について論じる．

論理回帰では，ブール式の和からなるモデルを探索する．つまり，モデル式と
して，

$$g(E[\mathbf{y}]) = \beta_0 + \sum_{j=1}^{t} \beta_j L_j \tag{7.12}$$

を考える．ここで，L_j は 2 値説明変数のブール結合である．ブール式は複数の 2
値説明変数をとる論理関数であり，0 か 1 を出力する．つまり，ブール式は，2 値
説明変数に「*and*」や「*or*」，「*not*」（「*complement*」とも言う）演算を行う関数で
ある．

例として，座位 $1, \ldots, p$ に変異アレルが存在することを示す遺伝子型の 2 値の
指示変数を $\mathbf{x}_1, \ldots, \mathbf{x}_p$ とする．この場合，ブール式の例として，

$$(\mathbf{x}_1 \wedge \mathbf{x}_2) \vee (\mathbf{x}_3 \wedge \mathbf{x}_4^c) \tag{7.13}$$

を考える．ここで，$\wedge$ は *and* を $\vee$ は *or*，c は *not* を示す．この式は，「$\mathbf{x}_1$ と $\mathbf{x}_2$
の両方が 1，または $\mathbf{x}_3$ が 1 かつ $\mathbf{x}_4$ が 0」と解釈する．この式を図解すると図 7.2
（a）となるが，これより式 (7.13) を決定木とみなせることがわかる．最初の分岐
は左右どちらかの娘ノードに分かれることから **OR** 命題であることがわかる．こ
の木を左に進むと，$\mathbf{x}_1$ と $\mathbf{x}_2$ を示す 2 つの四角形をとる **AND** 命題が見えるが，
この命題は両変数が 1 でなければならないことを示す．木の右側のノードも，$\mathbf{x}_3$
を示す四角形と $\mathbf{x}_4$ を示す黒い四角形をとる **AND** 命題である．これは，$\mathbf{x}_3$ が 1
かつ $\mathbf{x}_4$ は 1 ではない（つまり $\mathbf{x}_4$ は 0 である）ことを示す．式 (7.3) を別の形で
図解したものが，図 7.2（b）である．各円は説明変数が 1 である領域であり，円
の外側は説明変数が 0 である領域を示す．濃い灰色の領域は式 (7.13) のブール式
が真である，（$\mathbf{x}_1 = \mathbf{x}_2 = 1$）または（$\mathbf{x}_3 = 1$ かつ $\mathbf{x}_4 = 0$）の領域に対応する．

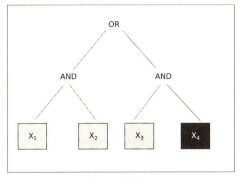

(a) 木による図示

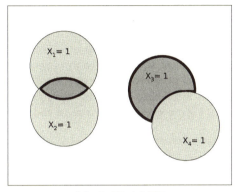

(b) ベン図による図示

図 **7.2** 論理回帰におけるブール命題の例

多数の説明変数があるとき，それらがとりうるすべての論理式を検討するのは合理的ではない．そのため，貪欲 (**greedy**) アルゴリズムや焼きなまし法 (**simulated annealing**) などの手法が提案されたが，その詳細については Ruczinski et al. (2003) を参照のこと．CART と同じく，論理木に説明変数を追加するかどうかは，形質についてのスコアリング関数に基づいて決まる．例えば，量的形質に対する説明変数の重要度を評価する際には，スコアリング関数として最小二乗基準がよく用いられる．最後に，予測能が最も高いモデルを決めるには，交差検証法が用いられる．論理回帰の使い方を以下の例題に示す．

212 第 7 章　高次元データ解析に関する追加トピックス

例題 7.5（論理回帰法）　この例題では，Virco データを再び取り上げ，NFV
と IDV の倍数耐性の差と HIV のプロテアーゼ領域の変異との関連に関する，
例題 7.1 と同じ問題を考える．まず，形質を表す変数と遺伝子型行列を定める．

```
> attach(virco)
> Trait <- NFV.Fold - IDV.Fold
> VircoGeno <- data.frame(virco[,substr(names(virco),1,1)=="P"]!="-"]
> Trait.c <- Trait[!is.na(Trait)]
> VircoGeno.c <- VircoGeno[!is.na(Trait),]
```

次に，R の **LogicReg** パッケージをインストールして読み込む．

```
> install.packages("LogicReg")
> library(LogicReg)
```

次いで，**logreg( )** 関数を用いて論理回帰を適用する．ここではまず，単一木
モデルを用いるために **select=1** と指定する．この決定木を図示するには，以
下のように論理回帰オブジェクトを **plot( )** 関数に入力すればよく，その結
果を図 7.3 に示す．

```
> VircoLogicReg <- logreg(resp=Trait.c, bin=VircoGeno.c, select=1)
> plot(VircoLogicReg)
> VircoLogicReg

score 74.654
 -261 * ((((not P20) or P36) and ((not P94) and (not P8))) or
                 (((not P10) or P32) or ((not P93) or P2)))
```

正式には，この結果は，

$$-261.45 \times \{[(P20^c \vee P36) \wedge (P94^c \wedge P8^c)]$$
$$\vee [(P10^c \vee P32) \vee (P93^c \vee P2)]\} \tag{7.14}$$

と表すことができる．

　一方，**select=2** と指定すれば，複数の木からなるモデルを作ることができ
る．例えば，2 つの論理木の和として表されるモデルを得るために，以下のコー
ドでは **ntrees=2** と指定している．

7.2 論理回帰 213

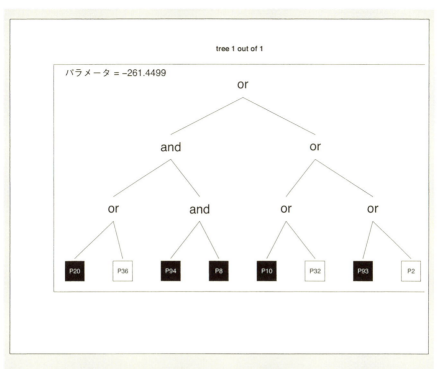

図 **7.3** 例題 7.5 より得られる論理回帰木

```
> VircoLogicRegMult <- logreg(resp=Trait.c, bin=VircoGeno.c, select=2,
+        ntrees=2, nleaves=8)
> plot(VircoLogicRegMult)
> VircoLogicRegMult

2 trees with 8 leaves: score is 72.769
        + 188 * (P73 and ((not P54) and (P93 and (not P72))))
        - 196 * (P36 or (((not P20) or (not P93)) or P2))
```

これは, $t=2$ のときの式 (7.12) で表されるモデルであり, 正式には以下のように表せる.

$$187.53\times\{[P73 \wedge (P54^c \wedge (P93 \wedge P72^c))]\} \\ - 196.46 \times \{P36 \vee [(P20^c \vee P93^c) \vee P2]\} \tag{7.15}$$

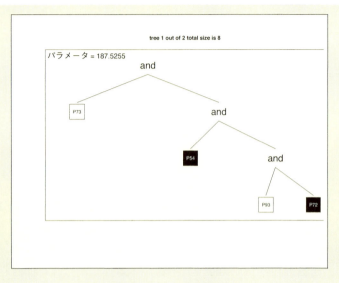

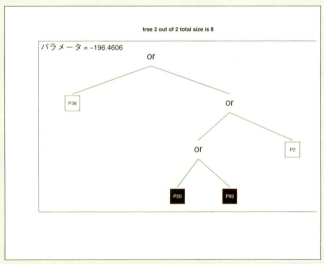

図 7.4 例題 7.5 より得られる 2 本の論理回帰木

これを図示すれば,図 7.4 となる.

論理回帰が初めて提唱されたときと同じく（Ruczinski *et al.*, 2003），上の例題では，論理木を生成するのに焼きなまし法が使われている．この他にも，Kooperberg and Ruczinski（2005）の提案したマルコフ連鎖モンテカルロ（Markov chain Monte Carlo: MCMC）アルゴリズムを用いる手法もあり，これはモンテカルロ論理回帰と呼ばれる．この拡張法は，関連を示しうる複数のモデルを同定するための探索的手法として開発された．そこで使われるリバーシブルジャンプ MCMC アルゴリズムについては本書の守備範囲を超えるが，この手法を用いると例題 7.5 の結果とはかなり異なる結果が得られる．具体的には，この手法はランダムフォレストと同じく最適モデルの同定ではなく，各変数あるいは変数の組合せの重要度の同定を目的とする．この場合，多数のモデルの中で，選択されたモデルに当該 SNP が含まれる割合を重要度とするが，これについては以下の例題で説明する．

例題 7.6（モンテカルロ論理回帰法）　この例題では，Virco データを再び取り上げ，HIV ゲノムのプロテアーゼ領域にあるどの SNP が，サキナビル（SQV）倍数耐性と関連するか判定するためにモンテカルロ論理回帰を用いる．まずは `LogicReg` パッケージと Virco データを読み込む．

```
> library(LogicReg)
> attach(virco)
```

次に，`SQV.Fold` を形質とし，遺伝子型行列を定め，欠測データを除外する．

```
> Trait <- SQV.Fold
> VircoGeno <- data.frame(virco[,substr(names(virco),1,1)=="P"]!="-")
> Trait.c <- Trait[!is.na(Trait)]
> VircoGeno.c <- VircoGeno[!is.na(Trait),]
```

最後に，例題 7.5 と同じく `logreg( )` 関数を用いるが，その際には MCMC 法を用いることを示すため，`select=7` をと指定する．

```
> VircoLogicRegMCMC <- logreg(resp=Trait.c, bin=VircoGeno.c, select=7)
```

この結果得られたオブジェクトの属性 `single` は，入力した SNP 数と同じ長さをもつベクトルであり，選択されたモデルに各 SNP が含まれた回数を成分にもつ．この値を昇順に並べ図示したのが図 7.5 であり，これは以下のように作成する．

第7章 高次元データ解析に関する追加トピックス

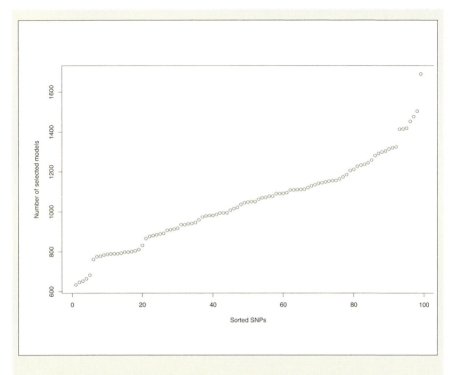

図 7.5 例題 7.6 より得られるモンテカルロ論理回帰の解析結果

```
> plot(sort(VircoLogicRegMCMC$single), xlab="Sorted SNPs",
+      ylab="Number of selected models")
```

この図で突出する変数を同定するため，昇順に並べ替えた後の変数名を表示する（結果は計算ごとに異なる）．

```
> names(VircoGeno)[order(VircoLogicRegMCMC$single)]

 [1] "P25" "P40" "P87" "P81" "P56" "P42" "P26" "P17" "P59" "P9"  "P41"
[12] "P27" "P94" "P44" "P68" "P75" "P38" "P49" "P31" "P8"  "P29" "P65"
[23] "P11" "P51" "P96" "P28" "P78" "P80" "P37" "P66" "P14" "P86" "P30"
[34] "P6"  "P83" "P43" "P2"  "P19" "P7"  "P39" "P21" "P52" "P58" "P85"
[45] "P16" "P22" "P4"  "P57" "P89" "P64" "P15" "P18" "P74" "P63" "P5"
[56] "P34" "P69" "P23" "P47" "P82" "P70" "P61" "P36" "P98" "P97" "P50"
```

```
[67] "P92" "P99" "P13" "P88" "P91" "P35" "P77" "P45" "P95" "P33" "P62"
[78] "P60" "P20" "P12" "P55" "P67" "P46" "P53" "P76" "P24" "P32" "P72"
[89] "P71" "P93" "P1"  "P79" "P3"  "P90" "P48" "P73" "P54" "P10" "P84"
```

図7.5より，他の変数よりも著しく高い重要度をもつ上位7変数があり，それら
は座位P3，P10，P48，P54，P73，P84，P90の変異であることがわかる．興味深
いことに，これをスタンフォード大学HIV薬剤耐性データベースのプロテアー
ゼ阻害薬抵抗性記録（http://hivdb.stanford.edu/cgi-bin/PIResiNote.cgi）と
比較すると，過去の知見と一致する．具体的には，プロテアーゼ阻害薬抵抗性
記録には，サキナビルに対する *in vitro* または *in vivo* 反応性減少に関連する
変異として，座位P48，P54，P73，P84，P90が記されている．
　モンテカルロ論理回帰をこのように用いることで，選択されたモデルに同時
に生じる変異の組合せに関する情報も得られる．例えば，論理木の属性 `double`
がもつ正方行列の下対角成分が表すのは，選択されたモデル内で行と列で示さ
れる2座位に同時に変異が生じた回数である．同様に，属性 `triple` は，選択
されたモデル内で3座位に同時に変異が生じた回数を与える．

　最近，Schwender and Ickstadt（2008a）は *logicFR* と呼ぶブートストラップ法
を提案した．この手法では2値形質に対する論理回帰木を生成することで，SNP
の組合せに関する変数重要度が得られる．このアルゴリズムでは，元データのブー
トストラップサンプルにRuczinski *et al.*（2003）の焼きなまし法を用いる．こ
の手法では，ブートストラップサンプルに選ばれなかった個体（OOBサンプル）
の2値形質を，得られた木がどの程度予測できるかによって変数重要度を定める．
この指標は，7.1.1項のランダムフォレストレストで解説した変数重要度に似てい
る．この手法を用いるにはBioconductorの `logicFS` パッケージを使えばよい．

7.3　多変量適応型回帰スプライン

　多変量適応型回帰スプライン（**multivariate adaptive regression splines:
MARS**）は，CARTに密接な関係をもつ機械学習法である．モデルの適用と剪
定に関する詳細についてはFriedman（1991）やHastie *et al.*（2001）を参照の
こと．ここでは，この手法全般についても紹介するが，特に遺伝的関連解析にお
けるMARSとCARTの重なりに焦点を当てる．説明変数がSNPのようなカテ
ゴリ変数の場合，MARSはCARTよりも統計的交互作用の発見に役立つが，そ
の他の関連モデルについては両者の違いは小さい．簡単のため，少なくとも1つ

218 第 7 章 高次元データ解析に関する追加トピックス

の変異アレルの有無を示す指示変数を遺伝子型変数とする．これは，2.3.4 項で触れた優性遺伝モデルに他ならず，変異アレルの機能に関する予備知識によっては，このように仮定してよい場合もある．ここで，遺伝子型が 3 水準の因子型変数の場合も，2 つの 2 値変数を用いて表すことができるので，以下に示す手法は 3 水準の場合にも容易に拡張できることに注意しよう．

MARS を 2 値形質に用いるのは簡単であるが，本章では量的形質に焦点を当てる．これまでと同じ記号表記を用いて，遺伝子型変数 $\mathbf{x}_1, \ldots, \mathbf{x}_p$ と形質 $\mathbf{y}$ との関連を調べたいものとする．各ベクトルは $n \times 1$ 行列（ベクトル）であり，n はサンプルに含まれる個体数である．MARS では，まず以下のモデルを考える．

$$\mathbf{Y} = \beta_0 + \beta_1(\mathbf{x}_j - t)_+ + \beta_2(t - \mathbf{x}_j)_+ + \epsilon; \quad t \in \{x_{ij}\} \qquad (7.16)$$

ここで，ϵ は測定誤差で，t は $\mathbf{x}_j$ の観測値集合 $\{x_{ij}\}$ の成分，$(\ )_+$ はカッコ内が正の成分を表す（$j = 1, \ldots, p$）．MARS の文献では，集合 $\{(\mathbf{x}_j - t)_+, (t - \mathbf{x}_j)_+\}$ のペアとなる成分を反射基底関数（reflective basis function）と呼ぶ．x_{ij} が 0 か 1 をとる 2 値の説明変数の場合，$t \in (0, 1)$ なので，式 (7.16) は以下のように表すことができる．

$$\mathbf{Y} = \beta_0 + \beta_1 \mathbf{x}_j + \epsilon \qquad (7.17)$$

この式は，$t = 0$ のときは，$(\mathbf{x}_j - t)_+ = \mathbf{x}_j$ かつ $(t - \mathbf{x}_j)_+ = 0$ で，$t = 1$ のときは，$(\mathbf{x}_j - t)_+ = 0$ かつ $(t - \mathbf{x}_j)_+ = 1 - \mathbf{x}_j$ となることより得られる（訳註：$t = 1$ の場合は，$\mathbf{Y} = \beta_0 + \beta_2 - \beta_2\mathbf{x}_j + \epsilon$ となるが，新たに $(\beta_0 + \beta_2)$ を β_0，$-\beta_2$ を β_1 と置きなおせば，式 (7.17) と同じ $\mathbf{x}_j$ の線形式になる）．

最良予測変数 $\mathbf{x}_j^*$ は，残差平方和を最も減少させる変数と定める．この最初のステップは，第 6 章で扱った回帰木の手法と等しいことに注意しよう．MARS で考えるモデルの集合 $\mathcal{M}$ は，反射基底関数（この例では説明変数）の集合 $\{1, \mathbf{x}_j^*\}$ として定まる．次のステップでは，$\mathcal{M}$ の成分とその他の説明変数との積を含む以下のモデルを扱う（$k = 1, \ldots, p$）．

$$Y = \beta_0 + \beta_1 \mathbf{x}_j^* + \beta_2 \mathbf{x}_k + \epsilon \qquad (7.18)$$

$$Y = \beta_0 + \beta_1 \mathbf{x}_j^* + \beta_2 \mathbf{x}_j^* \mathbf{x}_k + \epsilon \qquad (7.19)$$

CART では式 (7.18) のモデルを考慮しないことから，この段階で CART と MARS の違いが明らかになる．つまり，MARS は CART よりも，説明変数の相加構造をモデル化するのに役立つのだ．ここで，次の最良説明変数が $\mathbf{x}_k$ または

$\mathbf{x}_j^* \mathbf{x}_k$ だとすれば, その最良予測変数を集合 $\mathcal{M}$ に追加する. このプロセスを再帰的に繰り返して, 相加項と交互作用項の両方からなるモデルを作る. 最後に, 過剰適合を弱めるために変数を減らす. 以下の例題に示すように earth パッケージの earth 関数を用いれば, MARS は簡単に用いることができる.

例題 7.7 (多変量適応型回帰スプライン法) この例題では, 再度 Virco デー タを用いて, NFV と IDC の倍数耐性の差と HIV のプロテアーゼ領域の変異との関連を調べるものとする. 最初に, 形質の変数と遺伝子型行列を定める.

```
> attach(virco)
> Trait <- NFV.Fold - IDV.Fold
> VircoGeno <- data.frame(virco[,substr(names(virco),1,1)=="P"]!="-")
> Trait.c <- Trait[!is.na(Trait)]
> VircoGeno.c <- VircoGeno[!is.na(Trait),]
```

次に, earth パッケージをインストールして読み込む.

```
> install.packages("earth")
> library(earth)
```

earth( ) 関数を使えば, MARS を用いるのは簡単である. ここでは, 説明変数として主効果と 2 要因の交互作用を用いるため degree=2 と指定する.

```
> VircoMARS <- earth(Trait.c~., data=VircoGeno.c, degree=2)
> summary(VircoMARS)

Call: earth(formula=Trait.c~., data=VircoGeno.c, degree=2)

                    Trait.c
(Intercept)         -1.49386
P35TRUE             36.98821
P76TRUE            -34.95785
P1TRUE * P73TRUE   -30.79950
P10TRUE * P35TRUE   29.81243
P10TRUE * P73TRUE   65.50646
P15TRUE * P25TRUE  751.24589
P15TRUE * P35TRUE  -34.54019
P15TRUE * P54TRUE   32.95728
```

```
P15TRUE * P73TRUE   -58.53545
P20TRUE * P35TRUE    47.11367
P20TRUE * P54TRUE   -41.71048
P20TRUE * P73TRUE    77.58072
P30TRUE * P70TRUE   158.97600
P30TRUE * P77TRUE    42.81780
P35TRUE * P36TRUE   -42.06393
P35TRUE * P54TRUE   -33.73524
P35TRUE * P73TRUE    78.73042
P35TRUE * P82TRUE   -31.25249
P35TRUE * P84TRUE   -59.43351
P35TRUE * P93TRUE    23.76439
P35TRUE * P95TRUE   -60.69940
P36TRUE * P54TRUE    30.17810
P36TRUE * P73TRUE  -113.98578
P48TRUE * P54TRUE   -20.80249
P54TRUE * P72TRUE    24.06139
P54TRUE * P73TRUE   -63.96128
P54TRUE * P84TRUE    34.96787
P54TRUE * P93TRUE   -18.74152
P54TRUE * P94TRUE   207.51818
P63TRUE * P73TRUE    67.33288
P70TRUE * P73TRUE  -103.04692
P72TRUE * P73TRUE   -69.71491
P73TRUE * P74TRUE   -54.83226
P73TRUE * P76TRUE   101.72366
P73TRUE * P77TRUE   -54.40373
P73TRUE * P84TRUE   -65.68984
P73TRUE * P93TRUE    49.44217

Selected 38 of 100 terms, and 22 of 99 predictors

Importance: P15TRUE, P25TRUE, P35TRUE, P36TRUE, P73TRUE, P54TRUE,
       P94TRUE, P10TRUE, P77TRUE, P84TRUE, ...
Number of terms at each degree of interaction: 1 2 35
GCV 5155.408    RSS 4113795    GRSq 0.2200334    RSq 0.3610069
```

この出力結果には，最終モデルにおける各項の回帰係数が示される．さらに，
38 個の項が最初に選択され，剪定後には 22 個の項（切片を含む）が残ること
も示される．入力変数を重要度の順に並べるには evimp( ) 関数を用いる．

```
> evimp(VircoMARS)

            col used nsubsets        gcv          rss
P15TRUE      15   1         37 100.000000 1 100.000000 1
```

P25TRUE	25	1	37	100.000000	1	100.000000	1
P35TRUE	35	1	35	65.189479	1	76.166293	1
P36TRUE	36	1	35	65.189479	1	76.166293	1
P73TRUE	73	1	35	65.189479	1	76.166293	1
P54TRUE	54	1	33	50.930070	1	65.218336	1
P94TRUE	94	1	33	50.930070	1	65.218336	1
P10TRUE	10	1	33	50.071147	1	64.536462	1
P77TRUE	77	1	33	50.071147	1	64.536462	1
P84TRUE	84	1	32	47.785561	1	61.929011	1
P72TRUE	72	1	30	37.117366	1	53.182110	1
P93TRUE	93	1	29	33.045941	1	49.600900	1
P20TRUE	20	1	28	28.885308	1	45.995833	1
P82TRUE	82	1	25	15.890025	1	35.057174	1
P30TRUE	30	1	23	11.377226	1	30.262470	1
P1TRUE	1	1	21	9.000836	1	26.741314	1
P70TRUE	70	1	21	8.952997	1	26.704566	1
P74TRUE	74	1	15	4.663905	1	17.893339	1
P48TRUE	48	1	13	4.491108	1	16.017860	1
P95TRUE	95	1	13	4.103631	1	15.479906	1
P85TRUE-unused	85	0	11	3.526339	1	13.431009	1
P89TRUE-unused	89	0	10	2.924444	1	12.030094	1
P63TRUE	63	1	7	2.587980	1	8.452929	1
P65TRUE-unused	65	0	7	1.777517	1	8.221570	1
P76TRUE	76	1	5	2.175851	0	6.167241	1
P45TRUE-unused	45	0	1	-0.031605	1	1.008404	1

used の列に 1 が示されていれば，その変数が最終モデルに含まれることを表す．MARS の解析結果と，同じデータに対するランダムフォレスト（例題 7.1）および論理回帰の解析結果（例題 7.5）を比べると，この 3 つの機械学習法から得られる知見に違いがあることがわかる．3 つの解析で同じ変数（P20，P36，P54，P73，P94 など）の重要性が示されることも多いが，1 つの解析法だけでしか重要性の示されない変数もある．例えば，P10 と P93 の順位は，MARS や論理回帰に比べてランダムフォレストでは比較的低い．

7.4 ベイズ流変数選択法

第 5 章では，ベイズ流のハプロタイプ再構成法を紹介した．しかし，ベイズ流の手法は，複数の遺伝子型と形質との関連を扱う新たな解析の枠組みにもなる．本節では，George and McCulloch（1993）によるベイズ流変数選択法を紹介す

222 第 7 章 高次元データ解析に関する追加トピックス

る. この手法をさらに拡張し, 一般集団を用いた遺伝的関連研究のデータに適用する文献も増えているが, ここでは今後の学習に役立つ基本概念を説明する.

遺伝的関連研究では多くの場合, 以下のようなモデルを同定することが目的になる.

$$y_i = x_{i1}^* \beta_1 + x_{i2}^* \beta_2 + \ldots + x_{ir}^* \beta_r + \epsilon_i \tag{7.20}$$

ただし, $(\mathbf{x}_1^*, \ldots, \mathbf{x}_r^*)$ は説明変数の部分集合であり, $\mathbf{y}$ は量的形質で, ϵ_i は互いに独立に正規分布 $N(0, \sigma^2)$ に従うものとする $(i = 1, \ldots, n)$. 伝統的な統計手法では, 様々な説明変数の部分集合に回帰式を当てはめ, 得られたモデル同士を比較する. しかし, こうして得られるモデル数は 2^p 個と多く, すべてのモデルを検討することは計算上不可能であることが多い. ベイズ流変数選択法の目的は形質と関連する可能性が高く, 今後さらに検討する価値のある説明変数の部分集合を同定することである.

まず, 式 (7.20) のフルモデル (full model: p 個の説明変数からなるモデル) を行列表記で示す.

$$\mathbf{y}|\boldsymbol{\beta}, \sigma^2 \sim MVN_n(\mathbf{X}\boldsymbol{\beta}, \sigma^2 I) \tag{7.21}$$

ここで, $\mathbf{y} = (y_1, \ldots, y_n)^T, \mathbf{X}_{n \times p} = [\mathbf{x}_1, \ldots, \mathbf{x}_p], \boldsymbol{\beta} = (\beta_1, \ldots, \beta_p)^T$ である. 式 (7.20) の $(\mathbf{x}_1^*, \ldots, \mathbf{x}_r^*)$ が真の説明変数であれば, そのパラメータ β_i は 0 ではなく, その他のパラメータはすべて 0 となる.

2.2.3 項で式 (7.21) のモデルをすでに目にしているので, 読者にはこれが標準的な線形回帰モデルだとわかるはずである. ベイズ流選択法は, 線形回帰モデルを拡張して, モデル内のパラメータ $\boldsymbol{\beta}$ と σ^2 を (未知パラメータをもつ) 既知の分布に従う確率変数として扱うのである. 具体的には, 各 β_j に対して, 以下の混合正規分布を仮定する.

$$\beta_j|\gamma_j \sim (1 - \gamma_j)N(0, \tau_j^2) + \gamma_j N(0, c_j^2 \tau_j^2) \tag{7.22}$$

ここで, $\boldsymbol{\gamma} = (\gamma_1, \ldots, \gamma_p)$ は, 0 か 1 をとる潜在 (観測不能な) 変数のベクトルである. この式では, β_j が 2 つの正規分布のどちらか一方に従うと仮定しており, 一方の正規分布 $N(0, c_j^2 \tau_j^2)$ は確率 $Pr(\gamma_j = 1) = 1 - Pr(\gamma_j = 0) = p_j$ で, もう一方の正規分布 $N(0, \tau_j^2)$ は確率 $1 - p_j$ で選ばれる. ここで, τ_j には小さい値を仮定するので, $\beta_j \sim N(0, \tau_j^2)$ はほぼ 0 となる. 一方, c_j には比較的大きな値を仮定するので, $\beta_j \sim N(0, c_j^2 \tau_j^2)$ が 0 になることはほぼない. 同様に, 分散パラメータにも以下のような確率分布を仮定する.

$$\sigma^2|\gamma \sim IG(\nu_\gamma/2, \nu_\gamma \lambda_\gamma/2) \tag{7.23}$$

一般に知りたいのは，観測データを所与とした場合の γ の事後分布である．な ぜなら，γ の事後分布より，どの説明変数が形質と関連するかわかるからである． つまり，ここでの目的は

$$\pi(\gamma|\mathbf{Y}) \propto f(\mathbf{Y}|\gamma)\pi(\gamma) \tag{7.24}$$

を明らかにすることである．ここで，式 (7.24) の右辺は 5.1.2 項に示したベイズ 則から得られたものである．Gibbs サンプラーを用いて γ の事後分布からのサン プル（乱数）を得るには，β, σ, γ_j の周辺事後確率密度関数から繰り返しサンプ ル（乱数）を生成すればよい．この手順はアルゴリズム 7.4 に示すとおりであり， $t = 0$ から始める．

アルゴリズム 7.4：ベイズ流変数選択法のギブスサンプラー

1. β, σ^2, γ に初期値を与え，それぞれ $\beta^{(0)}$，$\sigma^{2\,(0)}$，$\gamma^{(0)}$ とする．
2. $t = t + 1$ とし，以下のようにサンプルを生成する．

   - $\beta^{(t)}|\mathbf{y} \sim f(\beta|\mathbf{y}, \sigma^{2\,(t-1)}, \gamma^{(t-1)})$
   - $\sigma^{2\,(t)}|\mathbf{y} \sim f(\sigma^2|\mathbf{y}, \beta^{(t)}, \gamma^{(t-1)})$

3. 以下のように，$\gamma_{(1)}, \ldots, \gamma_{(p)}$ のサンプルを順に生成する．

   - $\gamma_{(1)}^{(t)}|\mathbf{y} \sim f(\gamma_{(1)}|\mathbf{y}, \beta^{(t)}, \sigma^{2\,(t)}, \gamma_{(2)}^{(t-1)}, \ldots, \gamma_{(p)}^{(t-1)})$
   - $\gamma_{(2)}^{(t)}|\mathbf{y} \sim f(\gamma_{(2)}|\mathbf{y}, \beta^{(t)}, \sigma^{2\,(t)}, \gamma_{(1)}^{(t)}, \gamma_{(3)}^{(t-1)}, \ldots, \gamma_{(p)}^{(t-1)})$
     $\vdots$
   - $\gamma_{(p)}^{(t)}|\mathbf{y} \sim f(\gamma_{(p)}|\mathbf{y}, \beta^{(t)}, \sigma^{2\,(t)}, \gamma_{(1)}^{(t)}, \ldots, \gamma_{(p-1)}^{(t)})$

4. ステップ 2 とステップ 3 を M 回繰り返す（M は十分大きな数）．

上述した，サンプル（乱数）を生成する分布（サンプラー）の具体的な式やモデル 設定の違いがどれくらい結果に影響を与えるかについては George and McCulloch （1993）を参照のこと．定常分布に到達すれば，γ の経験分布は事後分布 $\pi(\gamma|\mathbf{y})$ の近似とみなせる．したがって，形質と関連する説明変数の組合せを得るには， γ_j のサンプル（乱数）に 1 がたくさん含まれる変数 x_j を選べばよい．

近年，ベイズ流変数選択法に基づく GWAS 向けの手法が，いくつか提案されて いる．例えば，Lunn *et al.*（2006）はソフトウェア WinBUGS を用いた GWAS 向けのベイズツールキットを開発し，Schumacher and Kraft（2007）は GWAS

向けのベイズ流潜在クラス分析を提案した．Chipman *et al.*（2008）によるベイズ流加法回帰木（Bayesian additive regression tree: BART）はこれらの手法を拡張したものであり，R の `BayesTree` パッケージを用いて，適用することができる．Hoggart *et al.*（2008）による「ベイズに触発された」手法では，膨大な SNP の中から 2 値形質と関連する SNP を選ぶのに，確率的探索アルゴリズムを用いることでゲノムワイド関連研究の計算負荷の問題に対処している．

7.5 文献紹介

本書の守備範囲を超えるデータマイニング法に関する文献は多岐に渡る．本章では，高次元データを解析するために確立したアルゴリズムの一部を説明した．これらの手法を選んだ理由は強固な理論的基盤があることに加えて，これまで例示したように遺伝的関連研究データへの適用が容易なためである．前述したとおり，本章の目的は幅広く手法を紹介することではなく，これらの手法をさらに学習するよう読者に促すことである．本章で扱った手法に関する詳細については Hastie *et al.*（2001）や Gentleman *et al.*（2005）の第 16 章を参照のこと．

一般集団を用いた遺伝的関連研究に有用な手法としては，ここで扱ったもの以外に Bootstrap AGGregatING（Breiman 1996）やブースティング（Schapire 1990; Freund 1990），AdaBoost（Freund and Schapire 1997），bump hunting（Friedman and Fisher 1999），サポートベクターマシーン（Christianini and Shawe-Taylor 2000），リッジ回帰，lasso（Tibshirani 1996），erastic net（Zou and Hastie 2005）などもある．遺伝的関連研究データに対するデータマイニング手法の応用をまとめたものとしては Cupples *et al.*（2005）や Costello *et al.*（2003）を参照のこと．これらの手法は知識発見法の文脈で扱われており，一般集団を用いた遺伝的関連研究データに適用できるかについては今後の研究が必要である．特に，これらの機械学習法が 2.1.2 項で触れたような変数間の交互作用をうまく扱えるか，その解析に再現性があるかについて深く考慮することは，生物学的・臨床的に解釈可能な結果を得るのに必要不可欠である．

問題

7.1. Virco データにランダムフォレストを適用して，サキナビル（SQV）倍数耐性（変数 `SQV.fold`）と最も強く関連するプロテアーゼ変異を同定せよ．

7.2. Virco データに論理回帰を適用して，サキナビル（SQV）倍数耐性（変数 `SQV.fold`）とプロテアーゼ変異の関連を，論理構造と共に調べよ．

7.3. FAMuSS データにモンテカルロ論理回帰を適用して，非利き腕筋力の変化率（変数 NDRM.CH）の予測に関する actn3 および resistin 遺伝子内の SNP の重要度を求めよ.

7.4. 問題 7.3 に多変量適応型回帰スプラインを適用し，解析結果を比較検討せよ.

巻末付録：R の基本

この巻末付録の目的は，本書で取り上げた例題を読者に十分理解してもらえるように R プログラミングの基本概念を紹介することである．ここで取り上げるのは，特にデータの読み込みとデータの操作法，R パッケージのインストール法，基本的な関数の使い方である．R の初学者は，Gentleman（2008）や Venables and Smith（2008），Spector（2008），Dalgaard（2002）などの詳しい入門書を参照のこと．

A.1 はじめに

R とは，統計解析向けプログラム言語 R を使用するためのオープンソース・ソフトウェアであり，Windows や Mac OS X，Linux，Unix 用の各バージョンが GNU（GNU is Not Unix）General Public License（Free Software Foundation, 2007）のもとフリーで利用できる．R は Comprehensive R Archive Network（CRAN）のウェブサイト（http://cran.r-project.org/）で公開されており，簡単にインストールできる．自分が使用する OS 用のコンパイル済み実行ファイルをダウンロードし，必要なステップをたどればよい．

Java GUI for R（JGR，「ジャガー」と発音する）は R のグラフィカル・ユーザー・インターフェース（GUI）であり，これもフリーでダウンロードできる．Windows と Mac OS X（10.4.4 以降）のユーザ向けには http://rforge.net/JGR/files/ から実行ファイルを入手できるが，それ以外の OS ではソースコードからコンパイルする必要がある．JGR は R を使い始めるのに必須ではないが，Windows のソフトウェアになじみのあるユーザには取っ付きやすい．JGR は OS に依存しないという点で既存の GUI より優れている．JGR の詳細については Helbig *et al.*（2005）を参照のこと．

コマンドライン

R（または JGR）を起動すると，現在のバージョンや作業ディレクトリなどの情報が以下のように表示される．

228 巻末付録：R の基本

```
R version 2.7.1 (2008-06-23)
Copyright (C) 2008 The R Foundation for Statistical Computing
ISBN 3-900051-07-0

R is free software and comes with ABSOLUTELY NO WARRANTY.
You are welcome to redistribute it under certain conditions.
Type 'license()' or 'licence()' for distribution details.

  Natural language support but running in an English locale

R is a collaborative project with many contributors.
Type 'contributors()' for more information and
'citation()' on how to cite R or R packages in publications.

Type 'demo()' for some demos, 'help()' for on-line help, or
'help.start()' for an HTML browser interface to help.
Type 'q()' to quit R.

[Workspace restored from /Users/foulkes/.RData]

>
```

コマンドは，" > "記号で示されるプロンプトに直接打ち込むこともできるが，テキストエディタを使ってテキストファイルに書き込んでもよい．R はインタプリタ言語なのでコードを入力するたびに実行されるが，これは STATA (http://www.stata.com/) など R 以外の統計解析向けプログラム言語と同じであり，C/C++や Fortran などのコンパイル言語とは異なる．この特徴のおかげで，テキストファイルからプロンプトへのプログラムの移行がスムーズに行える．

直接プロンプトへコマンドを打ち込むか，テキストファイルに書くか選ぶことはできるが，読者にはテキストファイルに書くことを強く推奨する．ヒトを対象にする医学研究では知見の再現性が倫理的に要請されるが，このためにはテキストファイルにコマンドを記すことが不可欠となる．例えば，"hello world" という言葉を表示するだけのプログラムを考えてみよう．R でこれを行うには，

```
> print("hello world")
```

というコマンドをプロンプトに直接打ち込むだけでよい．これによって，以下の
出力結果が得られる．

```
[1] "hello world"
```

もう1つのやり方としては，print("hello world") のようなコマンドを記し
たテキストファイルを作成してもよい．このテキストファイル内では，"#"記
号で始まる行はコメントとみなされ実行時には無視される．このテキストファイ
ル名を "hello_world.r" とし，このファイルが ˜/Projects/ASG/ ディレクト
リに置かれているとする．この場合，このファイルを R のプロンプトに読み出す
には，以下のように source( ) 関数を使えばよい．

```
> source("~/Projects/ASG/hello_world.r")
```

これより，先と同じ出力結果が得られる．

```
[1] "hello world"
```

Unix や DOS でこのプログラムを実行するには，"hello_world.r" が入るディ
レクトリで以下のコマンドを使えばよい．

```
$ R CMD BATCH hello_world.r hello_world.out
```

これより "hello_world.out" という名前の新しいテキストファイルが作られ，
その中に R の出力結果が記される．

作業ディレクトリ
　R のセッション開始時には，データを保存するディレクトリを指定するのが大
切となる．こうすることによって後に続くセッションでそのデータファイルに簡

230 　巻末付録：R の基本

単にアクセスできるので，複数のプロジェクトをこなすのに便利である．新しい
オブジェクト（変数）を同じ名前で保存すると既存のオブジェクト（変数）が上
書きされてしまうので，プロジェクトごとに異なるディレクトリを使う方がよい．
ディレクトリを指定すると，一連の R セッション（ワークスペース）を格納した
データを“.Rdata”というファイルに保存できる．例えば，作業ディレクトリを
/Projects/ASG/Examples/ にしたければ，まずは getwd( ) 関数を用いて現
在の作業ディレクトリを調べる．

```
> getwd()
[1] "/Users/foulkes"
```

作業ディレクトリを変更するには，setwd( ) 関数を以下のように使えばよい．

```
> setwd("~/Projects/ASG/Examples/")
```

新たに作ったオブジェクト（変数）は，作業ディレクトリ内の“.Rdata”ファイ
ルに保存される．次に R セッションを始める際には，以下のように load( ) 関
数を用いて前回までのワークスペースを読み込めばよい．

```
> load("~/Projects/ASG/Examples/.RData")
```

A.2 データオブジェクトの形式

　R のセッション中に作成したり操作するオブジェクトには，ベクトルや因子，
行列，リスト，データフレームなどのいくつか異なる形式がある．ここでは，各
形式のオブジェクトについて簡単に説明し，簡単な例を用いてそれぞれの作り方
や見分け方を示す．A.3 節では，既存のファイルからデータを読み込む方法を説
明する．

代入演算子

R のプログラミングの基本となるのが代入演算子である．例えば，数字 1 に等しい NewVar という新しい変数を作るには，以下のコードのように "<-" 記号を使えばよい．

```
> NewVar <- 1
```

ここで，変数名は矢印の左側に置き，この変数に代入したい値は右側に置かなければならないことに注意が必要である．これとは異なる方法として，代入するのに "=" 記号も使うことができるが，その使用は推奨されない．こうして作ったオブジェクトの表示には，以下のように print( ) 関数を使えばよい．

```
> print(NewVar)
[1] 1
```

もしくはもっと簡単に，

```
> NewVar
[1] 1
```

とすることもできる．

オブジェクトのクラス

すべてのオブジェクトは，関数内での働きを定める**クラス**（**class**）という属性をもつ．単純なクラスとしては数値型（numeric）と文字列型（character）の 2 つがある．例えば，先に定めた変数 NewVar は数値型変数であり，そのことを表示するには class( ) 関数を使えばよい．

```
> class(NewVar)

[1] "numeric"
```

文字列型変数を作るには以下のように引用符を使えばよい.

```
> CharVar <- "Gene1"
> class(CharVar)

[1] "character"
```

クラスには他にも因子型（factor）や行列（matrix），データフレーム（data.frame）などがあり，以下で順に説明する．本書では第2章の lm ( ) 関数を用いた線形モデルのオブジェクトから，第6章の rpart( ) 関数を用いた木のオブジェクトにいたる様々なクラスのオブジェクトを扱う．ここで注意すべきは，print( ) やplot( ) のような R の基本関数をオブジェクトに用いた結果は，そのオブジェクトのもつクラスによって決まるということである．例えば，例題 6.2 では分類木の結果を図示するために plot( ) 関数を用いているが，例題 7.5 では論理回帰の解析結果を図示するために同じ plot( ) 関数を用いている．しかし，両者の作る図は大きく異なる.

ベクトル

ベクトルは，単純に一並びのオブジェクト列と定義され，R の c( ) 関数を使って作ることができる．例えば，ベクトル $y = (1, 2, 3)$ を作るには，以下のコマンドを使えばよい.

```
> y <- c(1,2,3)
> y
[1] 1 2 3
```

このベクトルの次元数は決まっておらず，使用法に応じて 1×3 か 3×1 の次元

をとる．c( ) 関数には数値型オブジェクトも文字列型オブジェクトも入力できるが，その両方を同時に入力した場合は，以下のように強制的に同じ形式のオブジェクトに揃えられる．

```
> c(1,2,3,"gene")

[1] "1"    "2"    "3"    "gene"
```

遺伝的関連研究では，形質がベクトルとして与えられることも多い．例えば，高コレステロール血症の原因となる遺伝要因を調べるものとする．この場合，形質は総コレステロール値であり，$n \times 1$ ベクトルの $\mathbf{y}$ で与えられる（n はサンプルサイズ）．このベクトルの成分は，サンプル内の各個体がとる総コレステロール値に相当する．

因子

因子型オブジェクトは水準という属性をもつベクトルであり，関数 factor( ) を使って作ることができる．例えば，$\mathbf{x}_1^T = (AA, AT, TT, TT, AT, AT, AA, TT)$ という遺伝子型ベクトルがあり，この各成分は $n = 8$ 個体の遺伝子型に相当するものとしよう．遺伝子型データの詳細については 1.3 節を参照のこと．このデータから因子型オブジェクトを作るには以下のコードを使えばよい．

```
> x1 <- factor(c("AA", "AT", "TT", "TT", "AT", "AT", "AA", "TT"))
> x1

[1] AA AT TT TT AT AT AA TT
Levels: AA AT TT
```

この出力結果より，この変数には 3 つの水準があり，それぞれ AA，AT，TT であることがわかる．

行列

行列はオブジェクトの 2 次元配列であり，R では様々な方法で作ることができる．例えば，$\mathbf{X} = [\mathbf{x}_1 \mathbf{x}_2]$ という遺伝子型データの行列を考えてみよう．ここで，$\mathbf{x}_1$ は上述のベクトルであり，$\mathbf{x}_2^T = (GG, GG, GC, CC, GG, CC, CC, GC)$ とする．$\mathbf{X}$ の各行は個体を表し，各列はゲノム上の塩基座位を表す．この行列を R で

234   巻末付録：R の基本

作るには，以下のように matrix( ) 関数を使えばよい．

```
> X <- matrix(c("AA", "AT", "TT", "TT", "AT", "AT", "AA", "TT",
    "GG", "GG", "GC", "CC", "GG", "CC", "CC", "GC"), nrow=8)
> X

      [,1] [,2]
[1,] "AA" "GG"
[2,] "AT" "GG"
[3,] "TT" "GC"
[4,] "TT" "CC"
[5,] "AT" "GG"
[6,] "AT" "CC"
[7,] "AA" "CC"
[8,] "TT" "GC"
```

この例でわかるように，matrix( ) 関数には 1 列目の上から下までの行列の成分をもつベクトルと，2 列目の上から下までの行列の成分をもつベクトルを入力する．さらに，行列の行数を示すのに nrow = 8 と指定する．これとは違う方法として，ベクトル x_1 と x_2 を作ってから，以下のように cbind( ) 関数を使うこともできる．

```
> x1 <- c("AA", "AT", "TT", "TT", "AT", "AT", "AA", "TT")
> x2 <- c("GG", "GG", "GC", "CC", "GG", "CC", "CC", "GC")
> X <- cbind(x1, x2)
> X

      x1   x2
[1,] "AA" "GG"
[2,] "AT" "GG"
[3,] "TT" "GC"
[4,] "TT" "CC"
[5,] "AT" "GG"
[6,] "AT" "CC"
[7,] "AA" "CC"
[8,] "TT" "GC"
```

この行列のもつ性質を表示するには attributes( ) 関数を使えばよい．例えば，

遺伝子型行列 **X** については,

```
> attributes(X)

$dim
[1] 8 2

$dimnames
$dimnames[[1]]
NULL

$dimnames[[2]]
[1] "x1" "x2"
```

となる. この出力結果より **X** の次元は 8×2（8行2列）で, この2つの列名は
それぞれ x_1 と x_2 であることがわかる. 行には名前が付いていないので, 行名
に当たる部分には NULL と表示される. これらの各属性を別々に表示するには,
attributes(X)\$の後に各属性名を記せばよい. 例えば, **X** の次元数を知るには,
以下のようにすればよい.

```
> attributes(X)$dim

[1] 8 2
```

リスト

R で役立つもう1つのオブジェクトの形式はリストである. 実際, 先の例にお
ける **X** の dimnames 属性はリスト形式である. リストは, ベクトルや行列, リ
ストなどの異なる形式のオブジェクトを成分にとることができる. 例えば, 先の
例で作ったベクトル **y** と行列 **X** を成分にもつリストを作るには, 以下のように
list( ) 関数を使えばよい.

```
> list(trait=y, genotypes=X)

$trait
[1] 1 2 3

$genotypes

     X1   X2
[1,] "AA" "GG"
[2,] "AT" "GG"
[3,] "TT" "GC"
[4,] "TT" "CC"
[5,] "AT" "GG"
[6,] "AT" "CC"
[7,] "AA" "CC"
[8,] "TT" "GC"
```

データフレーム

　データフレームは行列と似ているが，行列とは異なり，数値型や文字列型，因子型など様々な形式のオブジェクトを列ごとにとることができる．この性質のおかげで，連続変数とカテゴリ変数の両方を用いるデータ解析ではデータフレームはきわめて役立つ．このため，本書ではデータフレームを広く用いる．

A.3 データの読み込み

　本書で用いるサンプルデータはすべてタブ区切りかコンマ区切りテキストファイルである．他のソフトウェアのデータを R に読み込むには，このフォーマットを用いるのが普通である．例えば，マイクロソフト社のエクセルデータなら，ファイルメニューから**名前を付けて保存**を選んで現れるウインドウ内のファイルの種類の選択リストの中から，**CSV（カンマ区切り）（*.csv）**または**テキスト（タブ区切り）（*.txt）**を選択する．

　R の read.delim( ) 関数と read.csv( ) 関数を用いて，それぞれタブ区切りおよびコンマ区切りテキストファイルを読み込む方法は，本書の 1.3.3 項で説明する．例えば，タブ区切りテキストファイルの "FMS_data.txt" を R に読み込むには，以下のコマンドを用いる．

```
> fmsURL <- "http://people.umass.edu/foulkes/asg/data/FMS_data.txt"
> fms <- read.delim(file=fmsURL, header=T, sep="\t")
```

read.delim( ) 関数のデフォルト設定は，テキストファイルの 1 行目が変数
名であることを示す header = T およびデータがタブ区切りであることを示す
sep = "¥t"である．一方，header = F と指定すれば，ファイルの 1 行目から
データが始まることになる．また，変数がカンマ区切りならば sep = ","と指定
し，スペース区切りなら sep = " "と指定する．さらに，SAS export file（拡
張子.xpt）のデータは，Hmisc パッケージの sasxport.get( ) 関数を用いて R
に読み込むことができる．R パッケージのインストール法については後述する．
sasxport.get( ) 関数の使い方や SAS export file を作成するための SAS コー
ドに関する詳細については，CRAN ウェブサイトにある Hmisc パッケージのド
キュメントを参照のこと．

A.4 データの操作

R は，多目的に使える強力なデータ管理ツールである．ここでは，基本的なデー
タ操作に役立つコマンドをいくつか紹介する．まず，5 人の ID や遺伝子型，性
別，罹患状態からなる以下のデータフレームを考えてみよう．

```
> SampleDat <- data.frame(ID = c(1,2,3,4,5),
+   SNP=c("AA", "AT", "TT", "TT", "AA"),
+   Gender=c("Female", "Male", "Female", "Female", "Male"),
+   DiseaseStatus=c(1, 1, 0, 0, 0))
> SampleDat

  ID SNP Gender DiseaseStatus
1  1  AA Female             1
2  2  AT   Male             1
3  3  TT Female             0
4  4  TT Female             0
5  5  AA   Male             0
```

238   巻末付録：R の基本

作成したデータフレーム内の各変数のデータを表示するには，以下のように$記号を使えばよい．

```
> SampleDat$ID

[1] 1 2 3 4 5

> SampleDat$SNP

[1] AA AT TT TT AA
Levels: AA AT TT
```

もう1つの方法として，最初にこのデータフレームに attach( ) 関数を使えば，

```
> attach(SampleDat)
```

以下のように変数の表記を簡略化できる．

```
> ID

[1] 1 2 3 4 5

> SNP

[1] AA AT TT TT AA
Levels: AA AT TT
```

このデータフレーム内のすべての変数名を一覧表示するには，names( ) 関数を使えばよい．

```
> names(SampleDat)

[1] "ID"             "SNP"             "Gender"             "DiseaseStatus"
```

ここで，このデータ内の個体と変数の数を知りたければ，dim( ) 関数を用いれば
よい．

```
> dim(SampleDat)
[1] 5 4
```

これより，5 人（行）と 4 変数（列）が含まれるのがわかる．さらに，男性と女
性の数を集計するには table( ) 関数を使えばよい．

```
> table(SampleDat$Gender)

Female   Male
     3      2
```

これより，table( ) 関数に因子型変数を入力すると，各水準（この例では男／
女）の個体数を成分とするベクトルが得られることがわかる．具体的には，この
出力結果より，このデータには 3 人の女性と 2 人の男性が含まれることがわかる．
このサンプルの男女の割合を計算するには，以下のいずれかのコマンドを使えば
よい．

```
> table(SampleDat$Gender)/5
> table(SampleDat$Gender)/dim(SampleDat)[1]
> table(SampleDat$Gender)/sum(table(SampleDat$Gender))
```

いずれのコマンドを用いても，以下の出力結果が得られる．

```
Female   Male
   0.6    0.4
```

上記のコードには R の有益な技法がいくつか使われている．まず注目すべきは，

table( ) 関数を使って得られるベクトルのすべての成分の割り算を行うには単
に数値（この例では 5）で割ればよいということである．さらに，ベクトルの成
分を抜き出すには [ ] を使い，抜き出したい成分番号を [ ] 内に記せばよいことも
わかる．ここで，dim( ) 関数が作るベクトルの第 1 成分は行数であり，第 2 成
分は列数であることを思い出そう．これより，[1] と指定すれば，このベクトルの
第 1 成分の 5 を取り出すことになる．これについては以下で再度取り上げる．最
後に，この表のベクトルに関数 sum( ) を使えばベクトル成分の合計値が得られ，
この場合は $3 + 2 = 5$ となる．

この性別の変数は因子型変数であるが，性別を数値型変数としてコードした新た
な変数を作りたいものとしよう．これを行うには as.numeric( ) 関数を用いて，

```
> GenderNum <- as.numeric(SampleDat$Gender)
> GenderNum

[1] 1 2 1 1 2
```

とすればよい．もし男性を 1，女性を 0 にコードしたければ，このベクトルから
1 を引くだけでよい．ここでも，ベクトルから数値を引けば，以下のようにベク
トルのすべての成分からその数値を引くことになる．

```
> GenderNum-1

[1] 0 1 0 0 1
```

データフレームの一部を取り出すのは非常に役に立つが，そのやり方は上述の
ベクトルの成分を取り出す場合と似ている．例えば，このデータフレームの第 1
行を取り出して表示したいものとする．これを行うには，以下のように指定すれ
ばよい．

```
> SampleDat[1,]

  ID SNP Gender DiseaseStatus
1  1  AA Female             1
```

ここで，カッコ内のコンマの前にある数字は行番号である．一方，コンマの後の数字は列番号を指す．例えば，第 3 列を表示するには，

```
> SampleDat[,3]

[1] Female Male   Female Female Male
Levels: Female Male
```

とすればよい．さらに，複数の行や列を表示するには，カッコ内の数値を数値ベクトルに置き換えればよい．例えば，第 2 列と第 4 列を表示するには，以下のコマンドを使えばよい．

```
> SampleDat[,c(2,4)]

  SNP DiseaseStatus
1 AA             1
2 AT             1
3 TT             0
4 TT             0
5 AA             0
```

あるいは，複数の行を表示するには変数の特定の水準を指定してもよい．例えば，女性の情報を表示したければ，以下のようにすればよい．

```
> SampleDat[SampleDat$Gender=="Female",]

  ID SNP Gender DiseaseStatus
1  1  AA Female             1
3  3  TT Female             0
4  4  TT Female             0
```

データの一部抽出は，特に層別解析を行う場合に役立つ．例えば，疾患の有無別に遺伝子型を集計したいものとする．これを行うには，以下のように 2 つの罹患状態ごとに table 関数を用いてデータを集計すればよい．

242　巻末付録：R の基本

```
> table(SampleDat$SNP[SampleDat$DiseaseStatus==1])

AA AT TT
 1  1  0

> table(SampleDat$SNP[SampleDat$DiseaseStatus==0])

AA AT TT
 1  0  2
```

あるいは，以下のように tapply( ) 関数を用いて 2 つの罹患状態について同時に集計することもできる．

```
> tapply(SampleDat$SNP, SampleDat$DiseaseStatus, table)

$'0'

AA AT TT
 1  0  2

$'1'

AA AT TT
 1  1  0
```

こうして得られるのはリストであり，その成分数は変数 DiseaseStatus の水準数と等しく，罹患状態の各水準（疾患の有／無）に該当する SNP データに table( ) 関数を適用した結果が各成分に示される．

A.5 パッケージのインストール

　本書では，遺伝的関連研究のデータ解析に役立つ関数を収めた R パッケージをいくつか用いるが，その多くは R の標準インストール（base パッケージ）には含まれていない．したがって，install.package( ) 関数を使ってダウンロードおよびインストールを行う必要がある．例えば，genetics パッケージを使いたい

場合は，

```
> install.packages("genetics")
```

と打ち込むだけでよい．こうすると，CRAN ミラーサイトの一覧が表示されるので，自分の所在地近くのミラーサイトを選びパッケージをダウンロードすれば，自動的にインストールされる．パッケージ内の関数を使う場合，R セッションを始めるたびに library( ) 関数を使う必要がある．例えば，genetics パッケージを読み込むには，

```
> library(genetics)
```

と記す．

Bioconductor はゲノムデータ解析用の R パッケージの開発と配布を目的としたプロジェクトである（Gentleman *et al.*(2004), Gentleman *et al.*(2005)）．このプロジェクトは当初 DNA マイクロアレイ・データの解析に主眼を置いていたが，最近では扱う範囲も広がり，SNP データ解析用のパッケージも提供されている．Bioconductor の基本パッケージをインストールするには

```
> source("http://bioconductor.org/biocLite.R")
> biocLite()
```

と打ち込むだけでよいが，このインストールには数分かかる．これ以外のパッケージをインストールするには，biocLite( ) 関数内にパッケージ名を指定する．

```
> source("http://bioconductor.org/biocLite.R")
> biocLite(c("pckg1","pckg2"))
```

ここで，pckg1 と pckg2 はパッケージ名を表す．Bioconductor に関する詳細に

ついては http://www.bioconductor.org/ を参照のこと.

A.6 ヘルプ情報の入手

　CRAN のウェブサイトの FAQ（よくある質問とその回答）は，R の疑問を解消するための素晴らしい情報源である．さらに，help( ) 関数を用いれば，既存の関数の使い方についてのヘルプ情報が得られる．例えば，read.table( ) 関数について何か知りたければ，

```
> help(read.table)
```

と入力すればよい.
　こうして得られるヘルプ情報には，関数の概略とその使い方，関数に指定する引数とその返り値に関する詳細だけではなく，関数の簡単な使用例も記されていることが多い．最後に，もし関数名がわからなければ，help.search( ) 関数に調べたい用語を入力して，関連するドキュメント（ヘルプ情報）を検索すればよい．例えば，

```
> help.search("variance")
```

と入力すれば，ドキュメント内に "variance" という言葉を含む関数とそのパッケージの一覧が表示される．

引用文献

Abecasis, G., Cherny, S., Cookson, W., and Cardon, L. (2001). GRR: graphical representation of relationship errors. *Bioinformatics*, **17**(8), 742–743.

Affymetrix (2006). Technical data sheet. *www.affymetrix.com/support/technical/datasheets/500k_datasheet.pdf*.

Agresti, A. (2002). *Categorical Data Analysis*. John Wiley & Sons.

Ahlbom, A. and Alfredsson, L. (2005). Interaction: A word with two meanings creates confusion. *European Journal of Epidemiology*, **20**, 563–564.

Alberts, B., Bray, D., Lewis, J., Raff, M., Roberts, K., and Watson, J. (1994). *Molecular Biology of the Cell*. Garland Publishing, Taylor & Francis Group.

Balding, D. (2006). A tutorial on statistical methods for population association studies. *Nature Reviews Genetics*, **7**, 781–791.

Benjamini, Y. and Hochberg, Y. (1995). Controlling the false discovery rate: A practical and powerful approach to multiple testing. *Journal of the Royal Statistical Society, Series B: Methodological*, **57**, 289–300.

Benjamini, Y. and Yekutieli, D. (2001). The control of the false discovery rate in multiple testing under dependency. *The Annals of Statistics*, **29**(4), 1165–1188.

Berrington de Gonzalez, A. and Cox, D. (2007). Interpretation of interaction: A review. *Annals of Applied Statistics*, **1**, 371–385.

Breiman, L. (1996). Bagging predictors. *Machine Learning*, **24**, 123–140.

Breiman, L. (2001). Random forests. *Machine Learning*, **45**, 5–32.

Breiman, L. (2003). Manual—setting up, using and understanding random forests v4.0. *http://oz.berkeley.edu/users/breiman/Using_random_forests_v4.0.pdf*.

Breiman, L., Friedman, J., Olshen, R., and Stone, C. (1993). *Classification and Regression Trees*. Chapman and Hall/CRC.

Brown, P., Vannucci, M., and Fearn, T. (2002). Bayes model averaging with selection of regressors. *Journal of the Royal Statistical Society, Series B: Statistical Methodology*, **64**(3), 519–536.

Bureau, A., Dupuis, J., Falls, K., Lunetta, K., Hayward, B., Keith, T., and Van Eerdewegh, P. (2005). Identifying SNPs predictive of phenotype using random forests. *Genetic Epidemiology*, **28**, 171–182.

Cann, H., de Toma, C., Cazes, L., *et al.* (2002). A human genome diversity cell line panel. *Science*, **296**(5566), 261–262.

Casella, G. and Berger, R. (2002). *Statistical Inference*. Duxbury Press.

Chapman, J., Cooper, J., Todd, J., and Clayton, D. (2003). Detecting disease associations due to linkage disequilibrium using haplotype tags: A class of tests and the determinants of statistical power. *Human Heredity*, **56**, 18–31.

Cheverud, J. (2001). A simple correction for multiple comparisons in interval mapping genome scans. *Heredity*, **87**, 52–58.

Chipman, H., George, E., and McCulloch, R. (1998). Bayesian CART model search (C/R: P948-960). *Journal of the American Statistical Association*, **93**, 935–948.

Chipman, H., George, E., and McCulloch, R. (2008). BART: Bayesian additive regression trees. *arXiv.org*, **stat**, arXiv:0806.3286.

Christenfeld, N., Sloan, R., Carroll, D., and Greenland, S. (2004). Risk factors, confounding and the illusion of statistical control. *Psychosomatic Medicine*, **66**, 868–875.

Christensen, R. (2002). *Plane Answers to Complex Questions: The Theory of Linear Models*. Springer-Verlag.

Christianini, N. and Shawe-Taylor, J. (2000). *Support Vector Machines*. Cambridge University Press.

Chu, G., Narasimhan, B., Tibshirani, R., and Tusher, V. (2008). SAM "Significance Analysis of Microarrays": Users guide and technical document. *http://www-stat.stanford.edu/~tibs/SAM/*, **Technical Report**, 1–41.

Clayton, D. and Leung, H. (2007). An R package for analysis of whole-genome association studies. *Human Heredity*, **64**, 45–51.

Clayton, D., Chapman, J., and Cooper, J. (2004). Use of unphased multilocus genotype data in indirect association studies. *Genetic Epidemiology*, **27**, 415–428.

Cole, S. and Hernan, M. (2002). Fallibility in estimating direct effects. *International Journal of Epidemiology*, **31**, 163–165.

Cordell, H. (2002). Epistasis: What it means, what it doesn't mean, and statistical methods to detect it in humans. *Human Molecular Genetics*, **11**(20), 2463–2468.

Costello, T., Falk, C., and Ye, K. (2003). Data mining and computationally intensive methods: Summary of group 7 contributions to genetic analysis workshop 13. *Genetic Epidemiology*, **25**(Supplement 1), S57–S63.

Cupples, L., Bailey, J., Cartier, K., Falk, C., Liu, K., Ye, Y., Yu, R., Zhang, H., and Zhao, H. (2005). Data mining. *Genetic Epidemiology*, **29**(Supplement 1), S103–S109.

Dalgaard, P. (2002). *Introductory Statistics with R*. Springer Verlag.

Demidenko, E. (2004). *Mixed Models: Thoery and Applications*. John Wiley & Sons.

引用文献　247

Dempster, A., Laird, N., and Rubin, D. (1977). Maximum likelihood from incomplete data via the EM algorithm (C/R: P22-37). *Journal of the Royal Statistical Society, Series B: Methodological*, **39**, 1–22.

Devlin, B. and Risch, N. (1995). A comparison of linkage disequilibrium measures for fine-scale mapping. *Genomics*, **29**, 311–322.

Devlin, B. and Roeder, K. (1999). Genomic control for association studies. *Biometrics*, **55**(4), 997–1004.

Diggle, P., Liang, K.-Y., and Zeger, S. (1994). *Analysis of Longitudinal Data*. Oxford University Press.

Dudoit, S. and van der Laan, M. (2008). *Multiple Testing Procedures with Applications to Genomics*. Springer.

Dudoit, S., Shaffer, J., and Boldrick, J. (2003). Multiple hypothesis testing in microarray experiments. *Statistical Science*, **18**(1), 71–103.

Emigh, T. (1980). A comparison of tests for Hardy-Weinberg equilibrium. *Biometrics*, **36**, 627–642.

Epstein, M., Allen, A., and Satten, G. (2007). A simple and improved correction for population stratification in case–control studies. *American Journal of Human Genetics*, **80**, 921–930.

Ewens, W. and Grant, G. (2006). *Statistical Methods in Bioinformatics: An Introduction*. Springer-Verlag.

Excoffier, L. and Slatkin, M. (1995). Maximum-likelihood estimation of molecular haplotype frequencies in diploid population. *Molecular Biology and Evolution*, **12**(5), 921–927.

Faraway, J. (2005). *Linear Models with R*. Chapman & Hall/CRC.

Fitzmaurice, G., Laird, N., and Ware, J. (2004). *Applied Longitudinal Analysis*. John Wiley & Sons.

Foulkes, A., De Gruttola, V., and Hertogs, K. (2004). Combining genotype groups and recursive partitioning: An application to human immunodeficiency virus type 1 genetics data. *Journal of the Royal Statistical Society, Series C: Applied Statistics*, **53**(2), 311–323.

Foulkes, A., Reilly, M., Zhou, L., Wolfe, M., and Rader, D. (2005). Mixed modelling to characterize genotype–phenotype associations. *Statistics in Medicine*, **24**(5), 775–789.

Foulkes, A., Yucel, R., and Li, X. (2008). A likelihood-based approach to mixed modeling with ambiguity in cluster identifiers. *Biostatistics*, **9**(4), 635–657.

Free Software Foundation, I. (2007). GNU General Public License. *http://www.gnu.org/licenses/gpl.html*.

Freund, Y. (1990). Boosting a weak learning algorithm by majority. In M. Fulk and J. Case, editors, *Proceedings of the Third Annual Workshop on Computational Learning Theory*, pages 202–216. Morgan Kaufman Publishers Inc.

Freund, Y. and Schapire, R. (1997). A decision-theoretic generalization of on-line learning and an application to boosting. *Journal of Computer and System Sciences*, **55**(1), 119–139.

Friedman, J. (1991). Multivariate adaptive regression splines (with discussion). *Annals of Statistics*, **19**(1), 1–141.

Friedman, J. and Fisher, N. (1999). Bump hunting in high dimensional data. *Statistics and Computing*, **9**, 123–143.

Gao, X., Starmer, J., and Martin, E. (2008). A multiple testing correction method for genetic association studies using correlated single nucleotide polymorphisms. *Genetic Epidemiology*, **32**, 361–369.

Gelman, A. and Meng, X. (2004). *Applied Bayesian Modeling and Causal Inference from Incomplete-Data Perspectives*. John Wiley & Sons.

Gelman, A., Carlin, J., Stern, H., and Rubin, D. (2004). *Bayesian Data Analysis*. Chapman & Hall/CRC.

Gentleman, R. (2008). *R Programming for Bioinformatics*. CRC Press.

Gentleman, R., Carey, V., Bates, D., Bolstad, B., Dettling, M., Dudoit, S., Ellis, B., Gautier, L., Ge, Y., Gentry, J., Hornik, K., Hothorn, T., Huber, W., Iacus, S., Irizarry, R., Leisch, F., Cheng, L., Maechler, M., Rossini, A., Sawitzki, G., Smith, C., Smyth, G., Tierney, L., Yang, J., and Zhang, J. (2004). Bioconductor: Open software development for computational biology and bioinformatics. *Genome Biology*, **5**(10), R80.

Gentleman, R., Carey, V., Huber, W., Irizarry, R., and Dudoit, S. (2005). *Bioinformatics and Computational Biology Solutions Ising R and Bioconductor*. Springer.

George, E. and McCulloch, R. (1993). Variable selection via Gibbs sampling. *Journal of the American Statistical Association*, **88**, 881–889.

Gillespie, J. (1998). *Population Genetics: A Concise Guide*. Johns Hopkins University Press.

Givens, G. and Hoeting, J. (2005). *Computational Statistics*. John Wiley & Sons.

Goeman, J., van de Geer, S., de Kort, F., and van Houwelingen, H. (2004). A global test for groups of genes: Testing association with a clinical outcome. *Bioinformatics*, **20**(1), 93–99.

Hastie, T., Tibshirani, R., and Friedman, J. (2001). *The Elements of Statistical Learning: Data Mining, Inference, and Prediction*. Springer-Verlag.

Hawley, M. and Kidd, K. (1995). HAPLO: A program using the EM algorithm to estimate the frequencies of multi-site haplotypes. *Journal of Heredity*, **86**, 409–411.

Helbig, M., Theus, M., and Urbanek, S. (2005). JGR: JAVA GUI for R. *Statistical Computing and Graphics*, **16**(2), 9–12.

Hernan, M., Hernandez-Diaz, S., Werler, M., and Mitchell, A. (2002). Causal knowledge as a prerequisite for confounding evaluation: An application to birth defects epidemiology. *American Journal of Epidemiology*, **155**, 176–184.

Hoggart, C., Whittaker, J., De Iorio, M., and Balding, D. (2008). Simultaneous analysis of all SNPs in genome-wide and re-sequencing association studies. *PLoS Genetics*, **4**(7), e1000130.

Hosking, L., Lumsden, S., Lewis, K., Yeo, A., McCarthy, L., Bansal, A., Riley, J., Purvis, I., and Xu, C. (2004). Detection of genotyping errors by Hardy-Weinberg equilibrium testing. *European Journal of Human Genetics*, **12**, 395–399.

Hosmer, D. and Lemeshow, S. (2000). *Applied Logistic Regression*. John Wiley & Sons.

Jirtle, R. and Skinner, M. (2007). Environmental epigenomics and disease susceptibility. *Nature Reviews Genetics*, **8**, 253–262.

Johnson, R. and Wichern, D. (2002). *Applied Multivariate Statistical Analysis*. Prentice-Hall.

Kallberg, H., Ahlbom, A., and Alfredsson, L. (2006). Calculating measures of biological interaction using R. *European Journal of Epidemiology*, **21**, 571–573.

Kennedy, G., Matsuzakie, H., Dong, S., *et al.* (2003). Large-scale genotyping of complex DNA. *Nature Biotechnology*, **21**(10), 1233–1237.

Khoury, M., Beaty, T., and Cohen, B. (1993). *Fundamentals of Genetic Epidemiology*. Oxford University Press.

Kooperberg, C. and Ruczinski, I. (2005). Identifying interacting SNPs using Monte Carlo logic regression. *Genetic Epidemiology*, **28**, 157–170.

Kooperberg, C., Ruczinski, I., LeBlanc, M., and Hsu, L. (2001). Sequence analysis using logic regression. *Genetic Epidemiology*, **21**(Suppl.1), S626–S631.

Kraft, P. and Stram, D. (2007). Re: The use of inferred haplotypes in downstream analyses. *American Journal of Human Genetics*, **81**, 863–865.

Lake, S., Lyon, H., Tantisira, K., Silverman, E., Weiss, S., Laird, N., and Schaid, D. (2003). Estimation and tests of haplotype–environment interaction when linkage phase is ambiguous. *Human Heredity*, **55**, 56–65.

Lander, E. and Schork, N. (1994). Genetic dissection of complex traits. *Science*, **265**(5181), 2037–2048.

Lange, K. (2002). *Mathematical and Statistical Methods for Genetic Analysis*. Springer-Verlag.

Lehmann, E. (1997). *Testing Statistical Hypotheses*. Springer-Verlag.

Li, J. and Ji, L. (2005). Adjusting multiple testing in multilocus analyses using the eigenvalues of a correlation matrix. *Heredity*, **95**, 221–227.

Lin, D. and Huang, B. (2007). The use of inferred haplotypes in downstream analyses. *American Journal of Human Genetics*, **80**, 577–579.

Lin, D. and Zeng, D. (2006). Likelihood-based inference on haplotype effects in genetic association studies. *Journal of the American Statistical Association*, **101**(473), 89–104.

Lin, S., Cutler, D., Zwick, M., and Chakvravarti, A. (2002). Haplotype inference in random population samples. *American Journal of Human Genetics*, **71**, 1129–1137.

Little, R. and Rubin, D. (2002). *Statistical Analysis with Missing Data*. John Wiley & Sons.

Liu, B. (1998). *Statistical Genomics*. CRC Press.

Long, J., Williams, R., and Urbanek, M. (1995). An E-M algorithm and testing strategy for multiple locus haplotypes. *American Journal of Human Genetics*, **56**, 799–810.

Louis, T. (1982). Finding the observed information matrix when using the EM algorithm. *Journal of the Royal Statistical Society, Series B: Methodological*, **44**, 226–233.

Lunn, D., Whittaker, J., and Best, N. (2006). A Bayesian toolkit for genetic association studies. *Genetic Epidemiology*, **30**(3), 231–247.

Lynch, M. and Walsh, B. (1998). *Genetics and Analysis of Quantitative Traits*. Sinauer Associates, Inc.

McCulloch, C. and Searle, S. (2001). *Generalized, Linear, and Mixed Models*. John Wiley & Sons.

McLachlan, G. and Krishnan, T. (1997). *The EM Algorithm and Extensions*. John Wiley & Sons.

McLachlan, G., Do, K., and Ambroise, C. (2004). *Analyzing Microarray Gene Expression Data*. John Wiley & Sons.

Meilijson, I. (1989). A fast improvement to the EM algorithm on its own terms. *Journal of the Royal Statistical Society, Series B: Methodological*, **51**, 127–138.

Nelson, M., Kardia, S., Ferrell, R., and Sing, C. (2001). A combinatorial partitioning method to identify multilocus genotypic partitions that predict quantitative trait variation. *Genome Research*, **11**, 458–470.

Neter, J., Wasserman, W., and Kutner, M. (1996). *Applied Linear Statistical Models: Regression, Analysis of Variance, and Experimental Designs*. Richard D. Irwin.

Niu, T., Qin, Z., Xu, X., and Liu, J. (2002). Bayesian haplotype inference for multiple linked single-nucleotide polymorphisms. *American Journal of Human Genetics*, **70**, 157–169.

Nonyane, B. and Foulkes, A. (2007). Multiple imputation and random forests (MIRF) for unobservable, high-dimensional data. *International Journal of Biostatistics*, **3**(1), Article 12.

Nonyane, B. and Foulkes, A. (2008). Application of two machine learning algorithms to genetic association studies in the presence of covariates. *BMC Genetics*, **9**, 71.

Nyholt, D. (2004). A simple correction for multiple testing for single-nucleotide polymorphisms in linkage disequilibrium with each other. *American Journal of Human Genetics*, **74**, 765–769.

Pagano, M. and Gauvreau, K. (2001). *Principles of Biostatistics*. Duxbury Press.

Parmigiani, G., Garrett, E., Irizarry, R., and Zeger, S. e. (2003). *The Analysis of Gene Expression Data: Methods and Software*. Springer-Verlag.

Pearl, J. (2000). *Causality: Models, Reasoning, and Inference*. Cambridge University Press.

Pinheiro, J. and Bates, D. (2000). *Mixed-Effects Models in S and S-PLUS*. Springer-Verlag.

Pollard, K. and van der Laan, M. (2004). Choice of a null distribution in resampling-based multiple testing. *Journal of Statistical Planning and Inference*, **125**, 85–100.

Price, A., Patterson, N., Plenge, R., Weinblatt, M., Shadick, N., and Reich, D. (2006). Principal components analysis. *Nature Genetics*, **38**, 904–909.

Pritchard, J., Stephens, M., Rosenberg, N., and Donnelly, P. (2000). Association mapping in structured populations. *American Journal of Human Genetics*, **67**, 170–181.

Purcell, S., Neale, B., Todd-Brown, K., Thomas, L., Ferreira, M., Bender, D., Maller, J., Sklar, P., de Bakker, P., Daly, M., and Sham, P. (2007). PLINK: A tool set for whole-genome association and population-based linkage analyses. *American Journal of Human Genetics*, **81**(3), 559–575.

Rabbee, N. and Speed, T. (2006). A genotype calling algorithm for affymetrix SNP arrays. *Bioinformatics*, **22**(1), 7–12.

Ritchie, M., Hahn, L., Roodi, N., Bailey, R., Dupont, W., Parl, F., and Moore, J. (2001). Multifactor-dimensionality reduction reveals high-order interactions among estrogen-metabolism genes in sporadic breast cancer. *American Journal of Human Genetics*, **69**(1), 138–147.

Robertson, D., Hahn, B., and Sharp, P. (1995). Recombination in AIDS viruses. *Journal of Molecular Evolution*, **40**(3), 249–59.

Robins, J. and Greenland, S. (1992). Identifiability and exchangeability for direct and indirect effects. *Epidemiology*, **3**, 143–155.

Rosner, B. (2006). *Fundamentals of Biostatistics*. Duxbury Press.

Rothman, K. and Greenland, S. (1998). *Modern Epidemiology*. Little, Brown and Co.

Ruczinski, I., Kooperberg, C., and LeBlanc, M. (2003). Logic regression. *Journal of Computational and Graphical Statistics*, **12**, 475–511.

Ruczinski, I., Kooperberg, C., and LeBlanc, M. (2004). Exploring interactions in high dimensional genomic data: An overview of logic regression. *Journal of Multivariate Analysis*, **90**, 178–195.

Salyakina, D., Seaman, S., Browning, B., Dudbridge, F., and Muller-Myhsok, B. (2005). Evaluation of Nyholt's procedure for multiple testing correction. *Human Heredity*, **60**, 19–25.

Sasieni, P. (1997). From genotypes to genes: Doubling the sample size. *Biometrics*, **53**, 1253–1261.

Schaid, D. (2004). Linkage disequilibrium testing when linkage phase is unknown. *Genetics*, **166**, 505–512.

Schaid, D., Rowland, C., Tines, D., Jacobson, R., and Poland, G. (2003). Score tests for association between traits and haplotypes when linkage phase is ambiguous. *Human Heredity*, **55**, 56–65.

Schapire, R. (1990). Strength of weak learnability. *Journal of Machine Learning*, **5**, 197–227.

Scheet, P. and Stephens, M. (2006). A fast and flexible statistical model for large-scale population genotype data: Applications to inferring missing genotypes and haplotypic phase. *American Journal of Human Genetics*, **78**(4), 629–644.

Scheffe, H. (1999). *The Analysis of Variance*. John Wiley & Sons.

Schumacher, F. and Kraft, P. (2007). A Bayesian latent class analysis for whole-genome association analyses: An illustration using the gaw15 simulated rheumatoid arthritis dense scan data. *BMC Proceedings*, **1**(Suppl.1), S112.

Schwender, H. and Ickstadt, K. (2008a). Identification of SNP interactions using logic regression. *Biostatistics*, **9**(1), 187–198.

Schwender, H. and Ickstadt, K. (2008b). Quantifying the importance of genotypes and sets of single nucleotide polymorphisms for prediction in association studies. Technical report, Dortmund University of Technology.

Segal, M., Barbour, J., and Grant, R. (2004). Relating HIV-1 sequence variation to replication capacity via trees and forests. *Statistical Applications in Genetics and Molecular Biology*, **3**(1), Article 2.

Siegmund, D. and Yakir, B. (2007). *The Statistics of Gene Mapping*. Springer.

Spector, P. (2008). *Data Manipulation with R*. Springer.

Speed, T. (2003). *Statistical Analysis of Gene Expression Microarray Data*. CRC Press.

Stephens, M. and Donnelly, P. (2000). Inference in molecular population genetics. *Journal of the Royal Statistical Society, Series B*, **62**(4), 605–655.

Stephens, M. and Donnelly, P. (2003). A comparison of methods for haplotype reconstruction from population genotype data. *American Journal of Human Genetics*, **73**, 1162–1169.

Stephens, M., Smith, N., and Donnelly, P. (2001). A new statistical method for haplotype reconstruction from population data. *American Journal of Human Genetics*, **68**, 978–989.

Storey, J. (2002). A direct approach to false discovery rates. *Journal of the Royal Statistical Society, Series B: Statistical Methodology*, **64**(3), 479–498.

Storey, J. (2003). The positive false discovery rate: A Bayesian interpretation and the q-value. *The Annals of Statistics*, **31**(6), 2013–2035.

Storey, J. and Tibshirani, R. (2003). Statistical significance for genomewide studies. *Proceedings of the National Academy of Sciences*, **100**(16), 9440–9445.

Strobl, C., Boulesteix, A., Zeileis, A., and Hothorn, T. (2007). Bias in random forest variable importance measures: Illustrations, sources and a solution. *BMC Bioinformatics*, **8**(25), doi:10.1186/1471–2105–8–25.

Thomas, D. (2004). *Statistical Methods in Genetic Epidemiology*. Oxford University Press.

Thompson, P., Moyna, N., Seip, R., Clarkson, P., Angelopoulos, T., Gordon, P., Pescatello, L., Visich, P., Zoeller, R., Devaney, J., Gordish, H., Bilbie, S., and Hoffman, E. (2004). Functional polymorphisms associated with human muscle size and strength. *Medicine and Science in Sports and Exercise*, **36**(7), 1132–1139.

引用文献 253

Tibshirani, R. (1996). Regression shrinkage and selection via the lasso. *Journal of the Royal Statistical Society, Series B: Methodological*, **58**, 267–288.

Tukey, J. (1977). *Exploratory Data Analysis*. Addison-Wesley.

Tusher, V., Tibshirani, R., and Chu, G. (2001). Significance analysis of microarrays applied to the ionizing radiation response. *Proceedings of the National Academy of Sciences*, **98**(9), 5116–5121.

Tzeng, J., Wang, C., Kao, J., and Hsiao, C. (2006). Regression-based association analysis with clustered haplotypes through use of genotypes. *American Journal of Human Genetics*, **78**, 231–242.

van der Laan, M. (2006). Statistical inference for variable importance. *The International Journal of Biostatistics*, **2**(1), Article 2.

Vander, A., Sherman, J., and Luciano, D. (1994). *Human Physiology*. McGraw-Hill.

Venables, W. and Smith, D. (2008). An introduction to R, version 2.7.1. Technical report, The Comprehensive R Archive Network (CRAN).

Verbeke, G. and Molenberghs, G. (2000) *Linear Mixed Models for Longitudinal Data*. Springer-Verlag.

Vonesh, E. and Chinchilli, V. (1997). *Linear and Nonlinear Models for the Analysis of Repeated Measurements*. Marcel Dekker.

Wahlund, S. (1928). Zusammensetzung von population und korrelationserscheinung vom standpunkt der vererbungslehre aus betrachtet. *Hereditas*, **11**, 65–106.

Weir, B. (1996). *Genetic Data Analysis II: Methods for Discrete Population Genetic Data*. Sinauer Associates.

West, M. (2003). Bayes factor regression models in the "Large p, Small n" paradigm. In: *Bayesian Statistics 7, Clarendon Press*, pages 733–742.

Westfall, P. and Young, S. (1993). *Resampling-Based Multiple Testing: Examples and Methods for P-value Adjustment*. John Wiley & Sons.

Wittke-Thompson, J., Pluzhnikov, A., and Cox, N. (2005). Rational inferences about departures from Hardy-Weinberg equilibrium. *American Journal of Human Genetics*, **76**(6), 967–986.

Zaykin, D., Westfall, P., Young, S., Karnoub, M., Wagner, M., and Ehm, M. (2001). Testing association of statistically inferred haplotypes with discrete and continuous traits in samples of unrelated individuals. *Human Heredity*, **53**, 79–91.

Zhang, H. and Singer, B. (1999). *Recursive Partitioning in the Health Sciences*. Springer.

Ziegler, A. and Koenig, I. (2007). *A Statistical Approach to Genetic Epidemiology*. Wiley-VCH.

Zou, H. and Hastie, T. (2005). Regularization and variable selection via the elastic net. *Journal of the Royal Statistical Society, Series B: Statistical Methodology*, **67**(2), 301–320.

用語集

〈数字・アルファベット〉

- 2 アレル型の (biallelic)

  1 座位に 2 種類のアレルが存在すること.

- FDR (false discovery rate)

  棄却された複数の帰無仮説のうち,実際には正しい帰無仮説の割合の期待値.偽発見率.

- FWEC (family-wise error rate under the complete null)

  すべての帰無仮説がすべて正しいのに,それらのうち少なくとも 1 つを誤って棄却してしまう確率.完全帰無仮説の下での帰無仮説のファミリー単位の過誤率.

- FWER (family-wise error rate)

  複数の帰無仮説のうち,少なくとも 1 つの正しい仮説を誤って棄却してしまう確率.帰無仮説のファミリー単位の過誤率.

- GWAS (genome-wide association study)

  ⇒ ゲノムワイド関連研究

- Hardy-Weinberg 平衡 (Hardy-Weinberg equilibrium, HWE)

  ある座位の遺伝子型が,独立したアレルのランダムな組合せで生じる状態.

- IBD の (identical-by-descent, IBD)

  2 つのアレルが同じ祖先に由来すること.同祖の.

- IBS の (identical-by-state, IBS)

  2 つのアレルの DNA 組成は同じだが,同じ祖先に由来するとは限らないこと.同一の.

- LD (linkage disequilibrium)

  ⇒ 連鎖不平衡

- p 値 (p-value)

  帰無仮説が正しい場合に,検定統計量が観測値以上に極端な値を取る確率.

- q 値 (q-value)

  検定統計量の観測値を棄却できる最小の pFDR (positive false discovery rate).

256 用語集

- SNP（single nucleotide polymorphism）
  ⇒ 一塩基多型

〈あ〉
- アミノ酸（amino acid）
  タンパク質の構成単位で，隣接する3塩基にコードされる．
- アレル（allele）
  ある特定のDNA領域（座位）が取りうる何種類かの塩基配列の中の1つ．
- アレルの相（allelic phase）
  1本の染色体上に並ぶアレルの配列．

〈い〉
- 一塩基多型（single nucleotide polymorphism: SNP）
  ゲノム上の1塩基座位の多型．
- 一般集団を用いた研究（population-based study）
  非血縁個体を用いた研究．家系内相関を考慮する必要のある家系データを用いた研究とは区別される．
- 遺伝子（gene）
  タンパク質の産生や転写調節に関わるDNA領域．
- 遺伝子型（genotype）
  ゲノム上の1座位における2つのアレルの組合せ．各アレルはそれぞれ一方の親に由来する．所定の文字列を用いてカテゴリ変数として表される．
- 遺伝子発現研究（gene expression study）
  RNAやタンパク質のような遺伝子産物と疾患アウトカムとの関係を調べる研究．
- 遺伝的多型（genetic polymorphism）
  1座位に2種類以上のアレルが存在すること．通常は集団内の変異アレルの頻度が1%以上存在する場合を指す．
- 遺伝モデル（genetic model）
  1座位の2つのアレル間の生物的交互作用を表すモデルであり，相加モデル・優性モデル・劣性モデルなどがある．
- インテグラーゼ（integrase）
  宿主細胞のDNAにウイルスDNAを組み込むのに関わる酵素．

〈か〉
- 株（strain）

遺伝的に同一なウイルス集団.
- 関連モデル（model of association）
  形質と遺伝子型を関連づけるために数学的に定式化したもの. 相加モデル・相乗モデルなど.

〈き〉
- 擬似種（quasi-species）
  ヒト 1 宿主内にいるウイルスの集団.
- 機能的多型（functional polymorphism）
  因果関係を通じて直接形質に影響を及ぼす多型.
- 偽発見率
  ⇒ FDR
- 逆転写酵素（reverse transcriptase: RT）
  ウイルス RNA を DNA に逆転写するのに関わる酵素.

〈く〉
- 組換え（recombination）
  両親の染色体が子に伝わるときに，父親由来と母親由来の DNA 鎖がいったん切断された後に再結合し，両親とは異なるアレルの組合せ（ハプロタイプ）が生じること.

〈け〉
- 形質（trait）
  罹患状態や疾患重症度の指標など.
- ゲノムワイド関連研究（genome-wide association study: GWAS）
  膨大な（50 万〜100 万個所の）多型座位の遺伝子型と形質との関連を調べる探索的研究. 多型としては一般に SNP が用いられる.
- 減数分裂（meiosis）
  46 本の染色体をもつ生殖細胞が 2 回の細胞分裂を経て，それぞれ 23 本の染色体をもつ娘細胞になるプロセス.

〈こ〉
- 効果修飾（effect modification）
  アウトカムに対する説明変数の効果が，第 3 の変数の水準に応じて異なる状況. 統計的交互作用と同義.
- 効果媒介因子（effect mediator）

説明変数とアウトカム間の因果パスウェイ内に存在する因子．因果パスウェイ変数と同義.

- 交互作用（interaction）
  統計的には，ある多型が存在することにより他の多型の効果が変化する状況と定義される．効果修飾と同義.
- 候補遺伝子研究（candidate gene study）
  連鎖不平衡ブロックに基づき遺伝子全体をカバーする複数の SNP を用いた関連研究.
- 候補多型研究（candidate polymorphism study）
  ある特定座位の遺伝子型が機能的であるという仮説が事前に得られる場合に行われる，その遺伝子型と形質との関連研究.
- 交絡因子（confounder）
  説明変数と目的変数の両方と関連する因子.
- 固有値（eigenvalue）
  行列を作用させた場合，その固有ベクトルと同方向のベクトルを伸縮する程度を表すスカラー．固有ベクトルとともに行列の特性を表す.
- 固有ベクトル（eigenvector）
  行列を作用させても回転しないベクトル．固有値とともに行列の特性を表す.
- 混合集団（admixed population）
  アレルの分布が異なる分集団の間で交配が生じている集団．広義には複数の分集団からなる集団.
- コンセンサス・アミノ酸（consensus amino acid）
  ゲノム上の特定座位にあるアミノ酸のうち，ウイルスの集団内でもっとも頻度の高いもの.

〈さ〉
- 座位（locus）
  染色体の一部や遺伝子，塩基（配列）などのゲノム上の位置.

〈し〉
- ジェノタイピング・エラー（genotyping error）
  真の遺伝子型と遺伝子型の観測値との乖離.
- シスの（*in cis*）
  2 つのアレルが同じ染色体上に乗ること.
- 集団遺伝学（population genetics）
  自然選択や突然変異，移住などがある場合に時間経過とともに集団の遺伝構

成がどのように変化するか研究する遺伝学の一分野.

- 集団の層別化（階層化）（population stratification）
  交配や遺伝子流動が最小限に留まる複数のサブグループが存在すること. 分集団構造と同義.
- 条件付き関連（conditional association）
  説明変数とアウトカムとが，第3の変数のいずれかの水準においてのみ関連する状態.
- 正直な推定値（honest estimate）
  分類・回帰木では，学習データから得られた分類・回帰木をテストデータに当てはめ誤差を推定するが，その際に用いられる推定値.
- シングルステップ法（single-step adjustment）
  複数の検定統計量または p 値の有意性を判定するのに，すべて同一の基準を用いる多重比較法.
- 浸透率（penetrance）
  疾患原因アレルによってどれくらい疾患形質が生じるかを表す指標. 正確には，疾患原因アレルが存在する場合に疾患形質が生じる条件付き確率のこと.

〈す〉

- ステップダウン法（step-down adjustment）
  複数の検定統計量または p 値の有意性を大きさの順に判定するが，各判定ごとに異なる基準を用いる多重比較法.

〈せ〉

- 接合状態（zygosity）
  ある座位の2つのアレルの異同. 2つのアレルが同じであればホモ接合，異なればヘテロ接合という.

〈そ〉

- 相同染色体（homologous chromosomes）
  同じ座位を乗せる染色体のペア. 片方の染色体は父親に，もう片方は母親に由来する.

〈た〉

- 第1種の過誤率（type-1 error rate）
  本当は帰無仮説が正しいのに，帰無仮説を棄却して対立仮説を採択する確率.

260 用語集

- 第 2 種の過誤率（type-2 error rate）
  本当は帰無仮説が誤っているのに，帰無仮説を棄却しない（対立仮説を採択しない）確率．
- 対比（contrast）
  パラメータの線形結合のこと．ただし，パラメータに掛かる係数の和 $= 0$ という制約が付く．
- 多座位の遺伝子型（multilocus genotype）
  複数の座位からなる遺伝子型．

〈つ〉

- 強い制御（strong control）
  多重検定において，あらゆる部分帰無仮説の下で FWER $\leq \alpha$ となるよう制御すること．

〈て〉

- ディプロタイプ（diplotype）
  ハプロタイプのペアのこと．片方のハプロタイプは父親に，もう片方は母親に由来する．

〈と〉

- 統計的独立（性）（statistical independence）
  2 つの事象の同時確率が，それぞれの事象の周辺確率の積に等しいこと．
- 同一の
  ⇒ IBS の
- 同祖の
  ⇒ IBD の
- トランスの（*in trans*）
  2 つのアレルが異なる相同染色体上に乗ること．

〈ぬ〉

- ヌクレオチド（nucleotide）
  DNA の構成単位で，DNA の塩基（A，C，T，G）が糖分子とリン酸の両方に結合したもの．

〈は〉

- 倍数性（polyploidy）

2 本以上の相同染色体が存在すること.

- ハプロタイプ（haplotype）
  1 本の染色体上に並ぶ特定のアレルの配列.ハプロタイプ全体がそのまま次代に受け継がれることが多い.
- ハプロタイプ・タグ SNP（haplotype tagging SNP）
  ある遺伝子内の遺伝的多様性を捉えることのできる SNP で,疾患の原因となる多型と関連する可能性のあるもの.

〈ひ〉
- 表現型コピー（phenocopy）
  疾患アレルをもたない個体が,環境要因によりその疾患の形質を呈すること.

〈ふ〉
- ブール式（Boolean expression）
  0 か 1 の値を取る複数の 2 値説明変数を入力して,0 か 1 の値を取る 2 値変数を 1 つ出力する論理関数.
- ファインマッピング研究（fine mapping study）
  疾患の原因となる変異座位を高精度に同定するための研究.
- 部分帰無仮説不変性（subset pivotality）
  どの部分帰無仮説（帰無仮説の組合せ）が正しい場合でも検定統計量の分布が等しいこと.
- プロテアーゼ（protease, Pr）
  HIV の生活環において中心的な役割を担うタンパク質分解酵素.
- 分集団構造（population substructure）
  交配や遺伝子流動が最小限に留まる複数の分集団が存在すること.集団の層別化（階層化）と同義.

〈へ〉
- ヘテロ接合性の消失（loss of heterozygosity）
  片方のアレルが既に不活化している個体で,残るもう片方のアレルの機能が消失すること.
- ヘテロ接合の（heterozygous）
  遺伝子型を構成する 2 つのアレルが異なる状態.
- 変異アレル（variant allele）
  集団内で頻度の低いアレル.マイナーアレルと同義.

262　用語集

〈ほ〉
- 保存領域（conserved region）
  集団内に多様性が見られない DNA 領域.
- ホモ接合の（homozygous）
  遺伝子型を構成する 2 つのアレルが等しい状態.

〈ま〉
- マーカー（marker）
  真の疾患原因座位の近くにあり，その遺伝子型と関連する可能性のある多型座位.
- マイナーアレル（minor allele）
  集団内で頻度の低いアレル．変異アレルと同義.

〈め〉
- メジャーアレル（major allele）
  集団内で最も頻度の高いアレル．野生型アレルと同義.

〈や〉
- 野生型アレル（wild type allele）
  集団内で最も頻度の高いアレル．メジャーアレルと同義.

〈ゆ〉
- 有意水準（level of significance）
  検定を行う前に定める第 1 種の過誤率の上限．α と記す.
- 有糸分裂（mitosis）
  46 本の染色体一式の同一コピーをもつ娘細胞を生み出す細胞分裂プロセス（訳註：本書では体細胞分裂と同義）.
- 優性の（dominant）
  ある多型座位の 2 つのアレルの一方が何であるかにかかわらず，もう一方のアレルだけで形質が決まる場合，後者のアレルの性質を指す.

〈よ〉
- 弱い制御（weak control）
  多重検定において，完全帰無仮説のもとで FWER $\leq \alpha$ となるよう制御すること.

〈れ〉

- 劣性の（recessive）
  ある多型座位の2つのアレルが両方とも同じ場合にだけ形質が変化する場合，そのアレルの性質を指す．
- 連鎖解析（linkage analysis）
  家系データを用いて，組み換えに基づき特定の遺伝子の染色体上の位置を同定する解析法．
- 連鎖不平衡（linkage disequilibrium: LD）
  1本の染色体上の2座位間のアレルの関連のこと．

R パッケージ一覧

gap: 一般集団を用いた研究と家系を用いた研究の両方のデータを解析するための
パッケージ．ベイズ流の偽発見率を計算するための BFDP( ) 関数や，ゲノミッ
クコントロール法の統計量を計算する gcontrol( ) および gcontrol2( )
関数，それぞれ χ^2 検定およびモンテカルロ法に基づき Hardy-Weinberg 平
衡の検定を行う hwe( ) 関数および hwe.hardy( ) 関数，ハプロタイプを再
構成する hap( ) 関数および genecounting( ) 関数などを含む．

GenABEL: ゲノムワイド関連研究をデスクトップコンピュータで計算
することを目指し開発されたパッケージ．Illumina や Affymetrix プ
ラットフォーム形式のデータを独自形式の遺伝子型データに変換する
convert.snp.illumina( ) 関数や，各 SNP の遺伝子型の観測値数やアレ
ル頻度を求める snp.data-class( ) 関数などデータ操作・要約のための関
数，データの質を管理する check.marker( ) 関数や HWE.show( ) 関数，
ibs( ) 関数などを含む．

genetics: 遺伝的関連研究に用いる関数を含む．連鎖不平衡について推定および
検定する LD( ) 関数や，Hardy-Weinberg 平衡を検定する HWE.chisq( )
関数・HWE.exact( ) 関数・HWE.test( ) 関数，遺伝子型データをコー
ドする genotype( ) 関数・homozygote( ) 関数・heterozygote( ) 関
数・allele.count( ) 関数，遺伝子型データを要約してアレル頻度や
遺伝子型頻度を求める summary.genotype( ) 関数とそれを可視化する
plot.genotype( ) 関数，Hardy-Weinberg 平衡からの乖離に関する各種
統計量のブートストラップ信頼区間を計算する dieseq.ci ( ) 関数などを
含む．

hapassoc: ハプロタイプと形質との関連を推定するためのパッケージ．取りうる
すべてのハプロタイプから「偽の個体 (pseudo-individual)」の遺伝子型をつ
くり，元の遺伝子型データを拡大する pre.hapassoc( ) 関数や，EM アル
ゴリズムを用いてハプロタイプの効果を推定する hapassoc( ) 関数を含む．

haplo.ccs: 重み付きロジスティック回帰を用いて症例対照データからハプロタ
イプ相対リスクを推定する haplo.ccs( ) 関数や，回帰係数の推定値のサン
ドイッチ分散・共分散推定値を計算する sandcov( ) 関数を含む．

haplo.stats: ハプロタイプ解析用のパッケージ．EM アルゴリズムを用いてハプロタイプ頻度を推定する `haplo.em( )` 関数や，量的もしくは質的形質に対して，遺伝子内の未知のハプロタイプを用いた一般化線形モデルの解析を行う `haplo.glm( )`，形質とハプロタイプとの関連に関するスコア検定を行う `haplo.score( )` 関数，サンプルのサブグループごとのハプロタイプ頻度を推定する `haplo.group( )` 関数を含む．

LDheatmap: SNP 間のペアワイズ連鎖不平衡を図示する `LDheatmap()` 関数を含む．

LDtests: 連鎖不平衡と Hardy-Weinberg 平衡を正確確率検定する数種類の関数を含む．

LogicReg: 焼きなまし法（simulated annealing）を用いた論理回帰やモンテカルロ論理回帰を行う `logicreg( )` 関数を含む．

mirf: 相が未知な遺伝子型データに対し，多重代入法とランダムフォレストを用いてハプロタイプと形質との関連を解析する `mirf( )` 関数や，各 SNP データを 2 列で表すオブジェクトに遺伝子型行列を変換する `sepGeno( )` 関数を含む．

qvalue: p 値のベクトルから q 値を推定する `qvalue( )` 関数を含む．

randomForest: ランダムフォレスト法を実行する `randomForest( )` 関数に加え，その解析結果を要約し可視化する関数や遺伝子型の欠測データを扱う `rfImpute( )` 関数を含む．

rpart: 再帰分割法に関する関数を含む．分類・回帰木分析を行う `rpart( )` 関数やコスト‐複雑性剪定を行う `prune.rpart( )` 関数を含む．

SNPassoc: ゲノムワイド関連研究用に開発されたパッケージ．いくつかの遺伝モデルの下で 2 値形質や量的形質と SNP との関連を推定および検定する `WGassociation( )` 関数や，Bonferroni 法に基づき統計的に有意な SNP を見つける `Bonferroni.sig( )` 関数，ゲノミックコントロール法を用いて p 値を補正する `GenomicControl( )` 関数，連鎖不平衡を推定する `LD( )` 関数，遺伝モデルに応じて遺伝子型データを再コード化する `inheritance( )` 関数，共変量を補正したうえですべての SNP-SNP ペアの交互作用に関する尤度比検定の p 値を求める `interactionPval( )` 関数，Hardy-Weinberg 平衡の検定を行う `tableHWE( )` 関数などを含む．

snpMatrix: ゲノムワイド関連研究用に開発された Bioconductor のパッケージ．Pearson の χ^2 検定や Cochran-Armitage 傾向検定を行う `single.snp.tests( )` 関数や SNP を説明変数とした一般化線形モデルの解析を行う `snp.rhs.tests( )` 関数，D' や r^2 などの連鎖不平衡指標を推定する `ld.snp( )` 関数，遺伝子型の観測データを学習データとして遺伝子型

の欠測値を補完する `snp.imputation( )` 関数などを含む.

tree: 分類・回帰木分析を行う `tree( )` 関数やコスト - 複雑性剪定を行う `prune.tree( )` 関数を含む.

索 引

数字

10 分割交差検証法　cross-validation:
　CV ································· 183
2 アレル型　biallelic ··················4, 255
2 サンプル t 検定　two-sample t-test · 42
2 値形質　binary trait ··············· 10
2 倍体　diploid ························· 4
4 つ組みプローブ　probe quartet ······ 87

B

Bonferroni 法　Bonferroni adjustment
　····································105

C

Cochran-Armitage 傾向検定
　Cochran-Armitage trend test ········ 40

E

EM アルゴリズム
　expectation-maximization algorithm:
　EM algorithm ···················· 136

F

FDR　false discovery rate ·············255
FSDR　free step-down resampling ·118
FWEC　family-wise error rate under
　the complete null ··············· 255
FWER　family-wise error rate ·······255

G

GWAS　genome-wide association
study ································ 255

H

Hardy-Weinberg 不平衡
　Hardy-Weinberg disequilibrium ···· 79
Hardy-Weinberg 平衡
　Hardy-Weinberg equilibrium, HWE
　································77, 255

I

IBD の　identical-by-descent, IBD ·· 255
IBS の　identical-by-state, IBS ·······255

K

Kruskal-Wallis 検定　Kruskal-Wallis
　test ································· 42

L

LD　linkage disequilibrium ·············255

P

pFDR　positive FDR ·····················115
p 値　p-value ························54, 255

Q

q 値　q-value ·······················255

S

SNP　single nucleotide polymorphism
　································256

T

Tukey のスチューデント化範囲検定
Tukey's studentized range test···· 107

W

Wilcoxon 順位和検定　Wilcoxon
rank-sum test································ 42

あ行

アミノ酸　amino acid: AA ········17, 256
アレル　allele·································256
アレルの相　allelic phase·······6, 57, 256
アレルの相の不確定性　ambiguity in
allelic phase ·································8

一塩基多型　single nucleotide
polymorphism: SNP ·············· 2, 256
一般化線型モデル　generalized linear
model: GLM ······························ 47
一般集団を用いた遺伝的関連研究
population-based genetic association
study·· 1
一般集団を用いた研究
population-based study··············· 256
遺伝子　gene·······························7, 256
遺伝子型　genotype ·····················7, 256
遺伝子型コール　genotype call········· 87
遺伝子発現研究　gene expression study
···256
遺伝的多型　genetic polymorphism ·256
遺伝的多様性　genetic variability········ 8
遺伝モデル　genetic model ········60, 256
因果パスウェイ　causal pathway······· 11
インテグラーゼ　integrase··········15, 256

エピゲノム　epigenome··················5
エピジェネティクス　epigenetics ·········5
エピジェネティックコード　epigenetic
code ··5
エピジェネティックタグ　epigenetic tag
···5

塩基　base ··································· 7
オッズ比　odds ratio: OR ·············· 35

か行

学習サンプル　learning sample: LS
·····························184, 193
仮説ファミリー単位の過誤率
family-wise error rate under the
complete null: FWEC···················54
株　strain ·······························17, 256
観測不能　unobservable ············· 8, 57
関連構造の解明　characterizing the
structure of association ·············· 191
関連モデル　model of association ···· 60,
257

擬似種　quasi-species ··············16, 257
期待値　expectation ························ 29
機能的 SNP　functional SNP ··········· 13
機能的多型　functional polymorphism
···257
偽発見率　false discovery rate: FDR
···························55, 257
逆転写酵素　reverse transcriptase: RT
···························15, 257
共線性　collinearity ························ 57
共変量　covariate···························· 11
近接行列　proximity matrix ···········201
近接スコア　proximity score···········201

組換え　recombination ·············13, 257

計算機的分割法　computational
partitioning method: CPM········· 182
形質　trait·······························4, 257
ゲノム薬理学　pharmacogenomics ······ 7
ゲノムワイド関連研究　genome-wide
association study: GWAS······· 3, 257
減数分裂　meiosis ····················13, 257

効果修飾　effect modification ····33, 257
効果媒介因子　effect mediator ···32, 257

交互作用　interaction ……………55, 258
交互作用する　interact………………… 33
高次元データの問題　high-dimensional
　…………………………………………… 54
後天性免疫不全症候群　acquired
　immunodeficiency syndrome: AIDS
　…………………………………………… 15
候補遺伝子研究　candidate gene study
　…………………………………………2, 258
候補多型研究　candidate polymorphism
　study………………………………… 2, 258
交絡　confounding………………………… 11
交絡因子　confounder……………30, 258
抗レトロウイルス療法　anti-retroviral
　therapy: ART ………………………… 15
コスト-複雑性剪定　cost-complexity
　pruning ……………………………… 183
コスト複雑性　cost complexity ………184
誤分類コスト　misclassification cost
　…………………………………………168
固有値　eigenvalue………………………258
固有ベクトル　eigenvector …………258
混合集団　admixed population ··59, 258
コンセンサス・アミノ酸　consensus
　amino acid ……………………………… 258

さ行

座位　locus………………………………8, 258
再構成　reconstruction …………………143
最弱リンク　weakest link………………185
最小エラー　minimum error …………168
再代入推定値　resubstitution estimate
　…………………………………………183
最適部分木　optimal subtree ………183
最尤推定値　maximum likelihood
　estimate ……………………………… 30

ジェノタイピング・エラー　genotyping
　error………………………………88, 258
次元の呪い　curse of dimensionality · 54
事後確率密度関数　posterior probability
　density function ……………………… 144
シス　in cis ……………………………… 57

シスの　in cis………………………………258
ジニ係数　Gini index………………………168
姉妹染色分体　sister chromatid ……… 13
集団　population ………………………… 31
集団遺伝学　population genetics……258
集団混合　population admixture …… 83
集団層別化　population stratification
　…………………………………………… 59
縦断データ　longitudinal data ……… 11
集団の層別化（階層化）　population
　stratification ………………………… 259
主成分分析　principal components
　analysis: PCA ………………………… 90
条件付き関連　conditional association
　…………………………………………33, 259
正直な推定値　honest estimate
　……………………………………… 183, 259
常染色体　autosome ………………… 13
シングルステップ法　single-step
　adjustment………………………103, 259
浸透率　penetrance ………………59, 259

ステップダウン法　step-down
　adjustment…………… 104, 113, 259

接合子　zygote ………………………… 13
接合状態　zygosity………………………259
説明変数　explanatory variable ···· 4, 11
潜在変数　latent variable …………… 90
剪定　prune………………………………183

相関　correlation ……………………… 39
相関係数　correlation coefficient……… 39
相同染色体　homologous chromosomes
　…………………………………………259
相の不確定性　phase ambiguity ……… 8

た行

第 1 種の過誤　type-1 error…………100
第 1 種の過誤率　type-1 error rate ··· 54,
　259
第 2 種の過誤　type-2 error…………100
第 2 種の過誤率　type-2 error rate ···260

対比 contrast ……………………260
多因子次元縮小 multifactor
dimensionality reduction: MDR · 182
多型 polymorphism …………………2
多座位の遺伝子型 multilocus genotype
………………………………8, 260
多次元尺度構成法 multidimensional
scaling: MDS …………………… 90
多重性の問題 multiplicity…………… 54
多重代入法 multiple imputation: MI
………………………………………148
多重代入ランダムフォレスト multiple
imputation and random forest:
MIRF………………………………… 204
多倍性 polyploidy ………………… 59
多変量線形回帰モデル multivariable
linear regression model ……………… 48
多変量適応型回帰スプライン
multivariate adaptive regression
splines: MARS…………………… 217
単変量線形回帰モデル simple linear
regression model ………………………47

強い制御 strong control ……… 102, 260

ディプロタイプ diplotype…………8, 260
デオキシリボ核酸 deoxyribonucleic
acid: DNA …………………………2
適正サイズ right-sized………………184
テストサンプル test sample…………184

同一 identical-by-state: IBS ····94, 260
統計的独立（性） statistical
independence …………………… 260
同時検定法 simultaneous test
procedure: STP …………………… 99
同祖 identical-by-descent: IBD
……………………………………95, 260
独立 independent……………………… 29
独立組合せ independent assortment
………………………………………… 13
独立変数 independent variable……… 11
トランス in trans…………………57, 260

な行

ヌクレオシド系逆転写酵素阻害薬
nucleoside transcriptase inhibitor:
NRTI………………………………… 16
ヌクレオチド nucleotide…………7, 260

ノード不純度 node impurity… 165, 166

は行

配偶子 gamete ……………………… 13
倍数性 polyploidy ……………………260
曝露 exposure……………………… 35
パターン化再起分割 atterning and
recursive partitioning: PRP……… 182
ハプロタイプ haplotype………8, 57, 261
ハプロタイプ傾向回帰 haplotype trend
regression: HTR ……………………… 147
ハプロタイプ・タグ SNP haplotype
tagging SNP……………………13, 261
ハプロタイプの相 haplotypic phase
……………………………………135

ヒトゲノム多様性計画 human genome
diversity project: HGDP ……… 22
ヒト免疫不全ウイルス human
immunodeficiency virus: HIV ……… 15
非ヌクレオシド系逆転写酵素阻害薬
non-nucleoside transcriptase
inhibitor: NNRTI……………………… 16
表現型 phenotype ……………… 10
表現型コピー phenocopy………59, 261
頻度 frequency……………………… 10

ファイ係数 phi-coefficient ………… 40
ファインマッピング研究 fine mapping
study………………………………… 3, 261
複雑性パラメータ complexity
parameter ……………………… 184
部分木 subtree………………………184
部分帰無仮説不変性 subset pivotality
……………………………………118, 261
ブール式 Boolean expression ………261

プロテアーゼ protease: Pr ……15, 261
プロテアーゼ阻害薬 protease inhibitor:
　PI …………………………………… 16
分散分析 analysis of variance:
　ANOVA ………………………… 42
分集団構造 population substructure
　…………………………………59, 87, 261
分類・回帰木 Classification and
　regression trees: CART………… 165

ベイズエラー Bayes error …………168
ヘテロ接合 heterozygous…………9, 261
ヘテロ接合性の消失 loss of
　heterozygosity: LOH ………… 9, 261
変異アレル variant allele…………261
変異アレル頻度 variant allele
　frequency …………………………… 10
変異型ホモ接合 homozygous
　variant, homozygous rare ………… 10
変数重要度 variable importance……193
変数重要度の定量化 quantifying the
　importance of variables………… 191

保存領域 conserved region ………8, 262
ホットスポット hotspot………… 74
ホモ接合 homozygous…………9, 262

ま行

マイナーアレル minor allele ………262
マイナーアレル頻度 minor allele
　frequency ………………………… 10
マーカー marker ………………2, 262
マルコフ連鎖 Markov chain ………145

メジャーアレル major allele ……10, 262

目的変数 objective variable…………… 4

や行

薬剤カクテル drug cocktail ………… 16

野生型アレル wild type allele………262
野生型ホモ接合 homozygous wildtype
　……………………………………… 21

有意水準 level of significance,
　significance level ……………100, 262
有効な検定数 effective number of tests
　…………………………………………128
有糸分裂 mitosis ………………13, 262
優性の dominant…………………262
尤度関数 likelihood function ………… 30

予測変数 predictor variable………… 11
弱い制御 weak control ………101, 262

ら行

ランダムフォレスト random forest:
　RF………………………………… 192

リボ核酸 ribonucleic acid: RNA……… 4
量的形質 quantitative trait ………… 10
量的形質座位 quantitative trait loci:
　QTL……………………………………3
臨床アウトカム clinical outcome …… 10

類似度 similarity………………… 90

劣性の recessive …………………263
連鎖 linkage…………………… 63
連鎖解析 linkage analysis…………263
連鎖不平衡 linkage disequilibrium: LD
　……………………………………63, 263
連鎖不平衡ブロック LD block……… 74

論理回帰 logic regression …………210

実践でわかる！
Rによる統計遺伝学

平成 28 年 1 月 20 日　発　行

監訳者　西　山　　　毅

発行者　池　田　和　博

発行所　丸善出版株式会社

〒101-0051　東京都千代田区神田神保町二丁目17番
編集：電話(03)3512-3264／FAX(03)3512-3272
営業：電話(03)3512-3256／FAX(03)3512-3270
http://pub.maruzen.co.jp/

© Takeshi Nishiyama, 2016

組版印刷／製本・藤原印刷株式会社

ISBN 978-4-621-30005-3　C 3047　　　　Printed in Japan

JCOPY　〈(社)出版者著作権管理機構　委託出版物〉
本書の無断複写は著作権法上での例外を除き禁じられています．複写
される場合は，そのつど事前に，(社)出版者著作権管理機構（電話
03-3513-6969，FAX 03-3513-6979，e-mail：info@jcopy.or.jp）の許諾
を得てください．